自体毛发移植问与答

主 编 乔先明

中国科学技术出版社
·北京·

图书在版编目（CIP）数据

自体毛发移植问与答 / 乔先明主编 . -- 北京 : 中国科学技术出版社 , 2025. 5.
-- ISBN 978-7-5236-1176-0

Ⅰ. R622-44

中国国家版本馆 CIP 数据核字第 20242HJ606 号

策划编辑	孙　超　焦健姿	
责任编辑	孙　超	
文字编辑	周可欣	
装帧设计	佳木水轩	
责任印制	徐　飞	

出　　版	中国科学技术出版社	
发　　行	中国科学技术出版社	
地　　址	北京市海淀区中关村南大街 16 号	
邮　　编	100081	
发行电话	010-62173865	
传　　真	010-62173081	
网　　址	http://www.cspbooks.com.cn	

开　　本	787mm × 1092mm　1/16	
字　　数	491 千字	
印　　张	23	
版　　次	2025 年 5 月第 1 版	
印　　次	2025 年 5 月第 1 次印刷	
印　　刷	北京盛通印刷股份有限公司	
书　　号	ISBN 978-7-5236-1176-0/R·3392	
定　　价	168.00 元	

编著者名单

主编　乔先明

编者　（以姓氏笔画为序）

井　建　昆明吴氏嘉美医疗美容医院

尤丽娜　北京碧莲盛医疗美容医院

尹梓贻　济南历下步步莲盛医疗美容诊所

乔永平　西安市高新区妙济堂养发馆

乔先明　北京碧莲盛医疗美容医院

乔艳平　西安安和美阁医疗美容医院

乔雅婷　北京大学首钢医院

李　梅　重庆李梅博士植发中心

吴思文　重庆迪邦医院毛发移植中心

张晓朋　北京美奥怡和诊所

杨金梅　新疆乌鲁木齐伊丽莎白整形美容医院

官　浩　空军军医大学第一附属医院

内容提要

    本书通过 750 余个问题对毛发的基础知识及脱发的治疗进行了详细的说明，不仅重点剖析了应用毛囊单位提取术进行毛囊单位提取、分离和种植过程中可能遇到的困惑及解决方法，还对 ARTAS 系统（植发机器人）、PRP 技术、激光、药物等在脱发治疗中的应用，以及医学文饰技术、脱发的日常预防、假发的应用等方面临床中存在的问题做了详细的解答。本书采用新颖的问答形式编排，图文并茂，条理清晰、言简意赅、答疑透彻，实用性强，可作为毛发移植医师学习掌握自体毛发移植技术的参考书，也有利于广大脱发患者了解自体毛发移植技术。

主编简介

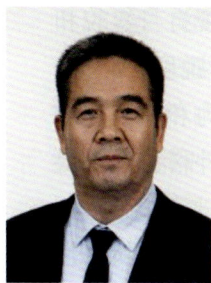

乔先明

副主任医师，中国整形美容协会医学美学文饰分会副会长，中国整形美容协会中西医结合分会毛发移植专业委员会会长，中国整形美容协会毛发医学分会专家委员。北京碧莲盛医疗美容医院（北京分院）业务院长，曾在兰州军区乌鲁木齐总医院整形美容科从事整形美容专业 23 年（1982—2005），自 2005 年从部队医院退役后在北京碧莲盛医疗美容医院执业至今。先后在西安空军军医大学第一附属医院（西京医院）美容整形中心、北京黄寺美容外科医院、北京大学第三医院整形外科、北京协和医科大学整形外科医院深造，具有扎实的美容整形理论与基本功，尤其擅长自体毛发移植术、翘睫双眼皮术、微创面部提升术、面部注射线雕童颜术。主编《实用微创美容与整形》《最新 FUE 技术：实用无痕毛发移植术》《时尚美容整形手术》《时尚无痕植发术》等专著多部，参编《注射美容与整形》《现代整形美容外科学》《创面疑难修复病例教学与设计》《最新毛发移植术》等专著多部。以第一作者或通讯作者身份在《中华医学美容杂志》《中华整形外科杂志》《中国美容医学》等学术期刊发表论文多篇。

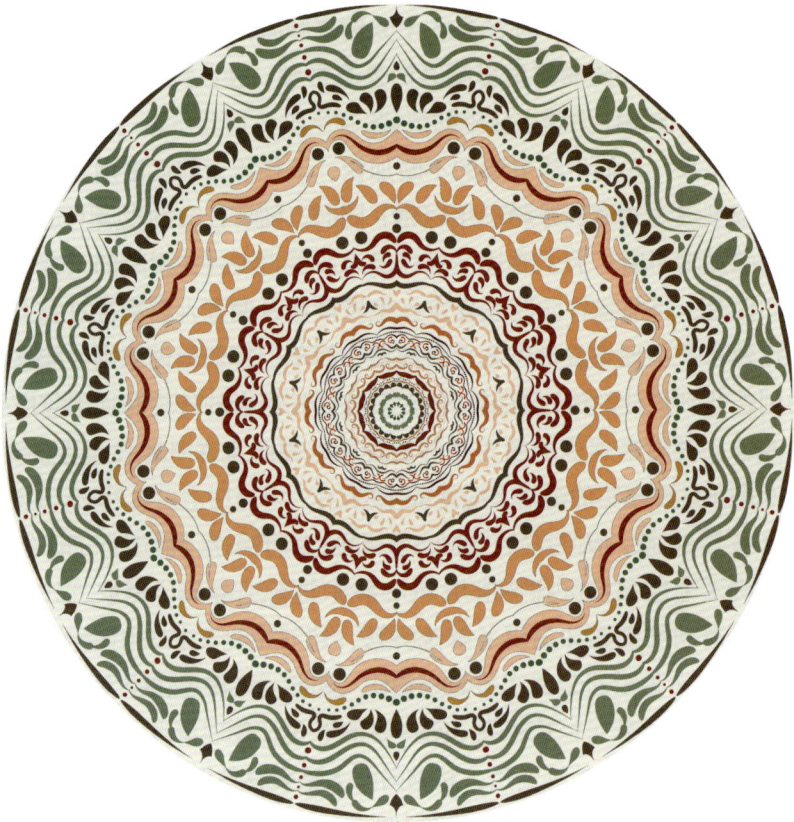

目　录

第1章
毛发基础知识的问与答

　　头发是人能够公开炫耀的"第二性征"之一，是人的"第二张脸"，具有重要的审美价值和生理功能，男性短发突显阳刚，女性长发更显柔美。

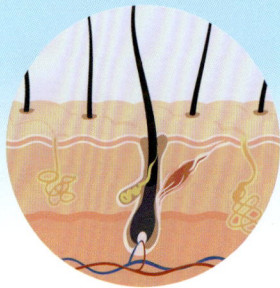

一、头发的美学意义和生理功能

1. 头发有哪些美学意义？

头发是人体的自然装饰，是人体可以随时改变的部分，具有可塑性、选择性和修饰性，头发经过人为加工修饰（如理发、烫发、染发、佩戴各种饰物）后会更加体现个性，增加美感。

头发是人们能够公开炫耀的第二性征，是人的"第二张脸"，具有单独的审美价值，是个体外观形象的体现。在大众观念里，男性短发显阳刚，女性长发显柔美。头发对面部、颈部、肩部，乃至整个体态都具有重要的协调作用（图1-1）。

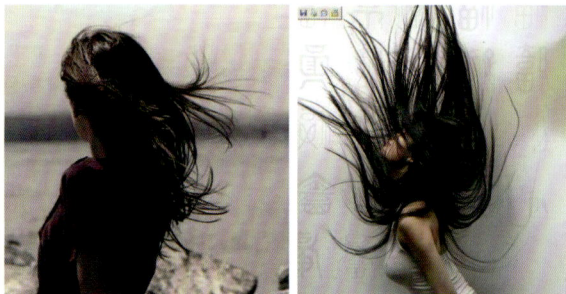

▲ 图1-1 头发是人体的自然装饰

头发也是一个人社会身份的标志，僧侣剃度表示侍奉神明，因犯被强制剃发表示依法剥夺其个性和对权威的服从。

2. 头发有哪些生理功能？

头发对人体有机械性保护、防紫外线、调节体温、引流水分和汗液、触觉作用，还是人体健康、容貌状况的体现和第二性征的标志。此外，头发还对疾病的诊断、DNA的检测、维护人体健康心理和社交有着重要的作用。

头发有保护头皮、减少和避免外来的机械性损伤（摔、碰、砸、打等）、化学性损伤（酸、碱等）、物理性损伤（防止头部遭受强烈日晒）及冬季保温和夏季散热的作用，还可用于鉴定血型、测定各种微量元素、对某些疾病的诊断和法医鉴别身份。

后枕部、两颞侧的头发是自体毛发移植的优势供区。

二、头皮、头发的健康标准和 pH

3. 头皮、头发健康的标准有哪些？

衡量一个人的头皮头发是否健康，一般要从头发的净洁、颜色、润泽、质地等几个方面来判断。

(1) 头皮、头发无疾病。

(2) 头皮松弛不紧绷，头皮头发洁净、没有头垢、无肉眼可见的头皮屑、无瘙痒。

(3) 有一定的头发数量，平均10万根左右，头发分布自然，疏密适中，色泽统一、不夹杂斑白、黄、棕等颜色，发际线处的头发纤细、错落排列。

(4) 头皮油脂分泌平衡，头发不油腻、无分叉，发黑滋润有光泽、柔亮而富有弹性。

4. 头发的酸碱度是多少？

pH 是指水溶液内有多少酸性和碱性，以 0～14 的数字来表示，数字 7 是中性，数字 7 以上是碱性，数字 7 以下是酸性（图 1-2）。

头发本身是没有酸碱度的，我们所说的 pH 是指头发周围分泌物的酸碱度，通常 pH 在 4.5～5.5 是最佳的健康状态，头发质感佳、有光泽，容易烫染。

头发遇碱性表皮层会张开、分裂、变粗糙、成多孔状，不能达到烫染的效果。强酸和碱性物质都对头发有损害。

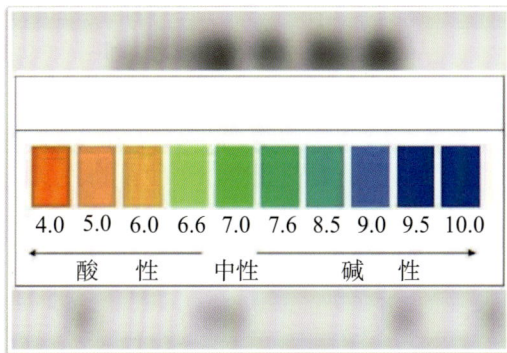

▲ 图 1-2 pH 色别表

三、人体毛发分布、数量、形态、颜色

5. 人体毛发是如何分布的？

人体的皮肤由表皮、真皮、皮下组织和皮肤附属器组成。皮肤附属器包括毛发、毛囊、皮脂腺、汗腺、指（趾）甲。毛发由毛囊长出，是皮肤的附属器，它是由表皮细胞角化而成的特殊组织，其主要成分为角质蛋白，是哺乳动物的特征之一。人体除掌跖、指趾屈面、指趾末节伸面、唇红、乳头、龟头、包皮内面、小阴唇、大阴唇内侧及阴蒂处无毛发分布，其他部位都有毛发分布，毛发几乎遍及全身皮肤。

6. 人体毛发的数量是怎样的？

人体毛发的数量、粗细和密度因种族不同而有一定的差异。

毛囊的密度是先天生成的，两性之间无明显差别，到成人后皮肤不再增添新的毛囊数，1 个毛囊生长 1 根毛发。人体毛发的数量尚无精确统计，通常成人全身的毛囊总量约 500 万个，其中约 100 万个在头面部，其中约 10 万个在头皮部。人的头皮面积约 700cm²，平均约 150 根 / 平方厘米。同时人体的头发数量还与头发的颜色有关，浅色头发的人群约 14 万根，黑色头发的人群约 10.2 万根，红色头发的人群约 8.8 万根。眉毛的数量约 1000 根，睫毛的数量为 150～200 根，胡须的数量约 25 000 根。

7. 人体毛发的生长周期分为几个阶段？

人体的毛发与其他动物的毛发不同，动物的毛发生长周期基本相同，集体脱落，集体生长，形成季节性的换毛。人体毛发的生长周期分为生长期、退行期、休止期三个阶段（图1-3）。人体的每根毛发都有其生长周期，彼此各异，呈异步性，也称镶嵌式。虽然每天都有脱落，但每天又有相同的毛发新生，总是保持着动态平衡，使毛发总数大致不变。

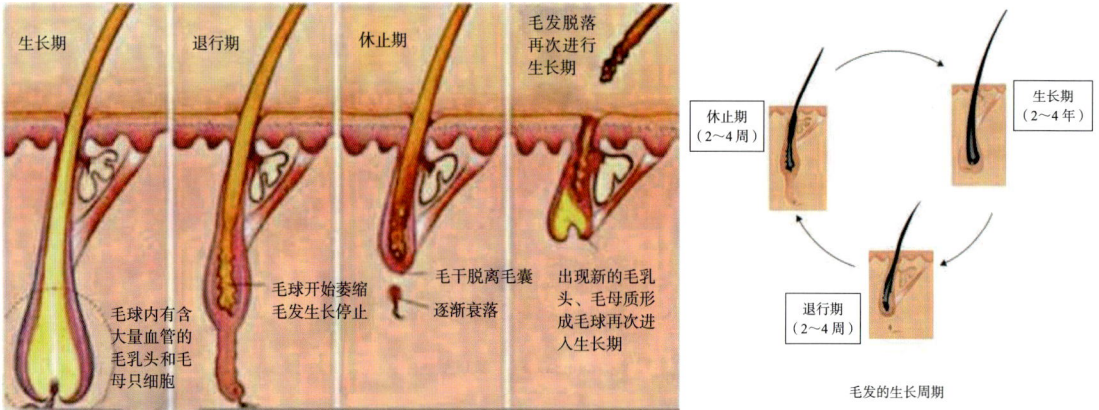

生长期　退行期　休止期　毛发脱落再次进行生长期

毛球内有含大量血管的毛乳头和毛母只细胞　毛球开始萎缩毛发生长停止　毛干脱离毛囊逐渐衰落　出现新的毛乳头、毛母质形成毛球再次进入生长期

休止期（2～4周）　生长期（2～4年）　退行期（2～4周）

毛发的生长周期

▲ 图1-3　毛发的生长周期

8. 人体毛发的生长周期每个阶段持续多长时间？

生长期是毛母细胞分裂旺盛的时期，是毛发的增长时期。正常成年人的头发约有10万根，85%～90%处于生长期，成年人头发的生长期可持续2～4年，平均每天生长0.3mm左右，平均每月生长1cm左右，故头发4年内可长至50～60cm。

退行期是毛母细胞退化，毛乳头萎缩，此时毛发停止生长，易脱落，约1%处于退行期，退行期可持续2～4周。

休止期是换毛的开始，此期毛囊与毛乳头分离，毛囊根部（毛球）变成了杵状（亦称鼓槌），随后杵状发脱落（图1-4），在脱落的头发根部可以见到"杵状"结构。此期间已经衰老的毛囊附近可重新长出一个生长期的毛球，进入毛发生长期，从此又长出新的毛发。10%～15%处于休止期，休止期可持续2～4个月。

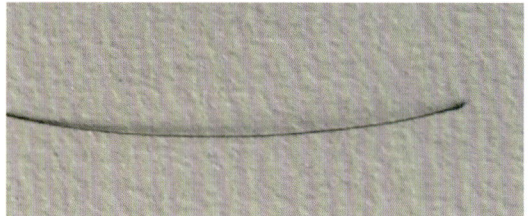

▲ 图1-4　杵状发

一个健康的毛囊在人的一生中大约会生长出25根头发。如果头发是植物，那毛囊就相当于植物的根，头皮相当于土壤，一旦毛囊坏死那就没有根了，这个位置以后就再也不会长头发了。正常成年人平均每天脱落50～100根的头发是正常的新陈代谢，同时也有等量的头发再生。如果头发脱落太多或只脱不长，那就不正常了，应该及时就医。

9. 人体毛发的生长周期每个阶段有什么特点？是如何生长和更新的？

毛发的生长与毛囊息息相关，毛囊的存在是保证毛发生长更换的前提。

在生长期，毛囊功能活跃，毛球底部的细胞分裂活跃，分裂出的细胞持续不断地向上移位，当毛囊中的软囊角质变化为硬蛋白质，于是毛发被推出皮肤外，成为肉眼可见的毛发。

当毛发生长接近生长期末时，毛球的细胞停止增生，毛囊开始皱缩，头发停止生长，这就是退行期。此时毛囊变短，毛球缩小，毛乳头聚成一个小团，连在毛球底端，毛母质细胞停止分裂并发生角化，头发与毛球和毛囊连接不牢，故毛发易脱落。

在休止期，毛囊各部分衰老、退化、皱缩，头发也将脱落。在已经衰老的毛囊附近，又将形成一个生长期的毛球和毛乳头，开始生长新毛发，新毛发长入原有的毛囊内，将旧毛发推出，新毛发伸到皮肤外面，一根新发就又诞生了。

10. 人体毛发的生长速度是怎样的？

毛发的生长速度受其内在固有规律控制，也受内分泌激素的影响。男性在青春期后，腮部、躯干、腋下及耻部都长出明显的毛发，这与睾丸产生的雄激素有明显的关系。女性在肾上腺皮质产生的雄激素的作用下出现阴毛。

毛发的生长速度与种族、年龄、性别、季节有关。从性别来说，女性的头发比男性生长的快；从年龄来说，15—30岁是头发生长最快的时期，30岁以后生长速度逐渐减慢。从季节来说，人的头发在夏天比春天生长得快，秋天比冬天生长得快，白天比夜间生长得快，其中6～7月份生长最快。

毛发生长的速度也与部位有关，头发的生长速度快，每天生长0.3～0.4mm，每月约长出1cm，一年约12cm。

腋毛每天生长0.21～0.38mm；胡须每天生长0.21～0.40mm；其他部位的毛发每天约生长0.2mm。毛发生长的速度与毛囊的粗细成正比例，也与机体健康状况有关。

11. 女性从齐耳短发到长发及腰通常需要多长时间？

正常头发每天生长0.3mm左右，每月长出1cm左右，一年长出12cm左右，那么女性从齐耳短发到长发及腰通常需要三年左右的时间。姑娘通常给小伙说"待我长发及腰，少年娶我可好"，姑娘其实要给小伙表达的意思是，三年后我们结婚好吗？小伙，你明白吗？

12. 影响毛发生长的因素有哪些？

毛发生长调节主要依靠毛囊周围的血管和神经内分泌系统。每个正常毛囊的基底部和乳头部有各自数量不等的血管伸入毛球，这些血管和毛囊下部周围的血管分支相互交通，构成毛乳头部的毛细血管网，血液通过这些血管网提供毛发生长所需要的物质营养。毛发生长除依靠毛囊周围的血液循环供给营养以外，还靠神经及内分泌控制和调节。影响毛发生长的因素主要有以下几方面。

(1) 营养状况：人体中各种营养物质的缺乏都可使毛发生长迟缓，如果食物中蛋白质的含量减少而摄入食物的总量正常也可使毛发的生长受到抑制，低脂或无脂饮食可引起秃发，而过多地摄入脂肪又可使皮脂腺过度肥大、功能亢进，影响毛发的生长。维生素对毛发的生长也有影响，如维生素 A、生物素、核黄素的缺乏可引起毛发的脱落，维生素 B、泛酸的缺乏可引起毛发的干枯和缺少色泽，微量元素锌、铁的缺乏可引起毛发的脱落，铜的缺乏可使毛发的色素减少。

(2) 内分泌功能：临床发现肾上腺皮质功能对维持正常女性的阴毛是必要的，肾上腺皮质功能亢进者可引起多毛，脑下垂体前叶功能低下者毛发稀少而干枯。男性激素分泌过多常导致男性秃发。而女子阴毛、腋毛的生长与女性激素有关，女性怀孕期间性激素分泌最旺盛，头发的寿命增加；而生产后，性激素恢复原来的水平，头发又重新恢复正常的生长速度，此时头发会大量脱落。甲状腺功能的正常是毛发生长所必需的，患有甲状腺功能减退的儿童胎毛持久不退，而甲状腺功能亢进者头发、阴毛、腋毛会发生脱落，其功能低下时毛发减少并呈灰白色。

(3) 神经精神因素：毛囊的许多神经丛和神经末梢虽然不能直接滋养头发，但神经功能的紊乱可引起毛乳头血管舒缩紊乱，使血管为毛发生长所需要的营养供应不足，使毛发生长的长度和密度降低。如紧张、恐惧、焦虑、忧虑等可使头发脱落。

(4) 物理、化学因素：X线照射及铊的摄入会影响生长期的毛发，使毛发脱落；乙醚、苯、甲胆蒽等刺激物可使休止期毛发脱落。

(5) 疾病也是影响毛发生长的因素：健康的人头发会乌黑光亮；反之，则会由深变浅，失去光泽，变得稀疏、干燥、极易折断。发热、贫血、肝病及严重的慢性消耗性疾病往往可导致头发稀疏，糠秕孢子菌可使生长期的毛发感染而生长受到影响。适当的户外活动，阳光的适量照射有助于毛发的生长。

(6) 种族与遗传：不同种族的人，不仅头发的颜色不同，头发的多少和生长的情况也有差别。秃发在白种人中十分常见，在黄种人中也比较多见，而在印第安人中则少见。在同一个家族中，头发的生长状况往往大体一致。早秃与遗传关系密切。

13. 人体毛发的形态是怎样的？

不同种族的人，其头发外形是不一样的。圆形的毛囊长出的头发直而粗，见于亚洲人；椭圆形的毛囊长出的头发是波浪式的，在西方人中较多；螺旋形的毛囊长出来的头发是卷发，见于黑种人。

头发可分为如下三种基本类型，每一基本类型又可分为若干亚型。

(1) 直发：直发可分为硬直发、平直发和浅波发。

① 硬直发：头发的方向自始至终在平面上有不甚明显的弯曲。

② 平直发：头发紧贴头皮，单根头发在平面上有不甚明显的弯曲。

③ 浅波发：与前者的区别在于弯曲较明显，但在 4～5cm 的发长范围内只有一个弯曲

（图 1-5）。

(2) 波状发：波状发可分为宽波发和窄波发。

① 宽波发：头发不完全贴在头皮上，在 4～5cm 的发长范围内弯曲不少于两个或三个。

② 窄波发：在 4～5cm 的发长范围内可能有四个或五个弯曲，甚至更多，头发的末梢往往呈环状。

(3) 卷缩发：卷缩发可分为稀卷发、松卷发、紧卷发和螺旋形卷发等。

就自体毛发移植来说，中国人枕部硬直发的移植效果要比波状发和卷缩发移植的效果好，如用硬直发移植睫毛可烫卷成上翘的睫毛。

14. 人体毛发的颜色是怎样的？

人的毛发通常有五种颜色：黑色、黄色、白色、褐色、红色。

不同种族、性别、年龄的人其毛发颜色不同，头发颜色由毛皮质中黑色素颗粒的种类和数量所决定。含黑色素多则呈黑色，少则呈灰色，无黑色素则呈白色，若含铁色素多则呈红色。黄种人头发多为黑黄色，白种人头发多为金黄色或白色。黑种人头发以黑色为主。

15. 人体毛发的质地是怎样的？

毛发的质地根据其物理及外观特点可分为钢发、绵发、油发、沙发、卷发五种。

(1) 钢发：比较粗硬，生长稠密，含水量也较多，有弹性，弹力稳固。

(2) 绵发：比较细软的头发，缺少硬度，弹性较差。

(3) 油发：头发油质较多，弹性较强，抵抗力强，弹性不稳定。

(4) 沙发：缺乏油脂，含水量少。

(5) 卷发：弯曲丛生，软如羊毛。

16. 人体毛发的种类是怎样的？

人体毛发根据其长度和质地可分为胎毛、毳毛和终毛。

(1) 胎毛：胎毛是胎儿在母亲子宫内皮肤上生长的毛。胎毛在胎儿 4 个月时最先出现于头部和面部，第 5 个月时躯干和四肢出现胎毛生长。胎毛细而软，无色素和髓质，通常在出生 4 周左右脱落，被毳毛和终毛所代替。

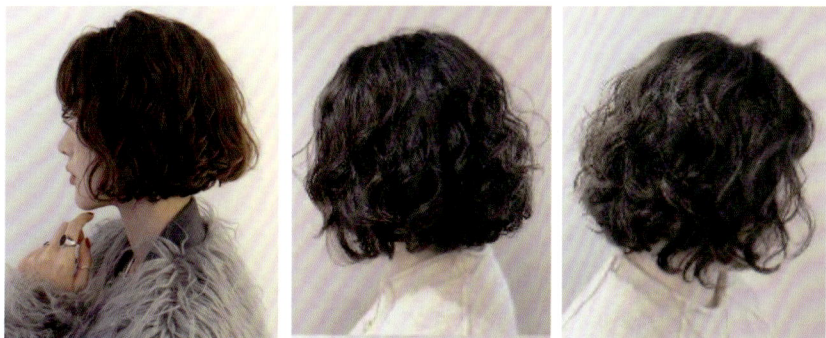

◀ 图 1-5 头发的形态

(2) 毳毛：毳毛又称汗毛、毫毛，短而细软，无髓质，颜色浅。主要分布于面部、颈部、躯干、四肢。

(3) 终毛：终毛又称硬毛，具有髓质，颜色较深，可分为长毛和短毛两种。

① 长毛长而粗硬，具有髓质，含有黑色素，颜色深。如头发、胡须、腋毛、阴毛、胸毛等，通常可长至 1cm 以上。

② 短毛短而粗硬，具有髓质，含有黑色素，颜色深。如眉毛、睫毛、鼻毛、耳毛等，通常长度小于 1cm。

第 2 章
自体毛发移植相关名词
的问与答

正确理解毛发和自体毛发移植方面的相关名词，对掌握自体毛发移植基础理论和手术操作有重要的临床指导意义，也有利于同行之间相互交流沟通，更好地推进自体毛发移植行业健康可持续发展。

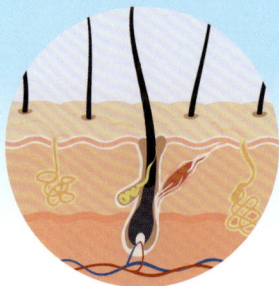

一、有关毛发方面的名词

1. 毛发的基本成分有哪些？

毛发的基本成分是角质蛋白，占毛干总量的 85%～90%，此外还有微量元素（如铁、铜、锌等）、类脂质、色素和水。

角质蛋白由 18 种氨基酸组成，它们提供头发生长所需的营养与成分，各种氨基酸原纤维通过螺旋式、弹簧式的结构相互缠绕交联，形成角质蛋白的强度和柔韧，从而赋予了头发所独有的刚韧性能。

在构成头发的氨基酸中，以胱氨酸的含量最高，可达 15%～16%，蛋氨酸和胱氨酸的比例为 1∶15。烫发后，胱氨酸含量降低为 2%～3%，同时出现半胱氨酸，这说明烫发有损发质。

2. 毛发是由哪些部分组成的？

毛发是由毛干（hair shaft）和毛囊（hair follicle）两部分组成的。毛发伸在皮肤外边的部分称为毛干。表皮向真皮内凹陷形成的管腔称为毛囊，毛囊深度指由皮肤表面到毛球下的距离。毛发埋在皮肤下面在毛囊内的部分称为毛根（hair root）。毛根下端与毛囊下部结构相连，略膨大，称为毛球（hair bulb）。毛球中央向内凹陷的部分称为毛乳头（hair papilla）或真皮乳头。毛乳头含结缔组织、神经末梢及毛细血管，为毛球提供在毛发生长过程中所需要的营养。紧接着的部分有毛母细胞，又称为毛基质，是毛发及毛囊的生长区，相当于表皮基底层及棘层，并有黑素细胞，由此长出毛发来。也就是说，毛母细胞从毛乳头内的毛细血管中获取营养成分和氧气，不断分裂而形成毛发，如果毛乳头被破坏或退化，毛发就停止生长，并逐渐脱落（图 2-1）。

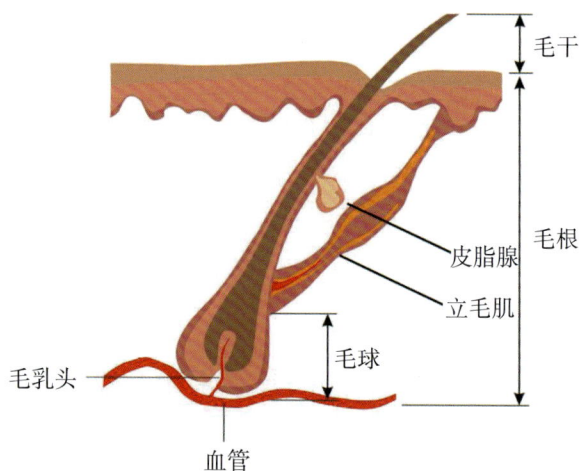

▲ 图 2-1　毛发结构示意

3. 什么是毛干？

毛发伸在皮肤外面的部分叫毛干。

毛干是表皮向外生长的特殊部分。毛干由外到内由毛小皮、毛皮质和毛髓质三部分组成（图 2-2）。

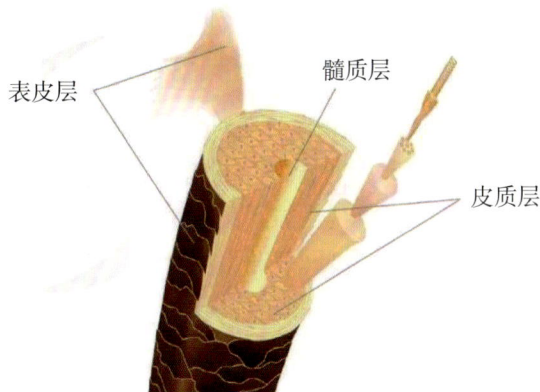

▲ 图 2-2 头发的组织结构示意

毛小皮是毛发的最外层，占毛发成分的 10%～15%，由 6～10 层扁平长形鱼鳞片状细胞从毛根一直重叠排列到毛稍，这种细胞大约厚 0.3μm，长 100μm，宽 10μm，每个鳞片相互重叠如同屋瓦，接近头皮的毛发，毛小皮光滑整齐，远离头皮的毛小皮，在逐渐受到外界各种因素的影响而剥蚀，边缘可轻度翘起或破裂。

毛皮质也称发质，是毛发的中间层，是毛发最主要的部分，占毛发成分的 75%～90%，决定毛发的弹性、强度和韧性，含有决定毛发色泽的黑色素。

毛髓质位于毛皮质的中心，是毛发的最内层，是空洞状的蜂窝状细胞，其中充满空气间隙，沿轴的方向并列。

毛干虽然会自然生长，但并不是活器官，它没有神经，所以剪除时不痛，不出血。

4. 什么是毛囊？

表皮向真皮内凹陷形成的管腔包绕毛根的部分叫毛囊，它的主要功能就是产生毛发。毛囊的上方连接着皮脂腺，毛囊的中部有一束肌肉，肌肉倾斜向上伸展到表皮附近，该肌肉称为立毛肌。毛囊干细胞位于外毛根鞘的立毛肌附着部位的"膨隆区"，在皮脂腺开口以下，距离皮肤表面 1～2mm，毛囊干细胞在毛囊的生长发育和周期循环过程中有重要作用。毛囊自毛囊口到皮脂腺导管开口进入毛囊处称为漏斗部，自皮脂腺导管开口进入毛囊处到立毛肌附着处称为峡部，立毛肌附着处以下的部分称为毛囊下部（包括毛囊颈部和毛球部）。毛发在生长时期，毛囊可伸到皮下组织，其生长过程中的营养成分靠毛乳头来提供。毛囊和毛发都是由毛球下部的毛母细胞分化而来。漏斗部和峡部构成了毛囊的恒定部分，因为在毛发生长周期中该部分始终保持完整。毛囊下部则随着毛囊生长周期的变化而发生消退和再生的周期性变化。

毛囊壁由外向内由结缔组织鞘、外毛根鞘和内毛根鞘构成（图 2-3）。毛根包埋在毛囊之中，与皮脂腺相连。毛囊虽小，但它却是人体的一个完整器官，每个毛囊都是绝版

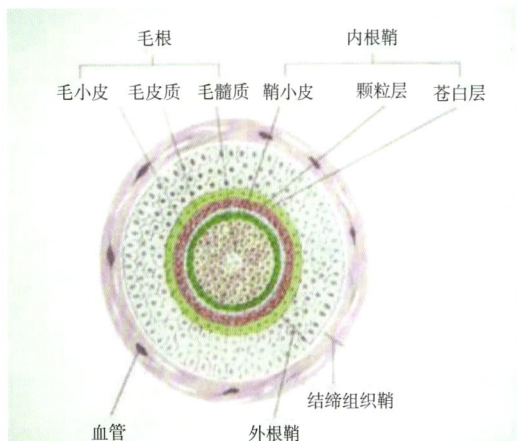

▲ 图 2-3 毛囊毛根的横断面示意

的奢侈品。

5. 皮脂腺的结构和作用是怎样的?

皮脂腺是皮肤附属器,可分泌皮脂,像挂在毛囊一侧的口袋,大多位于毛囊和立毛肌之间,为泡状腺,由一个或几个囊状的腺泡与一个共同的短导管构成,经导管进入毛囊上段(图2-4),再经毛孔排到皮肤表面,与毛发共同构成毛皮脂系统,具有滋润头皮和毛发的作用,为毛发增添光泽,使毛发变得柔顺。皮脂腺的分泌受雄性激素和肾上腺皮质激素的控制,在幼儿时皮脂分泌量较少,青春发育期分泌活动旺盛,35岁以后分泌量逐渐减少。皮温上升时皮脂量分泌增加,皮温上升1℃,皮脂分泌量上升10%。另外皮脂腺中含有脂肪酸,使皮肤偏酸性,具有杀菌作用。

6. 汗腺的作用是怎样的? 如何分类?

汗腺(sudoriferous gland sweat gland)是皮肤的附属器,分泌汗液(图2-4),是单管腺,腺体存在于真皮或皮下组织中,排出管呈螺旋状,开口于表皮的表面,其开口部称为汗口(sudoriferous pore)。人体有200万~500万个汗腺,平均分布密度为每平方厘米100个。汗腺具有分泌汗液、排泄废物、调节体温的作用,汗液中的乳酸有抑制细菌生长的作用。

汗腺分为大汗腺(又称"顶泌汗腺")和小汗腺(又称"排泄汗腺")两种。大汗腺主要分布在腋窝、脐窝、肛门四周、生殖器及趾蹼等处。分泌的汗液是白色黏稠无味的液体,经过细菌分解后则产生特殊的臭味。小汗腺除唇红、包皮内侧、龟头、阴蒂外,全身均有分布,以掌跖、额部、背部、腋窝等处最多。

7. 立毛肌的结构和作用是怎样的?

立毛肌是与毛囊有关的一种平滑肌,又名"竖毛肌",是由纤细的梭形肌纤维束构成,其一端起自真皮的乳头层,向另一端插入毛囊中部侧面的结缔组织鞘内,与皮面

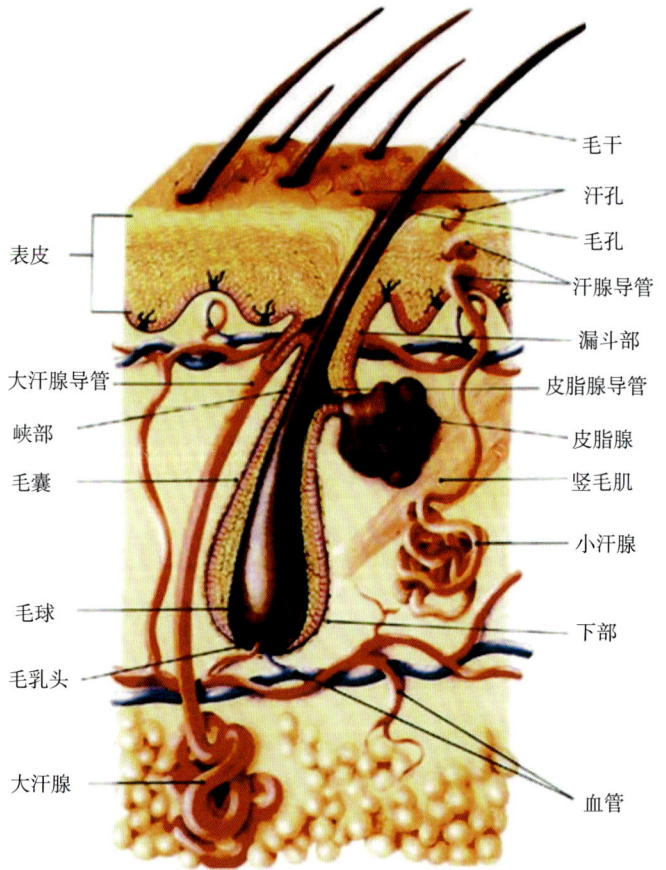

▲ 图2-4 皮脂腺、汗腺、立毛肌结构示意

形成钝角（图 2-4），因此当立毛肌收缩时，可使毛发在皮面上直立。立毛肌活动受肾上腺素和交感神经支配。其一，当发生恐惧、害怕等精神情绪变化时，交感神经兴奋，肾上腺素水平增高，立毛肌收缩，毛发直立，即发生所谓的毛骨悚然、起鸡皮疙瘩现象。其二，处于炎热环境时，立毛肌舒张；处于寒冷环境时，立毛肌收缩。

8. 什么是毛囊单位？

毛囊单位（follicular unit，FU）是指在肉眼观察下从同一个毛孔中生长出来的毛发。即一个毛囊单位为一个自然毛孔。

一个毛囊只能生长一根头发吗？ 1984 年 Headington 通过头皮横切片检查发现毛发并非单一从头皮长出，而是成束从头皮长出的。在正常头皮中，毛囊是呈束状分布的，因此就将每一束的毛囊定义为一个毛囊单位。毛囊单位不仅包括长出头皮表面的毛干，还包括位于头皮内的毛囊结构。通常一个毛囊单位包含有 1～3 个毛囊，偶尔也有包含 4～5 个毛囊。毛囊单位里的毛囊在头皮内是宽大张开呈圆锥状生长的，毛囊之间间隔少量软组织。每个毛囊单位有其独立的神经、血管、皮脂腺、汗腺和立毛肌，毛囊单位被包绕在胶原纤维鞘内（图 2-5）。

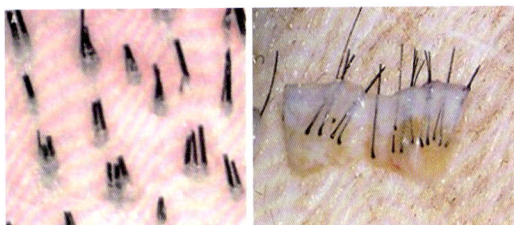

▲ 图 2-5 放大镜下的毛囊单位，头发成束穿出头皮

9. 头发在整个头皮中是否是一根一根单独生长的？

直至今日，很多人仍然认为头发在整个头皮中是一根一根单独生长的，但这是一个错误的认识。

在肉眼下我们也能观察到毛囊单位的存在，对着镜子就能看到，我们头皮的每一个毛孔中通常含有 1～4 根头发。可以说，毛囊单位是毛发在体内存在的最小生理单元，它是表皮毛发的支撑结构，这种结构可以确保我们头发的茁壮成长（图 2-6）。人们常说的，一根头发只有一个"根"，这个"根"就是指毛囊，而成年人一般拥有 10 万～15 万根头发，但毛囊单位却远远少于这个数量。

10. 毛囊单位的密度和头发的密度是一回事吗？

毛囊单位的密度和头发的密度是两个不同的概念。毛囊单位的密度是指单位面积内毛囊单位的数量（FU/cm^2）。头发的密度是指单位面积内头发的数量（根 / 平方厘米）。

自然状态下，每个 FU 内毛发的数量决定了头发的密度。头发密度低的人，FU 的密度可以是正常的，其主要原因是含单根毛发的 FU 多于含 2～3 根毛发的 FU。

对于不同种族，FU 的密度和头发的密度存在很大差异，白种人比黄种人和黑种人头发的密度高。对白种人而言，枕部供区头皮的 FU 密度为 60～100FU/cm^2，头发的密度为

(2) 缺点

① 手术创伤大，容易损伤头皮神经血管，出血多。

② 需要在患者后枕部切取头皮条，使用缝合技术，术后 7～10 天拆线。

③ 切取头皮条后，头皮的生理松弛度降低，导致创口边缘张力增大，从而使术后瘢痕变宽。对于头皮弹性差的患者，尤其是年轻男性患者，枕部供区切取头皮条后会使头皮面积减少、张力增大，从而遗留明显的条状瘢痕（图 2-9），这对术后想留短发的患者造成了困扰。还会出现后枕部瘢痕处疼痛、头皮发紧、麻木等不适症状。

④ 随着每次头皮条切取术的进行，导致供区不足，头皮弹性差、张力大、可获取的毛囊单位逐渐减少，从而限制了多次手术完全覆盖脱发区域的可行性。

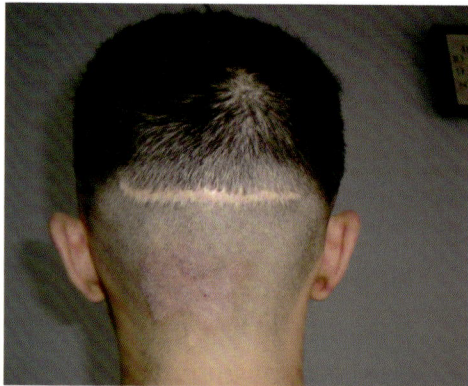

▲ 图 2-9　头皮条切取术后枕部留有条状瘢痕

⑤ 在头皮条切取时，无法准确把控切取 FU 的数量，存在切取 FU 过多或过少的问题。要么切取过多造成 FU 的浪费，要么切取过少导致获取的 FU 不够种植，无法准确实现预期的目的。

⑥ 在切取的头皮条中，包含了休止期的毛囊（即处于静止期不生长的毛囊，在视觉上是无法看到的），造成对休止期毛囊的浪费。

⑦ 在患者后枕部切取头皮条（通常宽度是 1～2cm）拉拢缝合创缘后，会造成头皮向后移位，使原有的发际线进一步上移，进而增加了前额头顶区秃发的面积。

⑧ 切取的头皮条分离制备 FUG 时较为复杂，需要的医务人员多、费时费力，增加了对 FU 的损伤率，导致移植体缺血缺氧坏死的风险高。

15. 什么是剃发 FUE 毛囊单位提取技术？

2002 年美国的 William Rassman 博士首次在国际植发协会报道了毛囊单位钻取技术，它获取 FU 的方式是采用手动或电动毛囊单位钻取机（其 punch 环钻针头为锐利空心的不锈钢管，内径规格有 0.8mm、0.9mm、1.0mm、1.2mm，壁厚 0.05mm）在患者后枕部及两颞部供发区依照毛发的生长方向和角度按照一定的密度用环钻针头从上端套住每个 FU 的毛干，向头皮冲压一定的深度（通常是 2～3mm）顺时针或逆时针钻开头皮浅层，切断 FU 与周围头皮组织的连接，从而解剖游离 FU，然后用镊子完整地拔出 FU（图 2-10）。钻取 FU 留下的 1.0mm 以内的点状创口可以自行愈合，术后在供区头皮看不到微小的点状瘢痕。

FUE 毛囊单位钻取技术是一种微创毛囊提取技术，具有创伤小、恢复快的优点。随着毛囊单位提取器械的不断改进和医生技术的不断提高，使得这一先进的植发技术得到了不断完善和发展，近几年来 FUE 技术在我国各大植发机构迅速得到普及，受到医患双方的青睐，

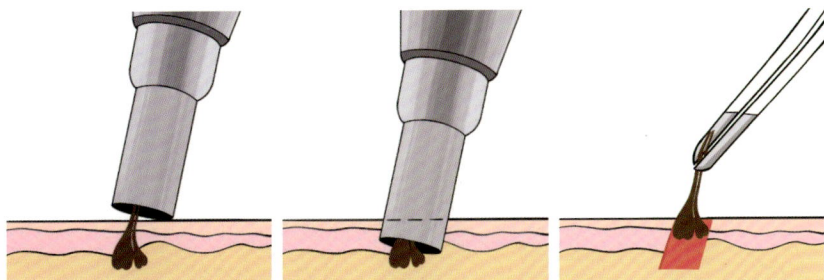

◀ 图 2-10　剃发 FUE 毛囊单位提取技术

现已成为目前毛发移植的首选技术。但是想要成为一名优秀的 FU 提取医师，需要经过大量的实践、长期的操作，才能提高速度并减少对毛囊的横断损伤。

(1) 优点

① 无须从后枕部供区切取头皮条使用缝合技术，不会在头皮供区留下条状瘢痕。仅在供区留下 1mm 左右的针孔，并在毛囊提取出来之后闭合，术后供区留下的点状瘢痕不明显，并且可以被后枕部向下生长的头发遮挡住，创伤小、恢复快、患者痛苦小。

② 供区选择灵活、可精确提取，对毛囊侵害性小，可灵活增减毛囊提取的数量，可根据受区不同部位的需求，选择粗细、软硬程度不同的毛发，实现更高的美学追求。

③ 手术中毛囊分离简单，需要的医务人员少。

(2) 缺点

① 获取毛囊单位耗时长。

② 提取毛囊的过程中，可能横断损伤毛囊，毛囊损伤风险大。

③ 医师要熟练操作 FUE 技术需要长时间的经验积累。

16. 什么是剃发 ARTAS-FUE 毛囊单位提取技术?

2011 年 4 月，ARTAS 系统获得美国 FDA 认证和欧盟 CE 认证，它是由美国 Restoration Robotics 公司首席运营官 Gabe Zingaretti 博士带领的研发团队历经 12 年研发的一种利用计算机影像辅助 ARTAS 系统，是一种借助计算机 3D 影像辅助系统，通过内置算法，协助医师进行自动的、高速的、一致的、精准的、重复的解剖游离 FU 的机器人设备（图 2-11）。

ARTAS 系统用于对 FU 进行解剖，为医生对 FU 的提取做好准备，它目前在我国只能完成自体毛发移植手术 FU 的解剖工作。虽说减轻了医师的体力劳动，但患者后枕部也会遗留点状瘢痕。

(1) 优点

① 无须从后枕部供区切取头皮条使用缝合技术，创伤小、恢复快，不会在头皮供区留下条状瘢痕。

② 从供体区域精确的选择和提取单个毛囊

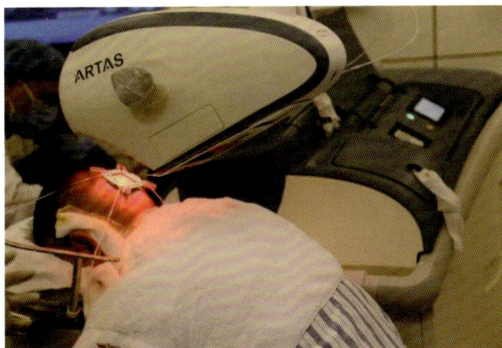

▲ 图 2-11　剃发 ARTAS-FUE 毛囊单位提取技术

单位，对毛囊侵害性小，ARTAS 不会感到疲劳，从而节省人力。

(2) 缺点

① ARTAS-FUE 技术需要依靠有丰富经验的医师操作。

② 机器庞大、操作复杂、耗时长、费用高。ARTAS-FUE 技术有待于提升和改进，目前开展的机构较少，认知和普及还需要时间。

17. 什么是毛囊单位移植体？

毛囊单位移植体（FUG）是指把从供区获得的毛囊单位，通过加工分离制备，去除周围多余的影响种植的皮肤和脂肪组织，用来移植的毛囊移植单位。FUG 可分为含单根毛发的 FUG 和含 2～3 根毛发的 FUG。制备 FUG 需要精细的技术和良好的显微设备（图 2-12）。

在分离制备 FUG 时，不提倡在肉眼下进行 FUG 的分离制备，要求在显微镜下或放大镜下去除那些附着在 FU 周围多余的影响 FUG 种植的头皮组织和脂肪组织，才能有效防止对 FUG 造成损伤。

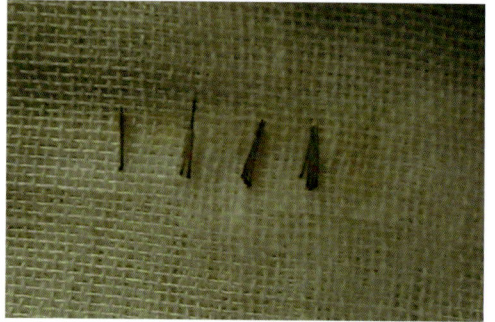

▲ 图 2-12　制备好的 FUG 近景

18. 什么是毛囊单位的离体时间？

毛囊单位的离体时间指用镊子从供区取出 FU，分离制备成 FUG，再将 FUG 植入受区的时间。

四、有关自体毛发移植方面的名词

19. 什么是自体毛发移植术？

白体毛发移植术是基于"供区优势理论"，借助于外科器械将患者自体残存的后枕部不受雄激素影响的优势供区内的部分毛囊，通过外科手术的方法移植到头皮脱发区域或身体的其他部位，从而实现毛发生长部位的转移（属于组织器官游离移植），移植后的毛发保持原有的生长特性并继续生长。用于治疗各种原因所造成的永久性毛发缺失，从而实现外形美观的目的。如秃顶、头部创伤及感染留下的瘢痕，眉毛、睫毛、胡须、阴毛等区域的部分或完全缺失。

20. 什么是自体毛囊单位移植术？

自体毛囊单位移植术（follicular unit tran-splantation，FUT）是指以单一毛囊单位作为移植体进行的毛发移植。是从供区提取毛囊单位，将其体外处理分离制备成毛囊单位移植体，然后移植到受区的手术方法。它包括毛囊单位的提取、分离和种植三个环节。

通过自体毛囊单位移植术移植的毛发更接近于自然生长的毛发，能够达到以假乱真，实现很自然的毛发种植效果。这是因为当毛发移植体过大时，移植后生长的毛发会出现"稻草"样成束的不自然外观；当毛发移植体过小时，分割制备移植体时，容易造成过多的毛发横断损伤，从而过多地损失了宝贵的供区毛发资源，导致受区移植的毛发密度降低。

21. 什么是隐痕毛发移植术？

隐痕毛发移植术是目前部分植发机构还在使用的毛囊单位移植术。隐痕毛发移植术是指在患者后枕部及两颞部的优势供区切取一条带头发的头皮条，将切取的头皮条进行分割制备FUG，然后进行种植。供区切取的头皮条留下的创口要拉拢缝合，术后 7～10 天拆线。术后供区会遗留条状瘢痕，但此条状瘢痕可以被后枕部朝下生长的头发所掩盖，比较隐蔽。因为后枕部及两颞部的毛发走行方向是朝下的，故本书主编乔先明主任称其为隐痕毛发移植术。之所以能够切取后枕部及两颞部优势供区的头皮条，是因为头皮有一定的松缩性，切取这个部位宽度在 2cm 范围内的头皮条，几乎不需要剥离就能将上下两侧的头皮创缘拉拢缝合，而且不会遗留明显的瘢痕（图 2-13）。

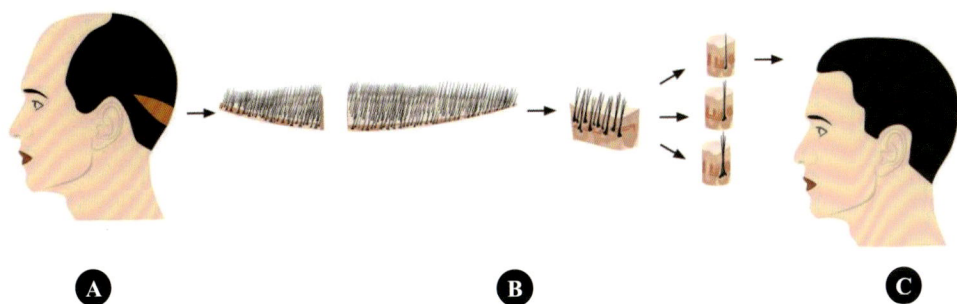

▲ 图 2-13　隐痕毛发移植过程示意

A. 在供区行毛囊单位头皮条切取；B. 分离制备 FUG（将头皮条分割成头皮片，将头皮片再分割成头皮块，将头皮块分割制备成 FUG）；C. 在受区进行 FUG 的种植

22. 什么是无痕毛发移植术？

无痕毛发移植术（scarless hair transplant，SHT）是当今流行的最实用的毛囊单位移植术。2002 年美国 Rassma 博士提出了 FUE 毛囊单位提取技术，这项技术获取 FU 的方式是采用手动或电动毛囊单位钻取器（环钻针头为锐利的空心的不锈钢管，外径规格有 0.8mm、0.9mm、1.0mm、1.2mm，壁厚 0.05mm）在患者后枕部及两颞部供发区用环钻针头套住每个FU 的毛干，顺着头发生长方向轻度施加压力，分散性地钻开头皮浅层从而使 FU 解剖游离，然后用镊子提取 FU。钻取 FU 留下的 1.0mm 以内的点状创口可以自行愈合，术后在供区头皮看不到微小的点状瘢痕。这项技术无须从头皮供区切取头皮条使用缝合技术获取 FU，因此不会在头皮供区留下条状瘢痕，对毛囊侵害性小，恢复时间短，是目前最新的 FU 提取技术，深受医患双方青睐。故本书主编乔先明主任认为将这项应用于临床进行 FU 提取，将提取的 FU 再进行 FUG 的制备、种植的技术称为无痕毛发移植术（图 2-14）。

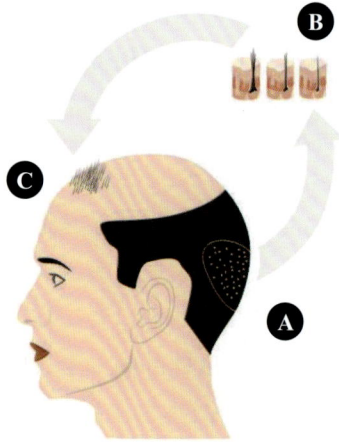

▲ 图 2-14　无痕毛发移植过程示意
A. 在供区行 FU 提取；B. 制备 FUG；C. 在受区进行 FUG 的种植

第 3 章
头皮毛发毛囊分析及脱发分类分级的问与答

通过皮肤镜检查，对患者头皮脱发区和供发区进行头皮毛发毛囊定量分析，有利于医师准确判断患者脱发的性质和级别，提高医师对毛发疾病的诊断准确率，制定科学的个性化治疗方案，有利于对患者治疗效果的评估。

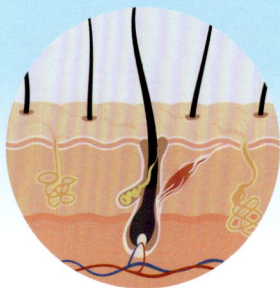

一、皮肤镜

1. 皮肤镜的原理和操作流程是什么？

皮肤镜（也被称为毛发镜或毛囊检测仪）是利用电子显微放大成像技术（光学放大）采集患者头皮检测部位的高清图像信息，提供毛囊单位在皮肤开口处及皮肤表面的细微结构。然后通过现代图像识别和智能处理技术对检测结果进行识别和辅助分析并提供对应的诊疗方案，出具毛囊检测报告（图3-1）。

医生可根据检测报告了解患者头皮的健康状态和毛发的数量、直径、生长情况，适用于各种毛发疾病的诊断和疗效观察。

2. 通过皮肤镜能看到皮下的毛囊吗？

毛囊位于皮下，通过皮肤镜是看不到皮下毛囊的，所以说毛囊检测仪这个称呼是不科学的，应该称为皮肤镜检测。

3. 皮肤镜有哪几种类型？

(1) 便携式：结构简易，只有放大作用，没有检测和分析功能。

(2) 台式：含有检测探头、显示屏、检测分析系统及脚踏定格开关等，功能比较全。

(3) 立式：与台式相比，硬件配置更高，检测分析系统功能更强大，可直接打印纸质检测报告，操作更便捷。

4. 皮肤镜的硬件由哪些组成？

皮肤镜的硬件（图3-2）由以下部分组成：①电脑工作站；②高精度检测探头（放大倍率为10～200倍）；③彩色打印机；④脚踏定格开关。

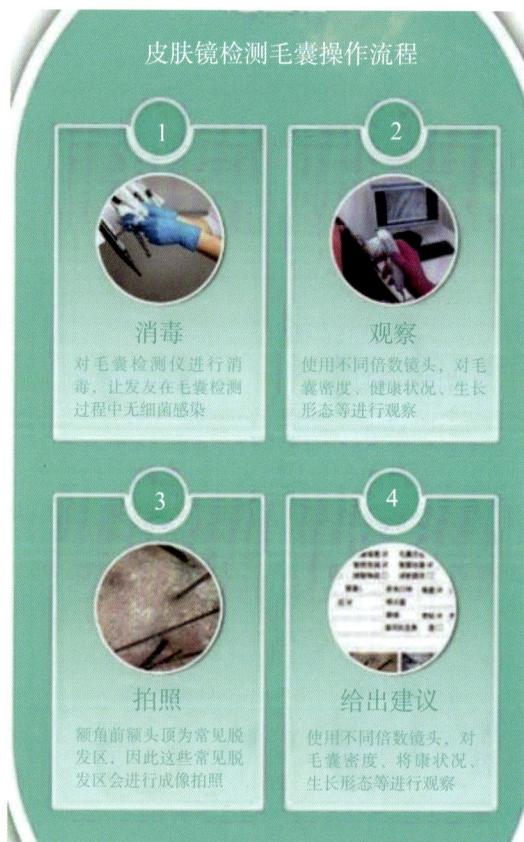

▲ 图3-1 皮肤镜操作流程

5. 皮肤镜的软件由哪些组成?

皮肤镜的软件包括电脑工作站上安装的 WIN XP 或 WIN 10 系统和安装好的数据处理模块、毛囊检测分析软件。

6. 如何评判皮肤镜的优劣?

评判皮肤镜的优劣要看检测探头的放大倍数、动态成像像素、显示屏的尺寸及分辨率、数据处理模块的硬件配置参数、检测分析软件系统的功能等。

7. 配置低的皮肤镜有哪些不足?

皮肤镜主机配置太低,拍摄的时候容易卡顿、死机。探头像素低,拍摄的画面局部放大后模糊。软件功能不全,往往只能检测毛囊病症,没有脱发等级检测、脱发密度检测、自动生成检测报告等功能。

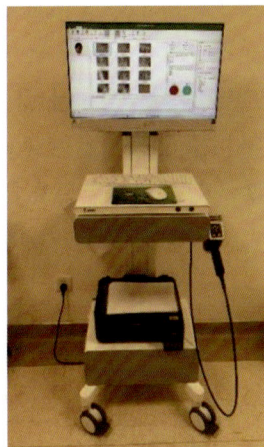

▲ 图 3-2　皮肤镜的硬件

二、对患者进行头皮毛囊毛发分析的作用

8. 皮肤镜检测前患者有哪些要注意的事项?

为了提高皮肤镜检测的效果,在进行皮肤镜检测前患者要注意以下事项。

(1) 在进行皮肤镜检查之前应至少 48～72 小时不要洗头,因为洗头可能会使皮肤镜下的改变变得不明显甚至消失。

(2) 不能使用头发造型凝胶。

(3) 如果在剪发后做皮肤镜检测,需先洗头,过 48～72 小时后再做皮肤镜检测。

(4) 金色或灰色等浅色毛发,在皮肤镜下观察效果没有黑色毛发效果好,因此金色或灰色毛发,建议在染成黑发后再行毛发镜检查。最好是在染发后 7～14 天,并清洗 1～2 次去除遗留的染料后进行皮肤镜检查。

(5) 头皮脱屑过多的患者,在第一次皮肤镜观察后,应先使用溶解角质的产品 1～2 周,去除过多的鳞屑,然后再进行第二次皮肤镜检查,以提高头皮血管的可见度。

9. 皮肤镜能检测出什么?

(1) 毛囊健康检测:①检测头皮的健康状况,头皮的颜色、光泽、角质层堆积程度;②检测头发的密度、数量、直径;③检测头皮上的毛囊口的颜色和油脂情况。

(2) 脱发区检测:①脱发区毛发萎缩退化程度,毛囊是否健康正常或已经干瘪萎缩坏死;②头发微量元素营养指标鉴定;③皮脂腺生理代谢测定;④头皮毒素分析;⑤发质受损状况分析;⑥脱发程度分级鉴定检测。

(3) 取发区检测:①头发是否属于优势供区;②后枕部供区毛发的密度及直径;③计算可供提取的毛囊单位数量。

10. 人体毛发的直径是怎样的?

计量头发直径的单位包括毫米(mm)、丝米(dmm)、忽米(cmm)、微米(μm)。

直径在 60μm 以下的为细发;直径在 60～90μm 的为普通发;直径在 90μm 以上的为粗发。白种人的头发一般细且密,通常为 60～70μm。黄种人的头发一般粗且稀,通常为 80～100μm(图 3-3)。

毛发直径检测

以患者后枕部健康发干直径为标准:测量后枕部健康发干 3～5 根,取平均直径为该患者发干的直径标准

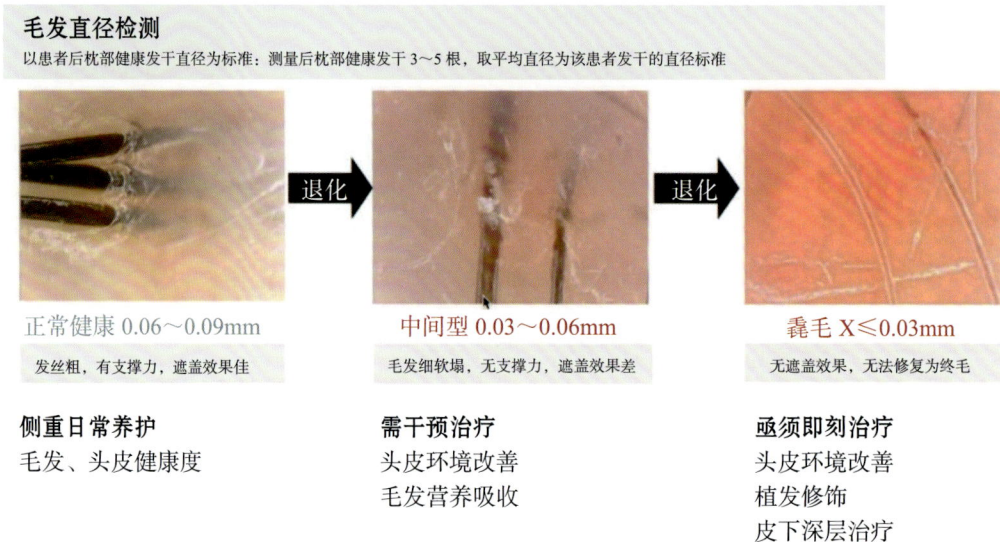

正常健康 0.06～0.09mm

发丝粗,有支撑力,遮盖效果佳

侧重日常养护
毛发、头皮健康度

中间型 0.03～0.06mm

毛发细软塌,无支撑力,遮盖效果差

需干预治疗
头皮环境改善
毛发营养吸收

毳毛 X≤0.03mm

无遮盖效果,无法修复为终毛

亟须即刻治疗
头皮环境改善
植发修饰
皮下深层治疗

▲ 图 3-3 毛发直径检测

人体毛发的由粗到细依次为胡须、阴毛、头发、腋毛和眉毛。刚出生的婴幼儿头发又细又软,随着年龄增长,到 20 岁左右头发最粗,此后毛发又逐渐变得纤细起来。

11. 为什么要给脱发患者进行头皮毛发毛囊分析?

对脱发患者进行头皮毛发毛囊分析是医师快速了解患者毛发情况最直观的方式(图 3-4)。

(1) 通过给患者进行头皮毛发毛囊分析,可以了解患者头发的粗细、密度、脱发的级别及毛发各种病症(图 3-5),以便医师根据患者检测结果,制订个性化的植、养、护治疗方案。

(2) 通过给患者进行头皮毛发毛囊分析,可以科学地计算出植发手术需要移植的 FU 数量并计算费用,使每一位植发患者心中有数,根据患者的脱发级别和供区毛囊的状况制定合理的自体毛发移植方案及术后护理方案。如果供区资源不足或脱发十分严重,医师是不建议患者做自体毛发移植手术的,因为术后效果不理想。

(3) 通过给患者进行头皮毛囊毛发分析,

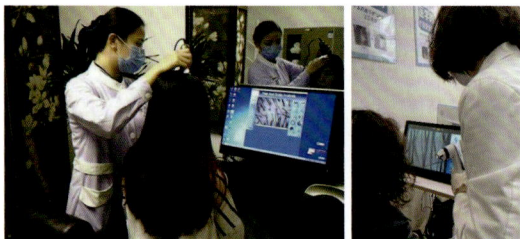

▲ 图 3-4 医生给患者进行毛囊检测

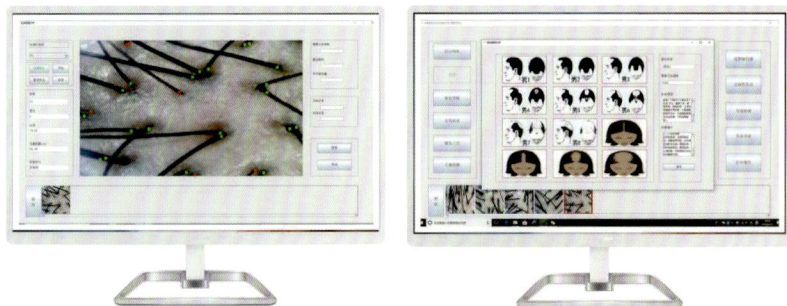

◀ 图 3-5 头皮毛囊毛发测试分析报告界面

可使患者对术后植发的效果有清晰的对比,从而记录一个完整的头发移植档案,也可提供关于头发种植区域、种植密度等详细的数据资料,便于术后患者进行复查比较,了解到真实的头发种植效果。

12. 如何应用皮肤镜判断患者脱发的级别? 确定需要种植毛发的数量?

将皮肤镜高精度探头放置于距离患者头顶 60cm 左右处,调整图像直至清晰后给患者脱发区进行拍照,将患者的脱发类型与头皮毛囊毛发分析系统里收录的脱发等级图片进行比较,从中选择一个接近的,根据系统的提示确定患者的脱发级别及治疗建议和需要种植头发的数量。

13. 如何应用皮肤镜判断患者毛囊单位的密度? 其目的是什么?

毛囊单位的密度是指单位面积内毛囊单位的数量(FU/cm^2)。选定探头放大倍数对准头皮选定区域进行拍摄,拍摄完后对照片中的毛孔进行标记,然后系统会根据选定的头皮面积和标记的毛孔数量计算出 FU 的密度。

了解患者脱发区和供发区头发的密度,预测可能继续脱发的区域,这样可以制定合理的植发方案,确保术后植发效果的完美。

14. 如何应用皮肤镜给患者提供分析报告?

对每个患者进行头皮毛囊毛发分析前,系统都会要求注册会员或设置患者编号,然后才会进入分析系统。做完分析后,系统会自动把患者做过的检测项目及结果汇总成分析报告,点击打印报告,即可输出电子版报告并可打印出纸质版报告(图 3-6)。

15. 皮肤镜所看到的发质类型有哪些?

发质是由头发的天然状态决定的,即由头皮产生的皮脂量决定,不同的发质有不同的特性。根据发质的类型可分为中性发质,干性发质,油性发质,混合性发质,受损性发质。皮肤镜所看到的发质有

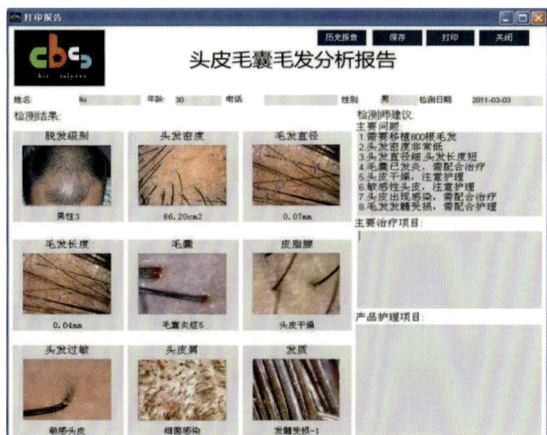

▲ 图 3-6 头皮毛囊毛发分析报告

五种类型。

(1) 中性发质（图 3-7）：头皮干净，呈青白色，皮脂分泌正常，无头屑，无瘙痒。头发浓密，软硬适度，自然润泽，亮丽柔美，顺滑有弹性，既不油腻也不干燥，容易梳理，是健康的发质。

(2) 干性发质（图 3-8）：头皮的皮质层严重干燥缺水，头皮呈苍白色，皮脂分泌过少。出现头皮屑、头皮痒。头发干燥，色泽暗淡，缺乏油性光泽度，缺乏弹性，不润滑，难梳理，容易打结，根部稠密，发梢稀薄开叉，触摸有粗糙感。

(3) 油性发质（图 3-9）：头皮呈淡黄色，皮脂分泌过多，头垢多，头屑多，头皮痒。头发细长油腻，需要经常清洁，头发缺乏光泽，失去弹性，变得疏松，难于定型，易脱发，触摸有黏腻感，洗发过翌日，发根已出现油垢。

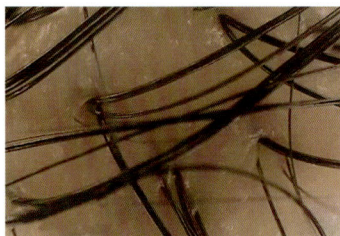

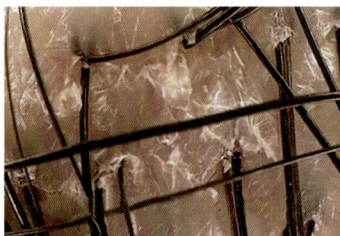

▲ 图 3-7　中性发质　　　　▲ 图 3-8　干性发质　　　　▲ 图 3-9　油性发质

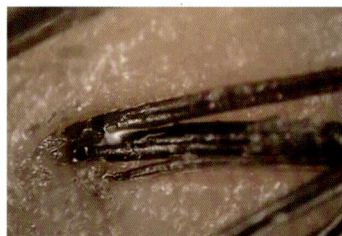

(4) 混合性发质：头皮和头发根部较油腻，发梢干燥，甚至开叉，头发稀疏，直径变细。

(5) 受损的发质：头发干燥，触摸有粗糙感，缺乏光泽，颜色枯黄，发尾分叉，不易造型。

16. 雄激素性脱发患者皮肤镜检查有什么特征？

(1) 雄激素性脱发是非瘢痕性脱发，毛囊开口是完好的。

(2) 毛干粗细不均（直径异质性）。

(3) 中间发、毳毛比例增加。

(4) 毛囊单位中单根毛发比例增加。

(5) 空毛囊。

(6) 毛周征。

(7) 黄点征。

(8) 不会有黑点征、断发、惊叹号样发、念珠状样发。

17. 进行毛发镜检查，如何诊断女性雄激素性秃发？

女性雄激素性脱发患者皮肤镜检查有两种特征。

(1) 主要特征：①额部黄点征；②额部毛发直径低于枕部毛发直径；③额部细发比例大于 10%。

(2) 次要特征：①额部单一毛发的毛囊单位多于枕部；②额部毳毛比例多于枕部；③额部毛周征多于枕部。

符合上面两条主要特征，或符合上面一条主要特征和两条次要特征即可诊断为女性雄激素性秃发。

三、脱发的分类

18. 根据脱发是否是生理性的，如何对脱发进行分类？

根据脱发是否是生理性的，可将脱发分为生理性脱发和病理性脱发两类。

(1) 生理性脱发包括自然脱发、季节型脱发、婴儿脱发、老年性脱发、产后脱发。毛发的生长和替换是有一定规律的，一般可分为生长期、退行期、休止期三个阶段。人体的头发约有 10 万根，按照 10% 头发处于休止期来计算，平均每天脱发 100 根左右，属于正常的生理性脱发，随之而来的每天也有 100 根左右的头发生长出来。此外，性激素也影响头发的生长与脱落，怀孕期间性激素分泌旺盛，头发生长及寿命增加，而生产后性激素恢复原来的水平，头发又恢复原来的生长速度，此时会有大量头发脱落，亦属正常生理性脱发。

(2) 病理性脱发包括雄激素性脱发、神经性脱发、外伤及感染性脱发、内分泌失调性脱发、营养代谢性脱发、物理性脱发、药物及化学性脱发、先天性脱发、症状性脱发、季节性脱发等。病理性脱发解除病因后有的是可以重新长出毛发的。

19. 根据毛发脱落后能否再生，如何对脱发进行分类？

根据毛发脱落后能否再生，可将脱发分为永久性脱发和暂时性脱发两类。

如果毛发的脱落是由于毛囊被破坏或局部皮肤发生萎缩使毛囊消失，毛发一般不能再生，这就是永久性脱发，需要施行自体毛发移植手术。

如果毛发的脱落是由于各种因素导致毛囊的营养不充分、血液供应不足、内分泌障碍等暂时性因素，经过治疗去除病因后毛发可以再生，这就是暂时性脱发，可采用药物等非手术治疗，促进毛发尽早再生。

20. 根据脱发部位是否有瘢痕，如何对脱发进行分类？

根据脱发部位是否有瘢痕，可将脱发分为瘢痕性脱发和非瘢痕性脱发两类。

瘢痕性脱发是由于各种病理过程导致正常毛囊结构不可逆性破坏，毛囊、毛干消失，毛囊开口缺失，最终被纤维组织代替的一组疾病。常见于头皮烧烫伤、头皮扁平苔藓、毛发扁平苔藓、头皮盘状红斑狼疮、放射性脱发、女性纤维性脱发等。

非瘢痕性脱发是由于各种病理过程导致正常毛囊结构可逆性破坏，解除病因后有的是可以重新长出毛发的。常见于雄激素性脱发，斑秃，休止期脱发，生长期脱发，机械损伤性脱发，秃发性毛囊炎，梅毒性脱发，拔毛癖等。

四、脱发的分级

21. 雄激素性脱发是否静止不变?

雄激素性脱发是最常见的脱发类型,约占脱发患者的95%,其次是斑秃占4%,其他类型的脱发占1%。医师必须让患者清楚地明白:雄激素性脱发不是静止不变的,而是渐进性发展的毛发脱落疾病,其发展的速度因人而异。通常对脱发的分级只是对该病程某一阶段的描述,用于这一阶段脱发的诊断、治疗和监测。

22. 男性脱发通常是怎样分级的?

汉密尔顿(Hamilton)在1941年对男性脱发进行了较详细的描述,并进行了分级,后来诺伍德(Norwood)于1975年对其加以补充,制定了现在常用的Norwood-Hamilton临床分级标准,将男性脱发分为七级,具体临床分级如下(图3-10)。

Ⅰ级:前额发际线正常,仅额颞角轻微向后退缩。

Ⅱ级:前额发际线处毛发变细,额颞角轻度向后退缩<1cm,两侧发际线向后退缩是对称的,前发际线呈M形。

Ⅲ级:前额发际线明显退缩,额颞角向后退缩>1cm,前发际线呈明显的M形。

Ⅲvertex级(顶秃型):部分患者脱发局限在头顶部,同时前额部发际线明显退缩(其退缩的程度轻于Ⅲ级)。

Ⅳ级:前额发际线和额颞角进一步退缩,毛发变细,同时头顶部毛发稀疏,甚至秃顶。在头顶部位和前发际线之间形成一条桥样毛发带,尚有较密集的头发分布(大陆桥呈宽带状)。

Ⅴ级:前额发际线和额颞角进一步退缩,头顶脱发区扩大,在头顶和前发际线之间的桥样毛发带更加狭小和稀疏(大陆桥呈窄带状),脱发区向后超过头旋。

Ⅵ级:前额发际线、额颞角和头顶脱发区继续扩大,头顶部位和前发际线之间仅有稀疏头发分隔,桥样毛发带消失(大陆桥消失),脱发斑融合,脱发区向后明显超过头旋。

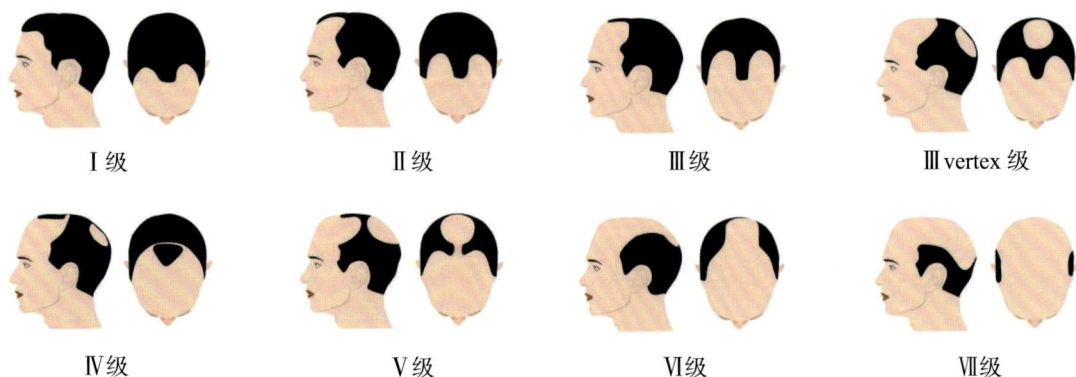

| Ⅰ级 | Ⅱ级 | Ⅲ级 | Ⅲ vertex 级 |
| Ⅳ级 | Ⅴ级 | Ⅵ级 | Ⅶ级 |

▲ 图3-10 男性脱发的临床分级示意

Ⅶ级：最严重的脱发。头顶脱发区更大，与前额相延续，颞枕部剩余的头发更稀疏，形成狭窄的马蹄铁状毛发带。

各级脱发对应的脱发患者见图 3-11。

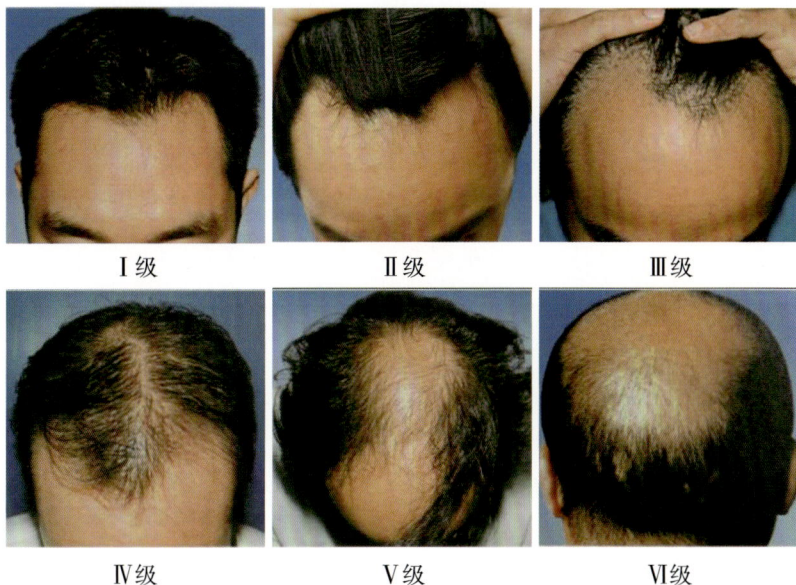

◀ 图 3-11　各级脱发男性患者

Ⅰ级　　　　Ⅱ级　　　　Ⅲ级

Ⅳ级　　　　Ⅴ级　　　　Ⅵ级

23. 女性脱发通常是怎样分级的？

女性脱发大多为头顶弥漫性稀疏，前额发际线存留。Ludwig 将女性脱发分为三级，具体临床分级如下（图 3-12）。

Ⅰ级：轻、中度头顶弥漫性稀疏，前发际线保留。

Ⅱ级：重度头顶弥漫性稀疏，前发际线保留。

Ⅲ级：重度头顶弥漫性稀疏，前发际线也明显稀疏。

24. 如何判断脱发的程度？

无脱发迹象的人，通过人的肉眼是无法看到头皮的。如果患者脱发数量超过正常头发数量的 30%，人的肉眼才能观测到有脱发迹象（即肉眼可以看到脱发患者的头皮）。不同程度脱发患者的头部表现见图 3-13。

轻度脱发：人肉眼在一定条件下可以观测到脱发患者的脱发迹象，如光线照射或头发打湿后，人肉眼可以看到脱发患者的头皮。通常脱发 1～3 级属于轻度脱发。

中度脱发：人肉眼在正常条件下就可以看到脱发患者的头皮。脱发 4～5 级属于中度脱发。

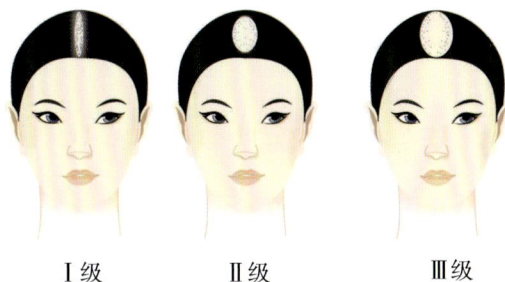

Ⅰ级　　　　Ⅱ级　　　　Ⅲ级

▲ 图 3-12　女性脱发的临床分级示意

重度脱发：人肉眼可以轻易看到脱发患者的头皮。脱发 6 级以上属于重度脱发。

秃顶：脱发患者额顶区已无头发生长。

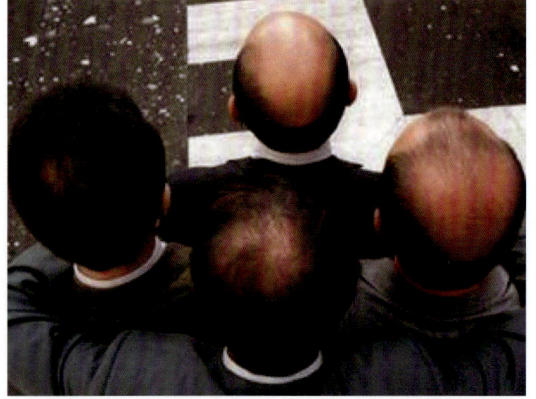

▲ 图 3-13　不同程度脱发患者的头部表现

第 4 章
脱发病因、临床表现和治疗的问与答

近些年来，随着人们生活节奏的不断加快，工作压力的逐渐增大，脱发患者的人数呈爆发式增长并趋于低龄化。掌握脱发的病因、临床表现和治疗方法可以更好地为脱发患者排忧解难。提倡早期诊断和持续治疗，去除病因、控制病情进展、促使毛发再生，提高患者的生活质量。

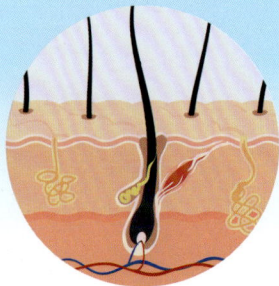

一、脱发的定义

1. 医学上是如何定义脱发的？

脱发（alopecia）是指头发脱落的现象。如果每天脱发超过 100 根，持续超过 3 个月，医学上则定义为脱发。

在临床上，经常有患者向医生诉说"头发脱落"，但并非所有的头发脱落都会发展成为脱发。健康成人平均约有 10 万根头发，其中 10%～14% 的毛囊处于休止期，休止期通常为 2～4 个月，按照 10% 头发处于休止期来计算，这意味着平均每天有 50～100 根的头发脱落，同时也有大约等量的头发新生，处于动态平衡，整个头发数量会保持恒定状态。所以正常人每天脱落的头发不超过 100 根属于正常的新陈代谢（图 4-1）。

如果脱发数量大于新发长出数量，并且头发越来越变稀变薄，发丝变细，甚至可以轻易看到头发下面的头皮。发际线逐渐上移，额头逐渐增高，家里的长辈有脱发病史，这种情况就属于脱发了（图 4-2），需要及时就医。

2. 怎么自检脱发？

可以通过"四看、一摸、一拉"的方法检查自己是否有脱发现象。

四看：看枕头、看地板、看梳子、看发际线。看看枕头上、地板上、梳子上的头发是不是多了（图 4-3），平均每天脱落的头发不超过 100 根，属于正常的头发脱落，正常掉落的头发，发根比较干净，没有附带白色的颗粒状物质。再看看发际线是否后移或头顶部的头发是否稀疏了。

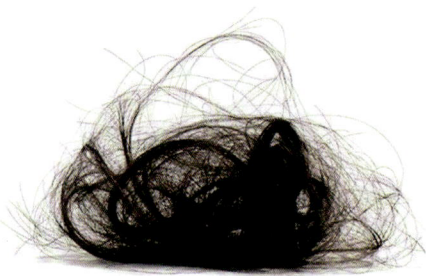

▲ 图 4-1　每天脱落的头发不超过 100 根属于正常的新陈代谢

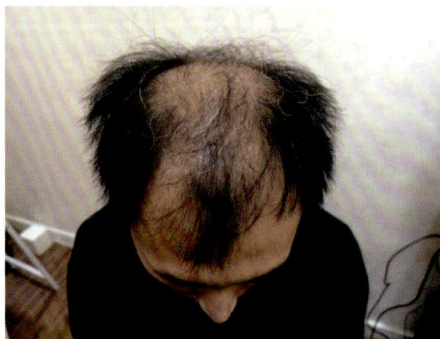

▲ 图 4-2　脱发患者

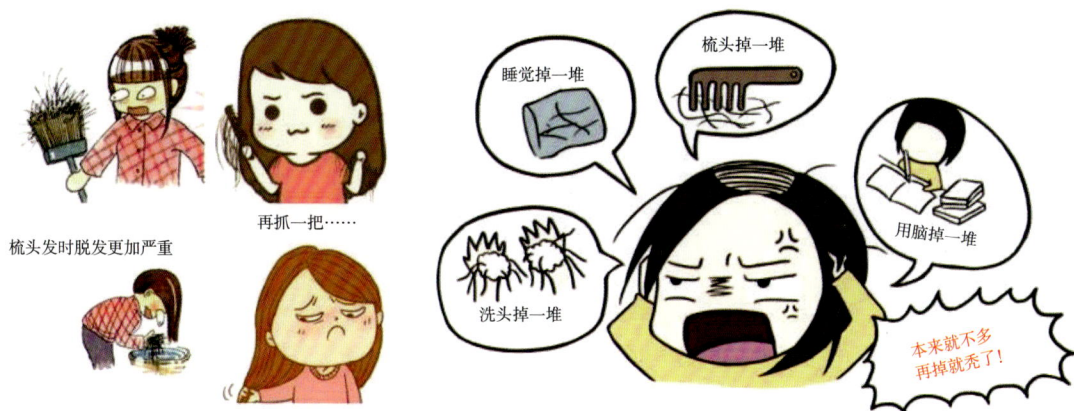

▲ 图 4-3　自检脱发：看枕头、看地板、看梳子、看发际线

一摸：每天摸摸头顶，看看头发是不是变薄了、变细软了，头发是不是油腻了。

一拉："拉发实验"。患者 5 天不洗头，以拇指和食指用轻力拉起含有五六十根毛发的一束头发，计算拔下的毛发数量，多于 6 根为阳性，表示有活动性脱发，否则为阴性。AGA 患者通常为阴性，而斑秃、休止期脱发或生长期脱发的活动期可为阳性。

二、脱发的病因和临床表现

3. 什么是先天性脱发？

先天性秃发是一种常见染色体显性遗传病，多见于近亲结婚所生育的后代。发育缺陷、各种综合征、早老症等引起的头发完全缺失或稀疏，毛囊发育不良造成头发细软易断。这种脱发几乎无供发区，又有先天疾病干扰，无法施行自体毛发移植手术。

4. 什么是外伤及感染性脱发？

头部烧伤、外伤深达头皮深层造成瘢痕性脱发，其范围随瘢痕形成的大小和形状而定。这是由于毛囊被毁坏因而所以不能再长出新发。外伤性瘢痕性脱发可以施行自体毛发移植术。

头部水痘、带状疱疹病毒、人类免疫缺陷病毒（human immunodeficiency virus，HIV）、麻风杆菌、结核杆菌、梅毒螺旋体，以及各种真菌引起的头癣均可引起感染性脱发。感染性脱发遗留的瘢痕也可施行自体毛发移植术。

5. 什么是内分泌失调性脱发？

由于内分泌功能异常而造成体内激素失调所导致的脱发称为内分泌失调性脱发。产后、更年期、口服避孕药等，在一定时期内都会造成雌激素不足而脱发。甲状腺功能低下或亢进、垂体功能减退、甲状腺功能减退、肾上腺皮质功能低下、肢端肥大症晚期等，均可导致头发的脱落。内分泌失调性脱发要针对病因进行治疗。

6. 什么是营养代谢性脱发？

毛发是身体状况的外在表现，机体营养不良和新陈代谢异常可引起发质和发色的改变，严重营养不良甚至会导致弥漫性脱发。营养过剩可使大量的饱和脂肪酸在体内代谢后产生废物堵塞毛囊导致脱发。食糖或食盐过量、蛋白质缺乏、缺铁、缺锌、过量的硒等及某些代谢性疾病如精氨基琥珀酸尿症、高胱氨酸尿症、遗传性乳清酸尿症、蛋氨酸代谢紊乱等，均可使头发脱落。

头发的主要成分是蛋白质，要想使头发生长旺盛，必须注意食物的营养搭配，食物的营养既不能过度缺乏，也不能过剩。在生活水平提高的今天，人们脱发的原因往往是食物过剩所引起的，如有的人酷爱吃甜食而导致脱发。

7. 什么是物理性脱发？

物理性脱发包括机械性脱发、灼伤性脱发和放射损伤性脱发等。机械性脱发是由于某些特殊的方式造成头发的折断或脱落，如女性的发辫、发髻等发式，男性的分头发式，都会造成机械性脱发。头发需保持一定程度的自然蓬松及对压力保持适当的弹性，如果直接受到拉力，如常把头发往后拉，并用丝带或橡皮筋紧紧扎起来，容易造成前额头发折断脱落，发际线后退；日光中的紫外线过度照射，经常使用电热器吹风，头发也容易变稀少；放射性损伤，如接触放射性工作人员防护不周或用放射治疗头皮疾病均可引起头发脱落。空气污染物堵塞毛囊、接触有害辐射等原因导致的脱发。

8. 什么是药物及化学性脱发？

肿瘤患者接受抗癌药物治疗，长期使用某些化学制剂如常用的庆大霉素、别嘌醇、卡比马唑、硫脲嘧啶、三甲双酮、普萘洛尔、苯妥英钠、阿司匹林、吲哚美辛、避孕药等常引起脱发。抗癌化疗引起脱发是由于化疗会杀死癌细胞，包括生长周期的发根细胞，所以便会有约九成的头发脱落，属于严重的弥漫性生长期脱发。当化疗停止后，头发会重新生长。

洗发剂、烫发剂、染发剂等美发化妆品也是引起脱发的常见原因。近几年来，妇女头发变稀疏的发生率不断增多，可能与一些不负责任的广告宣传导致滥用洗发剂、护发剂、烫发剂、染发剂有关。

9. 什么是疾病引起的症状性脱发？

贫血、肝脏病、肾脏病、系统性红斑狼疮、梅毒、干燥综合征、黑棘皮症及发热性疾病如肠伤寒、肺炎、脑膜炎、流行性感冒等往往可导致脱发，造成头发稀疏，这种脱发称为症状性脱发。当这些病症得到治愈或健康完全恢复，毛发又能恢复良好的生长。

梅毒性脱发患者主要是头皮毛囊受梅毒螺旋体浸润，梅毒螺旋体入侵毛囊漏斗下部至峡部稍上方的外毛根鞘处，使微细血管阻塞，供血不良引起脱发，主要侵犯枕部，指甲大小圆形或椭圆形秃发，虫蚀状，边缘不清。但不侵入毛乳头，故呈不完全性、可逆性脱发。经对梅毒正规治疗可恢复正常并且不留瘢痕。

10. 什么是精神性脱发？

精神性脱发是因精神压力过大导致的脱发。常言道："笑一笑十年少，愁一愁白了头。"良好的心情可以使人年轻，压抑的心情不仅能使人愁出白发，更能使人脱发。在精神压力的作用下，人体的自主神经及中枢神经功能紊乱，使毛囊生长功能受到抑制，立毛肌收缩，头发直立，并使为毛囊输送养分的毛细血管收缩，造成局部血液循环障碍，毛囊缺血缺氧，因此造成头发生态改变和营养不良。精神压力还可引起出汗过多和皮脂腺分泌过多，产生头垢，降低头发生存的环境质量，从而导致脱发。

精神性脱发属于暂时性脱发，经过改善精神状况，排解精神压力，一般是可以自愈的。千万不要走入因抑郁而脱发、因脱发而抑郁的恶性循环。另外，临床上常遇到的斑秃也多与精神因素有关。

11. 什么是女性产后脱发？

女性产后脱发大多属于生理性脱发，一般发生在产后 2～6 个月，35%～40% 的女性产后有不同程度的脱发，表现为发量整体稀少，发缝变宽，呈全头弥漫性脱发，与产妇的生理变化、精神因素及生活方式有一定的关系。造成女性产后脱发的原因可能是以下四点。

(1) 女性体内激素水平的改变。女性在怀孕期间体内的雌激素和孕激素增高，使得头发更新缓慢，所以孕妇的头发是乌黑茂密、柔软光亮。当女性生完小孩后孕激素和雌激素下降，使众多的头发同时进入休止期，出现典型的休止期脱发。从而导致脱发速度加快，而头发新生长的速度又赶不上掉发的速度，这种"青黄不接"是造成女性产后脱发的根本原因。

(2) 精神因素。有些女性分娩前后因各种原因情绪不稳定或有精神压力，或因哺乳期照顾孩子睡眠不足，过度疲劳，担心宝宝出现各种各样的问题，心情不能放松，抑郁、焦虑，导致机体代谢紊乱，营养供应不足，诱发脱发。

(3) 饮食因素。有些女性渴望产后能迅速恢复苗条的身材，过度节食、偏食，造成蛋白质、维生素、矿物质和微量元素不足，影响头发的正常生长与代谢，促使脱发。产后营养需求量加大，供不应求的矛盾更加突出，要多补充一些富含蛋白质等营养的食物，如牛奶、鸡蛋、鱼、瘦肉、核桃、葵花子、芝麻、紫米等。

(4) 护理因素。受传统的坐月子观念影响，很多妈妈在月子期间不敢洗头、梳头，使头皮的皮脂分泌物和灰尘混合堆积，影响头部的血液供给导致产后脱发，还容易引发毛囊炎或头皮感染。

女性产后脱发治疗方法是要保持心情舒畅，进行合理的头皮清洁护理，补充富含蛋白质、铁、锌、维生素 E 和维生素 B 的食物，外用米诺地尔溶液，进行中医中药调理，通常6～12 个月都会恢复正常。

12. 导致脱发的间接原因有哪些？

(1) 精神压力过大。长期充满压力的生活容易导致患者紧张或是压抑，从而使头部微循环发生障碍，会造成头发的病理性脱落。

(2) 营养代谢失衡。均衡的营养能为头发及头皮提供充分的营养，维持头发正常的生理生长过程。但是如果营养代谢失衡，女性盲目节食，就会导致大量的头发脱落。

(3) 内分泌失调。内分泌系统调节人体的各项生理活动维持在正常的状态。当人体的内分泌失调，就很容易引起头发的脱落。

(4) 外界对头发的化学或物理性伤害。如日光中的紫外线过度照射，经常使用热吹风。还有肿瘤患者接受抗癌药物治疗，长期使用某些化学制剂，包括烫发剂、洁发剂、染发剂等美发化妆品也是引起脱发的常见原因。

13. 人体的雄激素来自哪里？

男性体内的雄激素主要来源于睾丸所分泌的睾酮，女性体内的雄激素主要来源于肾上腺皮质的合成和卵巢的少量分泌。雄激素主要为雄烯二醇，可被代谢为睾酮和双氢睾酮。

14. 为什么雄激素对毛发生长有双向调节作用？

雄激素对男性面部、躯干和四肢的毛发及男女腋毛、阴毛的生长具有正向促进生长的作用。如进入青春期后，随着血液中雄激素水平的升高，胡须、腋毛、阴毛等部位的毳毛就会逐渐变为终毛。

但对于部分人群，雄激素会抑制前额头顶区的毛囊生长，进而引起脱发。进入青春期后，有些男性和女性的头发就会逐渐脱落，该脱发类型称为雄激素性脱发（androgenetic alopecia，AGA），是临床中最常见的脱发类型。

15. 雄激素性脱发的病因有哪些？

雄激素性脱发（AGA）发病率高，约占脱发人群的90%，其发病率和严重程度随着年龄的增长而增加。男女均可罹患，但脱发模式不同，男性较为多见。

AGA是一种具有遗传倾向的多基因隐性遗传疾病，雄激素在AGA的发病中占有决定性因素，其他包括毛囊周围炎症、生活压力增大、紧张、焦虑、不良的生活饮食习惯等因素均可加重AGA的症状。

16. 雄激素性脱发的发病机制是怎样的？

导致雄激素性脱发的直接原因是毛囊（种子）的问题，而不是头皮（土壤）的问题。这是因为雄激素性脱发的患者前额头顶区的毛囊（外毛根鞘最内层）和毛囊周围组织存在一种叫作Ⅱ型5α-还原酶的物质，其活性较正常人高，这种物质和男性雄激素睾酮结合后，使睾酮转变成双氢睾酮（dihydrotestosterone，DHT），DHT是"毛囊的杀手"，能够使终毛毛囊进行性微型化，它与毛囊部位相应的受体结合，影响毛囊的生长周期，抑制毛乳头细胞的增殖，诱导毛乳头细胞凋亡，使毛囊发生萎缩退化，萎缩退化的毛囊无法吸收周围头皮的养分，从而导致前额和头顶区的毛发生长周期缩短，生长期的头发变细，从而使终毛向毳毛转化直至脱落，表现为毛发直径变细和终毛减少，最终导致脱发直至秃发。

前额头顶区雄激素受体及Ⅱ型5α-还原酶均高于枕部，同时枕部头皮细胞色素P_{450}芳香酶较多，所以枕部毛发不会脱落，移植到前额头顶区后也不会脱落。

17. 什么是 DHT？

DHT 是一种雄性激素，是人体自然产生的强效代谢物质。睾酮在 Ⅱ 型 5α- 还原酶（一种酶素）的作用下便会产生 DHT 这种化学衍生物。

18. DHT 是怎么引起脱发的？

并非所有的毛囊细胞都害怕 DHT，有些毛囊细胞耐受力强，不受 DHT 的影响，有些毛囊细胞耐受力弱，遇到 DHT 就会死亡。

毛囊受不受 DHT 影响要看遗传基因，如果毛囊天生不受 DHT 影响，就不会脱发。如果毛囊天生就容易被 DHT 侵入，为了抵抗这种伤害，毛囊就开始萎缩，以减少 DHT 对它的影响，在毛囊不断萎缩的过程中，就会使头发营养供给不足，头发开始变细、变软、变黄、脱落。

19. 人体 DHT 的浓度可以检查吗？

建议去正规医院的内分泌门诊检测血清 DHT 的浓度，了解体内 DHT 的情况。一般健康成人：男性 1.03～2.92nmol/L；女性 0.14～0.76nmol/L。

20. 如何降低人体 DHT 的浓度？

对于男性来说，即使 DHT 高于这个数值，也并不会有什么健康问题，但是更容易脱发。对于女性来说，DHT 偏高容易导致体毛增多，还容易产生一些妇科病。

DHT 是人体源源不断产生的，若要降低 DHT 的浓度，可以用改善饮食来降低。例如，尽量减少肉食的摄取，减少鸡蛋、牛奶的摄取，饮食上尽量少油少盐少糖，保持清淡饮食，另外还可以服用非那雄胺之类的药物。

21. 男性雄激素性脱发临床表现有哪些？

AGA 是一种非瘢痕性脱发，通常发病于青春期，表现为进行性头发直径变细、头发密度降低和脱发，直至出现不同程度的秃发，通常伴有头皮油脂分泌增多。AGA 是最常见的脱发类型，近些年来发病率不断升高，并出现低龄化趋势，中青年成了脱发的主力军。

男性 AGA 早期表现为前额、两侧额颞角、两侧鬓角发际线后移或头顶部进行性脱发，最终使头皮显露，伴有头皮油脂分泌增多。患者一般从 20 岁左右开始，出现不可逆的持续性进行性发质变细变软、数量减少，其临床表现为：前发线呈 M 形逐渐向后退缩，前额变高，头顶毛发弥漫性稀疏，头发逐渐变成毳毛，最终这些毳毛逐渐脱落发展为秃顶。病情严重者，前额后退的发际线和头顶部的秃发区融合，秃发区头皮油光发亮，仅剩余枕部及两颞部的头发存在（图 4-4），形成"高额""谢顶""地中海"的脱发外观。病程缓慢，可达数十年，无自觉症状或仅有微痒。但眉毛、胡须、腋毛及身体其他部位的毛发不受影响。

AGA 虽然对健康没有影响，但可使患者显得苍老，影响患者的外观和社交，给患者带来很大的心理压力。

22. 男性雄激素性脱发的临床表现通常有哪些类型？

男性雄激素性脱发常见的临床类型有以下四种（图 4-5）。

(1) 发际线呈 M 形后移（M 型脱发）。

(2) 头顶发旋处头发脱落（O 型脱发）。

(3) 发际线后移 + 头顶发旋处头发脱落（M+O 型脱发）。

(4) 前额头顶区的头发全部脱落，仅剩枕颞部马蹄铁样环形头发存在（U 型脱发）。

23. 为什么男性雄激素性脱发表现通常是头发细软、头皮油光发亮？

头皮的油脂是由毛囊相邻的皮脂腺分泌的，皮脂腺与毛囊的大小成反比，一般毛发粗大者皮脂腺小，毛发细软者皮脂腺大，男性雄激素性脱发者头发细软，皮脂腺比正常人大，皮脂腺大分泌的油脂就多。另外，皮脂腺的分泌与男性雄激性素性脱发一样，两者均受雄激素影响，雄激素分泌旺盛，皮脂腺分泌的油脂就多。所以男性雄激素性脱发的临床表现通常是头发细软并且头皮油光发亮。

24. 女性雄激素性脱发与男性雄激素性脱发的原因和表现有什么不同？

我们经常看到身边的男性有"谢顶"现象，而女性却很少有，这是因为女性前额及头顶部毛囊中 II 型 5α- 还原酶比男性少 3 倍以上，它与雄激素睾酮结合后，使睾酮转变成 DHT 的数量少的原因。另外女性头皮中有一种细胞色素 P_{450} 芳香酶特异存在于毛囊的外毛根鞘中，其含量是男性的 2～5 倍，作用是将睾酮转变为雌二醇和雌酮。因为 DHT 是"毛囊的杀手"，所以女性秃发就相对于男性少。

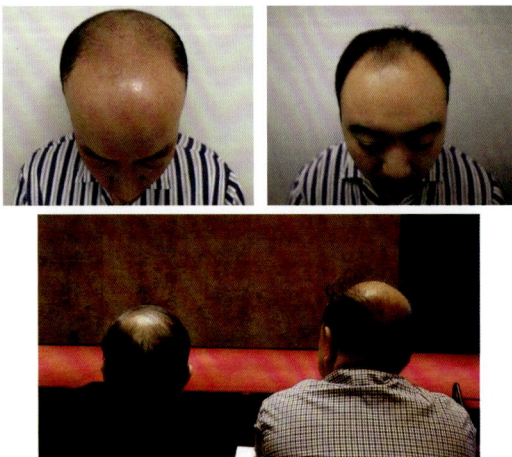

▲ 图 4-4　男性雄激素性脱发临床表现

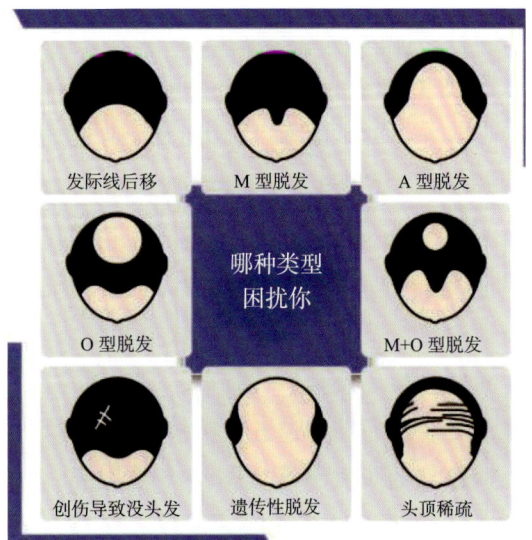

▲ 图 4-5　男性雄激素性脱发常见的临床类型

女性 AGA 通常进程缓慢，多表现为头顶部与发际缘之间的头发弥散性稀疏、纤细，头发密度降低，头皮逐渐显露，中央发缝变宽，头发越来越少、越来越细、越来越软，马尾辫越来越细，越靠近前发际越明显，呈"圣诞树"样外观，但通常保留前发际，也伴有头皮油脂分泌增多。

三、脱发的治疗

25. 目前有根治雄激素性脱发的办法吗？

目前现行的医疗技术还不能根治雄激素性脱发。雄激素性脱发的患者只能像糖尿病、高血压患者那样长期坚持治疗。正确的治疗方法可以延缓和逆转雄激素性脱发的进展。

26. 什么时候是治疗雄激素性脱发的最佳时机？

雄激素性脱发是一个进行性加重的过程，强调早期治疗，治疗越早疗效越好。否则时间越长、脱发越严重，治疗难度就会加大。

27. 目前对雄激素性脱发的治疗方法有哪些？

目前雄激素性脱发的治疗方法有两大类。

(1) 非手术治疗：主要包括药物治疗、富血小板血浆（platelet- rich plasma，PRP）注射、低能量激光（low level laser，LLL）治疗、头皮中胚层疗法、头皮文发术（scalp micro pigmentation，SMP）、佩戴假发等。

① 药物治疗：有明确疗效的药物是米诺地尔溶液 1ml，每日 2 次，外用。非那雄胺片 1mg，每日 1 次，口服。推荐联合用药、长期用药，至少 6～12 个月。螺内酯。

② 头皮中胚层疗法。

③ 低能量激光治疗（促进毛乳头细胞增殖、氧合，加速头皮血液循环，调节油脂分泌）。

④ PRP 注射。

⑤ 肉毒素注射治疗。

⑥ 头皮管理（防脱、清洁、控油、炎症的治疗）。

⑦ 物理治疗（头部按摩等）。

⑧ 头皮文发术。

⑨ 佩戴假发。

(2) 施行自体毛发移植手术：由于药物治疗见效慢，对秃发区域无效，并且存在一些不良反应，所以以自体毛发移植手术越来越受到脱发患者的关注和选择。

28. 如何根据雄激素性脱发的级别制订治疗方案？

(1) 一级脱发：不需要实施植发手术。可以采用一些药物进行治疗（如非那雄胺、米诺地尔、中草药等）。

(2) 二级脱发：可行自体毛发移植手术，需要移植数量为 1000～2000FU。可以同时采用一些药物进行治疗（如非那雄胺、米诺地尔、中草药等）。

(3) 三级脱发：可行自体毛发移植手术，需要移植数量为 2000～3000FU。可以同时采用一些药物进行治疗（如非那雄胺、米诺地尔、中草药等）。

(4) 四级脱发：可行自体毛发移植手术，需要移植数量为 3000～4000FU。也可以同时采用一些药物进行治疗（如非那雄胺、米诺地尔、中草药等）。

(5) 五级脱发：可行自体毛发移植手术，需要移植数量为 4000～5000FU。一次手术可以建立正常的发际线并遮盖头顶脱发部位，如果想更浓密一些，一年后可做加密种植。也可以采用一些药物进行治疗（如非那雄胺、米诺地尔、中草药等）。

(6) 六级脱发：可行自体毛发移植手术，需要移植数量为 5000～6000FU。要根据患者枕颞部剩余的毛发情况最大限额提取 FU 的数量，一次手术可以建立正常的发际线和头顶部位的遮盖，脱发有明显的改善。也可以采用一些药物进行治疗（如非那雄胺、米诺地尔、中草药等）。

(7) 七级脱发：是脱发分级里最严重的级别。可以采用前额种植头发进行部分改善，对顶部使用假发遮盖，确保较好的外观效果。移植单位数量要根据后枕部所能提取出的毛囊单位数量决定。

下面是每个脱发级别对应的需要种植的毛囊数量图（图 4-6）。

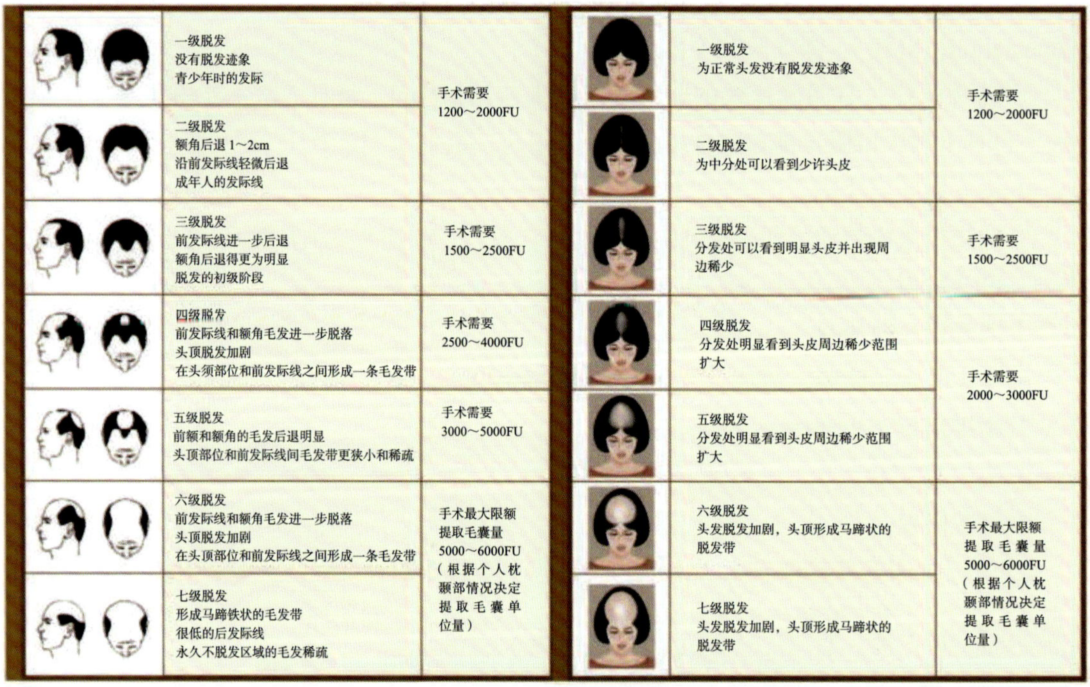

▲ 图 4-6　每个脱发级别对应的需要种植的毛囊数量

29. 雄激素性脱发的患者什么阶段可以做自体毛发移植手术?

建议雄激素性脱发进入相对稳定期再施行自体毛发移植手术。医师术前要与患者进行深入细致的交流沟通，要让患者清楚地知道，移植的头发是不会脱落的，但脱发区原有的头发还有可能继续脱落。患者明白了这一点，就不会对自体毛发移植手术产生误解，从而杜绝本就不应该有的医疗纠纷。

30. 如何判断雄激素性脱发患者的脱发处于稳定期?

雄激素性脱发患者的脱发是否处于稳定期要综合判断。

(1) 看年龄：一般情况下 18—25 岁的男性，体内激素水平仍然在提升，所以有很大的可能性是脱发处于不稳定期；而 25 岁以后的男性，体内的激素水平基本定型或者开始下降了，这个时候脱发就可能到了稳定期，不会再有很大的变化。

(2) 看掉发量：人的头发每天生长 0.2～0.4mm，每月生长约 1cm，每天脱发 50～100 根为正常。如果连续好几个月都超过这个数量，那就可能处于狂脱期。

(3) 看脱发时间和脱发区域的变化：如果一个人的脱发面积一直没有太大的变化，脱发形象维持稳定，那就说明是处在脱发的稳定期。相反如果一个人的脱发面积一直在快速变化，那就说明正处于狂脱期。

以上这三个办法仅用于不太确定自己情况的脱发患者自己的测试，具体脱发情况如何，最好还是定期去正规的医院做毛囊检测才能下定论。

31. 脱发患者如何选择手术治疗和非手术治疗?

脱发患者如何选择手术治疗和非手术治疗，可以从以下三方面来判断。

(1) 从病因判断：一般由于外伤或毛囊炎、头皮黄癣、疖、痈等局部感染化脓、破溃形成瘢痕组织或由于其他疾病如硬皮病、狼疮等造成局部皮肤萎缩、毛发脱落的，因为毛囊皮脂腺结构被破坏，毛发无发再生，属于永久性脱发，需要选择手术治疗。妇女产后脱发及使用免疫抑制药、抗肿瘤药物引起的脱发，在祛除病因积极治疗毛发是可以再生，需要选择非手术治疗。

(2) 从毛囊是否坏死判断：正常的毛囊生长出来的毛干是粗、硬、黑的，萎缩的毛囊生长出来的毛干是细、软、黄的，脱发患者只要毛囊没有坏死，就可以选择非手术治疗。坏死的毛囊是生长不出头发的，脱发患者只有在毛囊完全坏死的情况下才需要选择手术治疗。

(3) 从局部皮肤情况判断：如果秃发局部的皮肤发生萎缩，皮肤薄、滑、光亮如羊皮纸样，毛孔消失，说明毛囊结构已被破坏消失，毛发很难再生。需要选择手术治疗。如果秃发局部头皮外观正常，毛孔清晰可见，说明毛囊存在，毛发就有生长的基础，经过积极正确的治疗有望痊愈，需要选择非手术治疗。

第 5 章
斑秃的问与答

　　斑秃可发生在任何年龄，但以中青年多见，性别差异不明显，是临床上仅次于雄激素性脱发的脱发类型。了解斑秃的发病原因和临床表现，掌握斑秃的治疗和护理，可以更好地解除斑秃患者的病痛。

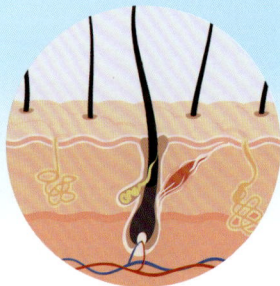

一、斑秃的原因和临床表现

1. 什么是斑秃？

斑秃（alopecia areata，AA）俗称"鬼剃头"，是一种自身免疫性、非瘢痕性、难以根治的、慢性炎症性脱发性疾病，为一种突然发生的局限性斑片状脱发（图5-1）。

2. 斑秃的病因是什么？

斑秃的发病原因至今尚未清楚，可能与下述因素有关。

（1）精神因素、过度紧张、机体劳累：如长期焦急、忧虑、悲伤、惊吓、精神紧张和情绪不安等。

（2）自身免疫性疾病：目前多数学者认为斑秃的发生可能与自身免疫功能异常或不稳定有关。数据显示，患有免疫系统疾病的患者发生斑秃的概率比正常人高很多，推测与斑秃患者体内存在的自身抗体有关。

（3）遗传因素：10%～20%的病例有家族史。

（4）局部刺激：头皮部位的感染和创伤可引起毛囊细胞受损进而出现斑秃。如自体毛发移植术后毛囊提取区的应激性斑秃（图5-2）。

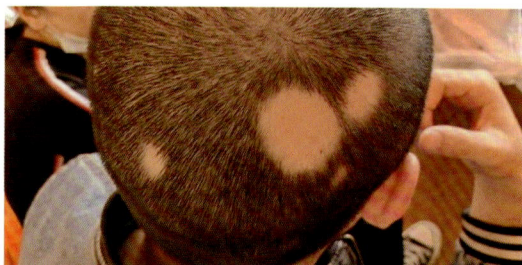

▲ 图5-1 斑秃

3. 斑秃是如何根据毛发受累范围分类的？

根据毛发受累范围将斑秃分为以下三类。

（1）局限性斑片型斑秃：一般表现为1～10cm边界清楚的斑片状脱发，可为单发（图5-3）或多发（图5-4）。

（2）全秃：斑秃持续发展导致全部头发脱落，则称为全秃。

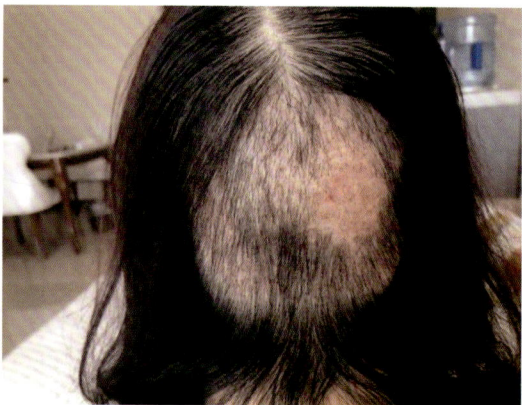

▲ 图5-2 自体毛发移植术后毛囊提取区的应激性斑秃

（3）普秃：全秃持续发展导致全身毛发（包括头发、眉毛、睫毛、腋毛、阴毛）脱落，则称为普秃。

4. 局限性斑秃是如何根据斑秃形态分类的？

局限性斑秃根据斑秃形态分为：斑片型、网状型、匍行型（又称带状型）、中央型（反匍行型）、弥漫型等。

斑片型 AA 属于典型的 AA，占 AA 的 75% 以上，表现为 1～10cm 边界清楚的斑片状脱发，可为单发或多发。

网状型 AA 常由多发斑片型发展而来，脱发斑多且密，部分融合呈网状表现。

匍行型（又称带状型）AA 主要发生于枕后发际线处，脱发斑突破枕后发际线呈带状蜿蜒扩展至双颞部，治疗困难，预后差。

中央型（反匍行型）AA 主要发生在头部中央部位，而头发边缘不受累。

弥漫型 AA 全头皮弥漫受累，多为急性过程。

5. 斑秃的临床表现是怎样的？

（1）多见于中青年，男女发病无差异。

（2）头皮突然出现圆形、椭圆形的秃发斑，可单发或多发，数目不等，大小不一，边界清晰。局部皮肤无炎症现象，患处头皮平滑光亮，有时看上去较薄稍凹，这是由于头发和发根消失之故，而非真正头皮变薄。秃发区边缘的头发松动，很易拔出，拔出的头发可见发干近端萎缩，呈"上粗下细"样。

（3）无明显自觉症状，常由理发师或亲友首先发现，从而使患者感到恐慌和焦虑。不影响机体重要器官和功能。

（4）斑秃一般发生于头部，但也可发生在身体的其他部位，如眉毛、胡须等。

（5）头皮不适：少数病例在发病初期患处可有轻度异常感觉，部分患者可出现头皮的瘙痒感、紧绷感或麻木感等。

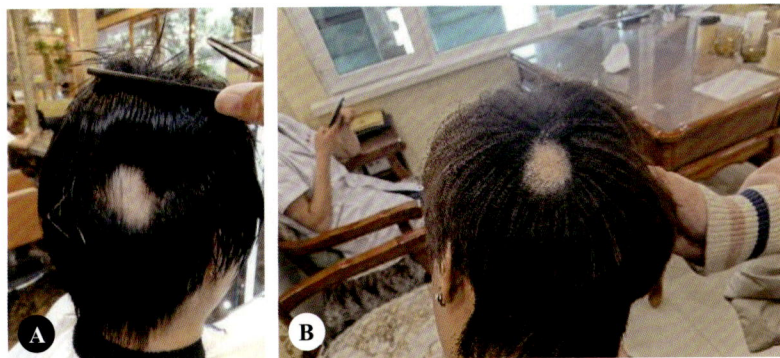

▲ 图 5-3　局限性斑片型斑秃（单发）

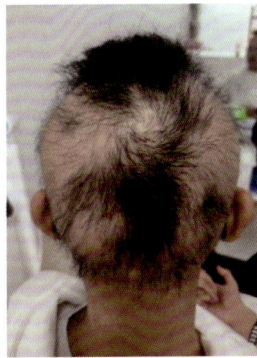

▲ 图 5-4　局限性斑片型斑秃（多发）

(6) 本病病程经过缓慢，可持续数月至数年。多数能自愈，但也有反复发作或边长边脱的现象。新发开始生长时，往往纤细、柔软，呈灰白色，类似毳毛，以后逐渐变粗变黑，最后恢复正常。

6. 斑秃有什么突出的特点？

斑秃突出的特点是突发性、自愈性、扩散性、反复性、对称性、病程长。

7. 斑秃的进展分为几个阶段？

斑秃的进展可分为：进展期（活动期）、稳定期（静止期）、恢复期三个阶段。

(1) 进展期（活动期）：也就是头发刚开始脱落的时期，脱发斑扩大或数量增加，秃发区边缘头发松动容易拔出，拔发试验阳性，皮肤镜征象有黑点征、断发、感叹号发、部分患者有断发现象等。

(2) 稳定期（静止期）：就是患者基本上不会再脱发，毛发脱落停止，此时毛发一般处于静止状态，静止期时脱发区边缘头发不再松动，持续在 3～4 个月。

(3) 恢复期：脱发区有新毛发长出，最初出现细软色浅的绒毛，逐渐增粗，颜色变深，最后完全恢复正常黑色毛发。

8. 斑秃的并发症有哪些？

斑秃的并发症通常有以下三种。

(1) 甲病变：斑秃患者 30% 左右可出现指甲异常，如甲凹点、甲剥离、甲纵嵴、甲变脆、甲脱落等异常状态。

(2) 斑秃常与某些免疫系统疾病并发：如白癜风、系统性红斑狼疮、特应性皮炎、类风湿关节炎等，这与患者自身免疫系统分泌的抗体有密切关系。

(3) 甲状腺疾病：甲状腺疾病是斑秃常伴发的疾病，包括甲状腺功能亢进、甲状腺功能减退、桥本甲状腺炎等。

二、斑秃的治疗和护理

9. 斑秃的治疗原则是什么？

对于斑秃的治疗应寻找病因，首先要采用心理疏导进行心理治疗，同时辅以内服及外用药物治疗。通过治疗可控制病情进展，促进毛发再生，减少或预防复发。对于单发型、脱发斑少、面积小的患者可以随访观察，或仅外用药。对于脱发面积大、进展快者，则应早期积极治疗。对于久治不愈的全秃、普秃或匍行型患者需要选择其他治疗方法。

10. 斑秃的预后如何？

临床发现秃发斑不超过头皮面积 25% 的患者，有很高的自愈率。这是因为毛囊等毛发生长的基础结构未遭到破坏，只是由于某种原因毛发的生长受到抑制，如果消除抑制毛发生长的因素，毛发是可以再生的。

斑秃患者需要长期持续用药治疗，治疗周期在数月至数年不等，治愈率在 40%～70%。不同病因、不同程度的斑秃，治愈率有一定差别。80% 症状较轻的斑秃患者可在 1 年内自愈，严重的斑秃患者预后较差。

对斑秃的治疗一定要有信心（90% 以上可以治愈），有耐心（病程长，需要耐心对待），有决心（坚持到底就是胜利）。

11. 斑秃的具体治疗方法有哪些?

(1) 一般治疗：去除相关诱发因素，保持身心愉悦，生活规律，劳逸结合，不要烫发、染发和剃发。向患者解释病程及预后，绝大多数斑秃可在 12 个月内自然痊愈。对秃发范围广的局限性斑状斑秃、全秃、普秃的患者，可以戴假发以减轻其心理压力。

(2) 药物治疗

① 斑秃处局部外用米诺地尔溶液，可促进皮肤血管扩张、改善局部血液循环、促进毛发生长。适用于稳定期及脱发面积较小的患者，常与其他药物联合应用。常见不良反应有局部刺激、多毛、过敏反应，一般停药后可恢复。

② 外用糖皮质激素：适用于轻中度斑秃患者。常用药物有卤米松、糠酸莫米松、丙酸氯倍他索、氢化可的松、曲安奈德、泼尼松龙、复方倍他米松等。常见不良反应有皮肤萎缩变薄、毛细血管扩张、毛囊炎及色素减退等，停药后大部分可以缓解。

③ 皮损内注射糖皮质激素：适用于脱发面积小的稳定期的成人患者。常用药物有复方倍他米松注射液和曲安奈德注射液。常见不良反应包括局部皮肤萎缩、毛囊炎、色素减退，大部分可自行缓解。

④ 激素冲击疗法对斑秃患者有一定的治疗作用。不良反应为不适、局部注射部位萎缩，数月后可以恢复。

⑤ 免疫抑制药：适用于病情重、不适宜系统应用糖皮质激素或糖皮质激素无效的患者，常用环孢素、甲氨蝶呤。免疫抑制药仅对部分患者有效，不良反应较多，费用较高，复发率高。使用该类药物期间需要监测血药浓度及不良反应，如厌食、恶心、呕吐、牙龈增生出血等。

⑥ 地蒽酚（又叫蒽林），它具有抗炎和免疫抑制的作用，主要用于治疗病程长的患者。但它会有一些不良反应，如毛囊炎、接触性皮炎、局部淋巴结肿大等。

⑦ 肥大细胞稳定剂通过抑制细胞膜钙通道发挥作用，减轻斑秃症状，常用的有色甘酸二钠及奈多罗米等。

⑧ 中药提取物：临床上也会采用复方甘草酸苷和白芍总苷等中药提取物来治疗斑秃。

(3) 接触免疫治疗：在斑秃皮损上使用致敏剂，可使局部毛发再生。二苯环丙烯酮和芳酸二丁酯是目前治疗斑秃最常用的接触致敏剂。

(4) 光电治疗：常用方法有 PUVA 疗法、长波紫外线、窄谱中波紫外线、光动力疗法、308nm 单频准分子光、准分子激光、脉冲红外二极管（904nm）、低能激光、点阵二氧化碳激光。配合中医的针灸、理疗、梅花针叩击，促进毛发的生长，对大多数斑秃均有较好的治疗效果。

(5) 手术治疗：该病一般无须手术治疗。对于 2 年以上长期不愈的斑秃，局部毛囊已经坏死形成"假斑秃"，可以试验性地进行自体毛发移植手术治疗，但需要慎重。

12. 斑秃患者在护理方面需要注意什么？

(1) 斑秃对患者的外在形象有较大的影响，甚至影响到患者的心理健康，医护人员应注意对患者进行心理干预，使患者保持心情舒畅。

(2) 斑秃患者不要进行强度过大的工作，可进行适当体育运动，要劳逸结合，保持充足的睡眠，不可加班熬夜（图 5-5）。

(3) 斑秃患者应少食辛辣、刺激性食物，避免进食容易引起过敏的食物。宜食黑芝麻、黑豆、何首乌，可以多吃蔬菜、水果、豆制品，补充适量维生素、蛋白质、铁。如果能够配合中医食疗，调理体质，对头发再生会有一定的帮助。

(4) 斑秃患者应注意头皮健康，在医生的指导下选择合适的洗发用品，选择恰当的清洗频率。

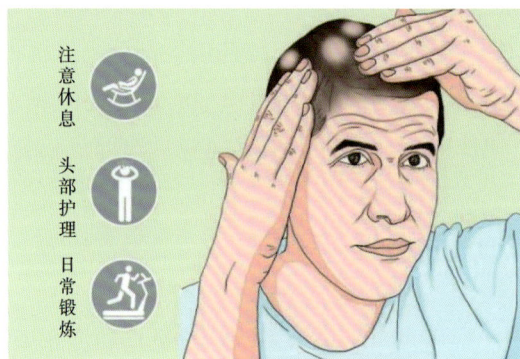

注意休息　头部护理　日常锻炼

▲ 图 5-5　斑秃患者的护理

第 6 章
脱发和植发患者心理
表现及防治的问与答

　　长期以来，对脱发患者的临床治疗和研究主要着重于疾病本身，但临床发现越来越多的就诊者同时还伴有不同程度的心理问题，出现焦虑、抑郁、紧张、恐惧等多种症状，这种心理上的改变在认知行为模式的作用下，形成一系列不良的社会适应性行为。掌握植发患者的心理特征，对患者进行相应的术前疏导，对于提高植发患者自信心、维系家庭和谐、提高生活质量、提高术后康复都有积极的促进作用。建立良好的医患关系有利于患者的心理治疗，医护人员要做到：既是患者的老师又是患者的学生，既是患者的亲人又是患者的知音。

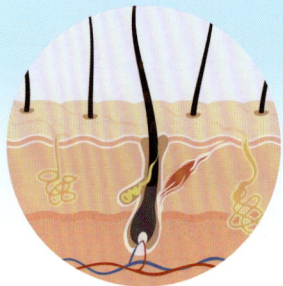

一、脱发患者心理表现及防治

1. 脱发患者的心理表现有哪些?

心理问题是一个复杂的、叫人难以捉摸的问题,尽管现今科技发达,但想了解一个脱发患者的心理是极其艰难的,需要通过患者的表述及医师的细心观察、沟通才能实现。因为脱发直接影响到患者的容貌、美观,妨碍患者的社交、婚姻和就业,因此脱发患者有着非常复杂的心理表现。本书主编乔先明主任将脱发患者的心理表现总结为以下六点:①抑郁情绪;②焦虑情绪;③敏感、自卑、缺乏自信心;④恐惧、烦躁不安心理;⑤掩盖"过错"心理;⑥攀比、急切求治心理。脱发患者的心理状态直接影响临床治疗效果,为此医师在诊疗过程中和植发术前,要注意患者所伴随的心理问题并提供必要的心理辅导。

2. 脱发患者抑郁情绪的心理表现和防治有哪些?

脱发患者容易出现以下抑郁情绪:以早醒为特征的睡眠障碍,与脱发严重程度不相称的食欲和精力减退,对欢乐的事件缺乏共鸣。

医师应尽早发现其抑郁情绪并帮助克服,并在非手术或手术治疗的过程中,给予持续的情感支持。针对不同患者的病情及其心理状态、情感障碍等,充分利用语言工具和诸多植发的成功案例,采取语言交谈方式进行说理开导,把患者的注意力从过于关注脱发疾病转移到其他方面,以纠正其抑郁情绪,解除其思想顾虑,减轻病情或使疾病好转,提高战胜疾病的信心,从而积极配合医生进行治疗,促进疾病的康复,达到治疗疾病的目的。

3. 脱发患者焦虑情绪的心理表现和防治有哪些?

几乎所有脱发患者都有焦虑情绪,担心以后不能长出头发,或不知何时能长出头发,有的人甚至整天照镜子、坐立不安。他们大多认为自己的家庭矛盾、紧张的人际关系都是由脱发直接或间接引起的。医师在语气和神色方面要关心、同情患者,耐心开导患者正确对待脱发并积极治疗(图6-1)。

4. 脱发患者敏感、自卑、缺乏自信心的心理表现哪些?

脱发患者因病变部位暴露、显眼、给人直观感觉不佳,因此患者非常自卑、多疑、对外界反应过于敏感,总认为有人在议论他的外貌和缺陷,自卑、缺乏自信心,过度自我关注，对周围人的一些话语反应强烈，有时同学、朋友、同事说得极为平常的话，甚至是开玩笑的话，他也会当真，认为是在嘲笑自己，是在指桑骂槐，表现出不冷静和生气的态度，甚至吵架。喜欢宅在家里，不愿意出门与人交往，导致择偶困难，求职困难。

5. 脱发患者恐惧、烦躁不安的心理表现有哪些？

无阴毛症患者，因为生理上的不便，可能产生精神上的羞耻感、自卑感、恐惧感，造成性格孤僻，尤其男性患者比女性患者的恐惧感更为严重。

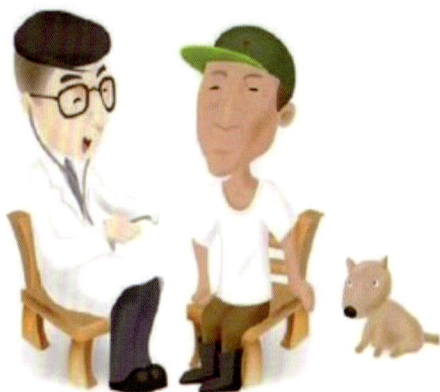

▲ 图 6-1 医师耐心开导患者，正确对待脱发并积极治疗

6. 脱发患者掩盖"过错"的心理表现和防治有哪些？

早秃患者和毛发稀少的患者总认为自己头发少是一种过错，常常加以掩盖，有的男性早秃患者总喜欢戴帽子，即便在炎热的夏季也戴帽子，而女性则常常佩戴头巾进行掩盖。他们视头上极少的头发为宝贝，异常珍惜，即便只有几根或几十根也会细心梳理，用发胶固定在秃顶处，以掩盖自己头发将要脱光的现实。这种掩盖"过错"心理是一种自我保护。以避免由于脱发影响到自我价值，使自尊受到伤害。对此，外人及医生应充分尊重患者，尤其不要当众揭患者的帽子、指出戴假发不自然等。

7. 脱发患者攀比、急切求治的心理表现有哪些？

攀比、急切求治的心理表现主要发生在女性。一些女性天生眉毛稀疏或文眉后眉型不美又切除导致眉毛脱落，她和眉毛正常、眉型美的女性相比或与她原先较好的眉型相比心理有较大反差，加上爱美之心，因而迫切求治。还有一些年轻女性，本来面貌长得不错，只是睫毛稀疏一些或比睫毛长的女性短一些，这些追求时尚的女青年，平时用假睫毛、烫睫毛的形式美化睫毛，当她们觉得粘贴假睫毛麻烦而效果不真实受人讥笑，并与本身有长睫毛之女性攀比时，就有了种植长睫毛的强烈愿望。

二、植发患者心理表现及防治

8. 植发患者的心理表现有哪些？

随着自体毛发移植技术的不断进步，自体毛发移植已经成为毛发缺失患者改善外在形象使自己"年轻化"的首选方法。掌握植发患者的心理特征并进行相应的疏导，对增强患者自信心、维系家庭和谐、提高生活质量均能起到积极的促进作用。本书主编乔先明主任通过长期观察分析，认为行自体毛发移植手术的患者有以下十个的心理表现：①担忧心理；

②恐惧、焦虑、紧张心理；③缺乏自信、手术欲望不强烈；④迫切改观心理；⑤期望值过高、对植发知识缺乏了解；⑥怕疼心理；⑦矛盾犹豫、情绪不稳定；⑧后悔心理；⑨保密心理；⑩术后急躁心理。

9. 植发患者担忧的心理表现和防治有哪些？

对未曾经历的事情保持警惕，是人们亘古以来的生存本能。秃发患者既迫切希望手术给自身带来彻底改观，又担心手术不成功，对自体毛发移植手术缺乏了解，因此产生恐惧、焦虑情绪。为此，医护人员在理解和尊重患者的基础上要主动热情与患者交谈，通过语言和行为改善患者的情绪，做好患者的心理疏导，帮助患者了解脱发的病因，自体毛发移植的手术方式、疼痛程度、术后恢复时间及手术效果，并让患者观看同类手术患者手术前后对比照片，以减轻患者的心理负担，消除思想顾虑，让其在明理的基础上进行自体毛发移植手术，在情感上和行为上真正参与到提高毛发移植手术疗效的努力中。

10. 植发患者恐惧、焦虑、紧张的心理表现和防治有哪些？

在自体毛发移植手术的全过程中，大部分患者都会出现惧怕、恐惧、焦虑、紧张、不安等心理，担心出现麻醉或手术意外，担心发生并发症和后遗症。对于这类患者首先要对他们表示理解，耐心倾听他们的主诉，给予其精神上的安慰和开导，做好针对性的心理疏导，让他们树立信心坦然面对手术，详细介绍手术方式、疼痛程度、术后恢复时间等，使之了解麻醉和手术过程的安全性，必要时可适当使用一些抗焦虑和调节神经系统的药物。

11. 植发患者缺乏自信、手术欲望不强烈的心理表现和防治有哪些？

这类植发患者多是经亲朋好友劝说而来求医的，他们担心自己术后的形象不能为社会所接受，担心周围人们的嘲笑和议论，爱美之心受到压抑。这类植发患者对周围人际环境极其敏感，有时周围人不经意的一句话或一个动作就可能打消其施行手术的念头。对于这类患者医师应尽量予以鼓励，给予患者强有力的心理支持，让患者树立信心，坦然面对手术。

12. 植发患者迫切改观的心理表现和防治有哪些？

这一类患者往往年龄在20—40岁，属于脱发患者中的年轻群体，他们迫切希望能改善自己发际线上移、头顶头发稀疏的衰老外观，恢复正常形象。这类患者对于手术前没有太多的要求及怀疑，希望手术后能立即获得满头浓密的秀发，然而术后效果不会立即显现，通常术后第三周，移植的毛发会出现暂时性脱落（也就是植发术后的狂脱期），他们会显得比较焦虑，甚至怀疑手术失败，即使医生在术前已告知毛发移植过程中有毛发暂时脱落这个阶段，但患者仍然不放心。医师应该给患者讲解植发手术的恢复过程，打消其不切实际的念头，疏导患者的焦躁情绪，让患者放松心情，一般经过短暂的脱落期之后，患者心理会逐渐恢复平静。

13. 植发患者期望过高、对植发知识缺乏了解的心理表现和防治有哪些?

有的脱发患者无论是在工作还是形象上均对自己要求很高,如公众人物、单位领导等,他们事业有成,有一定的社会地位,想通过毛发移植增强自信心,被认可、被尊重,使自己更具竞争力。这类患者对术后效果抱有不切实际的期望,又对植发的原理不了解,认为只要施行了毛发移植手术就能使自己恢复满头乌黑浓密的秀发。对于这类患者,一定要对其耐心细致地讲解植发知识,将术后可能达到的效果及手术的局限性如实相告,打消其不切实际的念头,降低其过高的期望值,从而使其积极地配合手术。医师要告诫患者进行自体毛发移植手术不可能增加总体的头发数量,只是通过手术进行了自体毛发的重新再分布,实现了秀发区良好的视觉效果,但术后不可能达到正常人或脱发前的状态,以免术后达不到其过高的期望值而引起情绪波动,引发不必要的误解。

14. 植发患者怕疼的心理表现和防治有哪些?

自体毛发移植手术通常是在局部麻醉下进行的,术中要注射两次局麻药,患者处于清醒状态,注射麻醉药的过程中患者有轻微疼痛。

经常喝酒、抽烟的男性对疼痛的耐受力差,在术前应消除他们紧张、怕疼的心理,并适当应用镇静剂。自体毛发移植手术操作精细,手术时间长(一般4～8小时),医务人员要经常安慰患者,与患者交流沟通,以分散患者注意力。

15. 植发患者矛盾犹豫、情绪不稳定的心理表现和防治有哪些?

不少植发患者存在矛盾犹豫、情绪不稳定的心理,担忧术后还会脱发,担心身边同事和亲人对自己的术后效果不满意,顾忌社会、家庭舆论,甚至有一些患者是瞒着家人或朋友借故来做植发手术的。医生要对这类患者所提出的问题不厌其烦地给予解答,帮助其解除思想顾虑,让其自行决定是否手术,等待其下定决心后再给其施行自体毛发移植手术。

16. 植发患者后悔的心理表现和防治有哪些?

少数患者做完植发手术后觉得自己忍受了痛苦,付出了时间和金钱,却没有达到自己想象的完美效果,于是后悔做手术了。对于这类的患者,在术前应让其充分了解植发手术的效果,但要注意不能给患者夸大术后效果,让其多思考并与亲人或朋友沟通,待其明确手术的效果并完全下定决心同意手术后再为其施行植发手术。

17. 植发患者保密的心理表现和防治有哪些?

目前毛发移植手术在我国虽已普及,但尚未被所有人接受,而且不少人认为经过人工移植的毛发没有天生的好。甚至有的患者常常在病历里留有不真实的名字和联系方式,这种心理虽然可以理解,但医务人员必须劝导其留下真实的名字和联系方式,以便术后与医师及时联系沟通。这里也要求医务人员尊重患者的隐私,保护患者的利益,严格替患者保密。

18. 植发患者术后急躁的心理表现和防治有哪些？

自体毛发移植手术 9～12 个月后才能出现最终的临床效果，有些患者因工作等原因急于看到手术后的确切效果，术后急躁、易怒、情绪激动，这样反而影响术后的恢复及毛发生长。对这一类患者，医生在手术之前就应对其进行耐心细致的反复讲解，使其充分认识到自体毛发移植手术的原理及术后恢复过程。医生要与患者建立良好的医患关系，让术后恢复正常的患者现身说法，争取患者和家属的支持与配合，以解除患者术后急躁的心理，促使患者对毛发移植的术后效果建立信心。

第 7 章
自体毛发移植历史和
发展趋势的问与答

　　熟知人体毛发的演变、自体毛发移植的发展历史、我国脱发人群的现状，对开展自体毛发移植业务有着积极的促进作用。

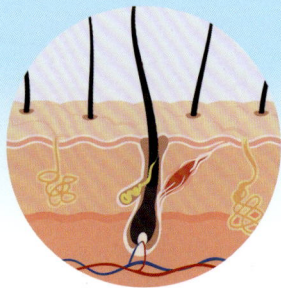

一、人体毛发的演变

1. 人体毛发是如何演变的？

在原始社会早期，人的全身都长满了毛发，那时的人没有衣服、没有房子，男女赤身裸体在一起劳动、生活、居住……

后来随着人类文明的进步，人们开始有了遮体的衣服，有了居住的茅草屋，不再依靠全身的毛发来保暖和防止外界的伤害。按照达尔文生物进化论的观点，人体大部分的毛发已开始蜕变成为汗毛。仅留下具有特殊生理功能的头发、眉毛、睫毛、胡须、腋毛、胸毛和阴毛。

再后来随着科学技术的发展，人们的生存方式发生了翻天覆地的变化，有了汽车、火车、燃气、空调，人们也由茅草屋住进了砖瓦房。人们需要用头发阻挡烈日的时间越来越少了（为此人们的头发开始减少了）；人们需要用眉毛阻挡雨水的情况越来越少了（为此人们的眉毛开始稀疏了）；人们需要用睫毛阻挡飞虫进入的情况越来越少了（为此人们的睫毛变少了）；男性进行野外劳作的时间也越来越少了（为此象征男性第二性征的胡须也越来越少了）。仅剩下了肢体分叉处的毛发（如腋部、阴毛）用来防止运动时的摩擦。

然而，人们的文化理念和审美情趣并没有跟上达尔文生物进化的步伐，人们依然留恋乌黑茂密的头发、酷爱浓密有型的眉毛、渴望浓密卜翘的睫毛、向往成熟阳刚的胡须，于是便有了自体毛发移植的需求。

二、自体毛发移植的发展历史

2. 自体毛发移植的发展历史是怎样的？

几个世纪以来，人们一直在努力寻找治疗脱发的方法。

追溯其发展史，早在 1800 年，Baronio 就成功地在动物身上进行了自体毛发移植实验。1822 年，德国医生 Dieffenbach 首次描述了进行异体和自体毛发移植的动物实验。

1919 年 Passot 首先报道了用带短发根的皮瓣遮盖头皮瘢痕。1930 年 Sasagawa 报道了毛囊移植。1939 年日本医生奥田（Okuda）使用打孔器获取移植体，并将"含有毛发的皮岛"移植到受区，为打孔提取法奠定了基础。1943 年日本医生田村（Tamura）通过切取皮肤然后将其分离成小块的方法来获取移植体，为头皮条切取法奠定了基础。1953 年，Fujita

也用这种自体毛囊移植的方法治疗男性秃发、烧伤瘢痕秃发及血管瘤放射性治疗后的眉毛脱失。

1959 年，美国的皮肤科医生诺曼·欧伦泰（Norman Orentreich）首先在英文杂志上发表了治疗雄激素脱发相关的临床成果并提出了著名的"优势供区理论"。该理论是指把后枕部的毛发移植到其他部位，会长出具有原部位特质的毛发并持续生长。他还写了自体毛发移植治疗秃发 4 年跟踪调查报告，结果显示移植后的毛发从颜色、粗细等各方面都与供区周围毛发无异。他还报道了一些病例，经 35 年的跟踪观察，移植的毛发仍生长良好。因此，自体毛发移植被认为是永久性移植，是安全有效的，Norman Orentreich 也被誉为"现代毛发移植之父"。

20 世纪 80 年代早期，微小毛胚移植术和微型毛胚移植术的发展开创了毛发移植的新纪元。澳大利亚医生 Bradshaw 完成了移植 60 个 4mm 的移植物，共 4 次达 240 个移植物，后来又超过了 400 个移植物。1983 年以来巴西医生 Lebel 首先完成多次移植 1000 个小型移植物的大型移植。直到 1994 年美国加利福尼亚州医生 Bassman 创下了 3600 个移植物的记录。但其术后种植区出现不自然的簇状效果，这促使了新方法的发展。1990 年 minigraft 技术诞生了，它是提取若干微小载体，大大提高了移植毛发自然度。

20 世纪 90 年代，以自体毛囊单位为基础的毛发移植更趋成熟。1995 年美国外科医生 William Rassman 与同事确立了毛囊单位移植术（follicular unit transplantation，FUT），提出了毛囊单位概念的重要性。加拿大 Seage 博士阐述了使用显微镜进行移植术的优点并发表了"显微镜下毛囊单位移植术"的研究成果。

2002 年，美国 Rassman 博士又提出了毛囊单位提取技术（follicular unit extraction，FUE），一次最大植发数量可达 3000 个毛囊单位，实现了自体毛发移植手术不需要开刀、创伤小、自然美观的效果。

3. 目前我国脱发人群的现状是怎样的？

近些年来，由于激烈的社会竞争，人们的生活节奏不断加快，工作压力逐渐增大，使得脱发患者的人数呈爆发式增长并趋于低龄化。

国家卫生健康委 2019 年发布的脱发人群调查数据表明，中国已有超过 2.5 亿人饱受脱发之苦。平均每 6 人里就有 1 人脱发。脱发人群中，男性约 1.63 亿，女性约 0.88 亿，相当于每 4 位男性就有 1 人脱发，每 8 位女性中有 1 人脱发，且已呈现明显的低龄化趋势。20 岁到 50 岁的男士是脱发的主力军。其中瘢痕性脱发的患者占总脱发人数的 1%。

4. 我国近 30 年来毛发移植行业的发展是怎样的？

我国在 1997 年引进了毛囊单位移植术（FUT）。2006 年 9 月由张国斗、李会民主编的《最新毛发移植术》出版发行，标志着我国毛发移植手术进入到了以毛囊单位作为移植体的时代。

我国在 2007 年引进了毛囊单位提取术（FUE）。2010 年 11 月由乔先明、尤丽娜主编的

《时尚无痕植发术》出版发行，2014 年 7 月由乔先明、李会民主编的《最新 FUE 技术：实用无痕毛发移植术》出版发行，标志着我国毛发移植手术已步入以毛囊单位作为移植体的微创时代。

我国在 2017 年引进了美国 Restoration Robotics 公司研发的 ARTAS-FUE 自动毛囊单位提取技术。我国在 2019 年引进了不剃发长发毛囊单位移植术。本书的出版标志着我国毛发移植手术已提升到了一个术前不剃发、术后无尴尬期、以长发毛囊单位作为移植体的新时代。

三、有关毛发方面的临床应用研究进展

5. 雄激素性脱发病因的研究进展是怎样的？

现今研究认为雄激素性脱发（androgenic alopecia，AGA）是一种常见的雄激素诱导疾病，以特定图形的脱发为特征，受遗传和激素的双重影响。AGA 遗传易感者，头皮雄激素受体蛋白（androgenic receptor protein，ARP）的分布和激素代谢酶水平是重要的决定因素，ARP 位于外毛根鞘和真皮乳头成纤维细胞。AGA 患者额部秃发区毛囊的 ARP 水平较枕部非秃发区高。雄激素与 ARP 结合后，引起间质衍生的真皮乳头和上皮衍生的毛囊细胞间信号传导的修饰，导致 AGA 头皮终末期毛囊向微缩的毛囊转变。美国医生 Orentreich 成功地把非激素敏感性毛囊移植于脱发区，并提出了"供区优势"（donor dominance）理论，成为毛发移植的理论基础。

睾酮是男性主要的雄激素，在体内经 5α- 还原酶作用转化为双氢睾酮（double hydrogen testosterone，DHT），又可经芳香酶作用转变为雌激素。DHT 与 ARP 的亲和力是睾酮的 5 倍，可引起前额部发际后退。女性体内芳香酶水平高于男性，故睾酮向雌激素的转化增加，睾酮向 DHT 的转化相对减少，这可能是女性 AGA 表现轻微且常保留前额发际的原因。最近研究发现，秃发基因的存在，将有助于对秃发遗传因素的进一步研究。AGA 是一种多因素诱发的疾病。

6. 自体毛发移植理论研究的进展是怎样的？

关于自体毛发移植后的生物学行为，多数学者同意"优势供区"理论，所谓头皮毛发优势供区是指某一区域内的头皮毛发能够保持终身存在，不受自然的衰老过程而脱落，是可供毛发移植的供区，这个区域一般在枕颞部入发际 6～8cm 处。这些移植后的毛发经过短期的外科手术创伤恢复后，可保持原来毛发的所有生长特性，在新的移植区域内继续生长，而且终身存在。受区微环境并不能改变供体雄激素受体水平，这正是自体毛发移植术治疗男性雄激素性脱发能够成功的原因。

7. 自体毛发移植手术的研究进展是怎样的？

近十几年来的特制菱形刀（宝石刀）打孔及毛发移植针种植技术已经使毛发移植的成活率大大提高且术后形态自然，被称为艺术性植发。

由美国 Restoration Robotics 公司首席运营官 Gabe Zingaretti 博士带领的研发团队历经 12 年研发的 ARTAS 系统（植发机器人），是一种利用计算机影像辅助 ARTAS 系统，可协助医师进行自动的、高速的、一致的、精准的、重复的 FU 解剖操作，ARTAS 系统用于对 FU 进行解剖，为医生对 FU 的提取做好准备。ARTAS 系统目前在我国只能完成自体毛发移植手术 FU 的解剖工作，其优势如何，将需接受进一步挑战。

2011 年 4 月 ARTAS 系统（植发机器人）获得美国 FDA 认证和欧盟 CE 认证，截至 2016 年 12 月底全球有 24 个国家 146 家机构在使用 ARTAS 系统（植发机器人）为植发患者服务。

2016 年 9 月 26 日 ARTAS 系统（植发机器人）获得我国 CFDA 认证，2017 年 ARTAS 植发机器人进驻中国，截至 2019 年 12 月 31 日，我国有 6 家医美机构在使用 ARTAS 植发机器人为脱发患者服务，这使得毛发移植在我国进入到了科技化人工智能时代。

8. 同种异体毛发移植研究的进展是怎样的？

临床上，很多儿童癌症幸存者需要终生化疗，进而引起永久性脱发，他们的父母希望将自己的部分头发捐赠给他们的孩子，如果没有终生的免疫抑制，是不可能成功的。虽然长期的免疫抑制能够防止同种异体移植排斥反应，但对于非危及生命的疾病来说，副作用是不合理的。

最近，MD-3 抗体被开发为在非人灵长类动物中交叉功能的抗人细胞间黏附分子 –1 抗体。MD-3 治疗与小剂量西罗莫司和抗 CD154 封闭抗体相结合，已被证明在非人类灵长类动物中实现了长期的异种移植存活。

有学者建立了毛囊同种异体移植模型，评估了皮肤免疫系统中 MD-3 抗体在非人类灵长类动物 MHC 配型不合的毛囊同种异体移植模型中诱导 T 细胞耐受的潜力，并得出结论 MD-3 预处理（加短期小剂量西罗莫司）通过显著减少同种异体反应性 T 细胞浸润，提高了同种异体心衰移植物的存活率。MD-3 诱导抗原特异性 T 细胞耐受可用于皮肤免疫系统，是预防同种异体移植排斥反应的有效治疗手段。此模型要进一步运用于临床，还有很长的路要走，还需要更多的学者进行研究。

9. 富血小板血浆杂交脂肪移植研究进展是怎样的？

长期以来，富含血小板的血浆用于头发修复，头皮脱发部位脂肪移植也被用来改善头发的质量。有学者研究的新疗法结合了这两种技术，并利用协同效应来改善头发质量，并取得了不错的效果。血浆提供的独特愈合特性和生长信号，以及脂肪细胞血管生成和生长信号，两者都有助于改善头皮质量。这些效果的组合比以前单独在这些个体实践中进行表征的血浆注射更好。这可能是由于细胞水平上的协同相互作用，但需要额外的临床研究来更好地了解这种新型治疗方法和观察到的效果。

10. 毛囊干细胞的研究进展是怎样的？

近年来，随着再生医学的发展，干细胞疗法为传统植发指引了新的方向。国外学者致力于使用多种方法试图去理解毛囊上皮干细胞的生物学特性，包括细胞在调控毛发周期中的作用等。近期出现的主要观点是毛囊上皮干细胞是多能的，它们不仅能产生毛发所有类型的细胞，还能形成表皮和皮脂腺。另外，这种多能干细胞可能就是最后的表皮干细胞。有一个表皮干细胞和细胞转变可塑的例子，成人角质上皮层在胚胎真皮的诱导下形成毛囊样的表皮。关于毛囊上皮干细胞定位、免疫组化和超微结构均暗示有干细胞特性的细胞存在于发育的人胚胎毛囊的隆突部。关于毛囊干细胞还有一个新的假说，就是隆突部干细胞和毛发生殖细胞对毛发周期的作用：如休止期毛囊有两个增殖潜能的细胞群；隆突部的毛发生殖细胞，而不是干细胞，在毛发生长期诱导中可能起主要作用；毛发生殖细胞和隆突部细胞有助于生长期毛囊分层；在生长末期，隆突部的细胞移向外毛根鞘底部并在毛球周围形成一种特殊的致密结构；在退行期，在真皮乳头的影响下，旁边的细胞在凋亡中存活并有能力形成毛胚芽；在休止期，毛发生殖细胞选择性地接受真皮乳头的信号，并能向上产生毛囊分层。

11. 基因靶向治疗的研究进展是怎样的？

一项来自英国、西班牙、德国和美国科学家对休止期到生长期转变过程中的 WNT 信号传导的最新研究，首次将休止期和早期生长期的毛发成功分离。他们使用 5 名接受毛发移植的男性的头皮样本，并在显微镜下分离了相关毛发。通过使用特异性抗体（体内的一种蛋白）来研究休止期毛囊，发现了一组称为 WNT 通路的基因可通过促进毛芽（毛囊的一部分）中的某些细胞繁殖而诱发生长期。通过研究可开始或关闭 WNT 过程的各种蛋白，能够大概了解毛发在生长期开始时发生的变化，这将有助于针对毛发的靶向治疗。

12. 毛囊培养与克隆疗法的研究进展是怎样的？

国外通过组织工程学来进行体外自体毛囊细胞培养扩增其数量，将使有限的毛囊成为无限的供区，毛囊的数量和质量都有可能获得极大地提高和改善。毛囊的离体培养研究将有助于弄清影响毛囊生长和成熟的因素。目前，对人体的毛囊的体外培养已获得成功。还有学者提出毛发干细胞的克隆。这种疗法其实是一种自体细胞扩增技术。该方法是切取患者自身的一块带发的头皮，将毛囊的干细胞分离出来并进行培养扩增，达到一定数量后，再回植到患者的秃发区，这种方法已经在老鼠及兔子身上得到成功，准备在人身上试验。此外，目前国外有在实验室进行同种异体毛囊细胞移植并取得成功的报道。有报道将成年健康人头发的毛囊移植到另一个成年人的前臂，结果显示引起了上皮间质反应，并产生了新的毛囊细胞。这是一个令人鼓舞的信息，它开辟了毛发培养与移植的新领域。但这些成果应用于临床还有一个过程。

13. 西药治疗脱发的研究进展是怎样的？

治疗脱发的药物多数通过抑制雄激素代谢酶或作用于雄激素受体而发挥作用，主要有激素调节剂和生物学反应调节剂两类。前者包括雄激素阻断剂及雌激素介导剂，后者包括经 FDA 批准，正式应用的外用育发剂。常用的有：① 5α- 还原酶抑制剂，如非那雄胺（商品名：

保法止，Finasteride）能阻断睾酮向 DHT 的外周转化，但只适应于男性，女性禁用；②米诺地尔是能促进毛发再生的首选药物，外用浓度为 2%～5%，2% 适用于轻型，5% 效果较好。虽然米诺地尔可选择的药物很多，但效果均不甚理想，停药后易复发。治疗时间宜长。本品适用于男性型脱发和斑秃。

14. 中草药治疗脱发的研究进展是怎样的?

中草药治疗脱发的药理学基础主要是以下三点。

(1) 改善微循环。脱发患者大都存在微循环功能障碍，主要表现为血流缓慢、血液黏滞等。中草药提取物若具有抑制 5α- 还原酶活性，还能扩张皮下毛细血管，改善微循环，使血流量增加，内皮细胞增生，加强毛囊营养，促进毛发再生。

(2) 拮抗雄激素。雄激素性脱发与局部毛囊单位的雄激素代谢增多有关。治疗本病常用的中草药多具有植物雌激素样活性，能在一定程度上对抗雄激素，有利于毛发生长发育。

(3) 调节微量元素。脱发微量元素检测结果显示，脱发患者的毛发微量元素含有大多异常，如钙、铁、锌、锰、铜下降，含铅量升高。而治疗脱发时常用的中草药富含铁、锌、锰等头发生长所必需的微量元素，还含有卵磷脂（是细胞膜的重要构成原料），能促进细胞的新生和发育，对毛发生长有利。

在中草药治疗脱发方面，范卫新等证实黄芪、女贞子对毛囊有明显的促进作用，同时发现其他促毛囊生长作用的药物还有白芷、白芨、荆芥、刺蒺藜、甘草等，而补骨脂、白蔹、防风、大黄、丹参、白芍、槟榔对毛囊生长有明显抑制作用。而女贞子的有效成分齐墩果酸促毛囊生长作用与其浓度有关。另外，女贞子通过促毛乳头血管内皮生长因子（vascular endotheliai growth factor，VEGF）和干细胞生长因子（hepatocyte growth factor，HGF）的分泌而促进毛囊生长。

此外，对人参、枸杞子、苦参、红参、当归、菟丝子等中草药提取物的研究认为，对毛发生长周期及促进毛囊生长均有一定作用。但是这些治疗都有一定的局限性，由于中草药的成分多，所起作用的靶点广泛，因此对于中草药对毛发生长究竟是哪个具体成分及在毛发生长过程中哪一个阶段发挥作用，还需进一步深入进行研究。

15. 脱发和白发治疗的研究进展是怎样的?

2017 年 11 月 3 日美国得克萨斯大学发表在《基因与发育》期刊上的最新研究发现了脱发和白发的发生机制。

研究人员起初进行了一项关于 I 型神经纤维瘤病（一种肿瘤原发于神经的遗传病）的研究，目的是揭示该肿瘤生长的机制。然而，在研究过程中确定了发生脱发和白发的过程，这一发现或许能帮助找到一种治疗脱发和白发的新方法。

美国脱发协会的数据称，在美国，35 岁以后，66% 的男性、40% 的女性会出现一定程度的脱发。2012 年的一项研究发现，全世界约有 50% 的成年人在 50 岁的时候会生出白发。

虽然很多人都认为脱发和白发是衰老的象征，但依旧为它们烦恼不已。

研究小组确定毛囊含有一种与毛发再生有关的干细胞因子，一旦该干细胞因子移至毛囊底部，就会激活一种特定蛋白（KROX20），影响头发着色。

研究人员去除小鼠体内的干细胞因子之后发现，这些啮齿动物长出了灰白的毛发，这些毛发会随着年龄增长而变白。当生成特定蛋白的细胞被去除之后，小鼠就不会再长出一根毛发。

研究人员称，他们的研究结果表明，异常特定蛋白（KROX20）和干细胞因子对脱发和长白发起到发挥极为重要的作用，但还需要进一步研究来证实，希望在未来能够研制出一种局部用化合物，或是能够安全地将必需基因传递至毛囊以矫正这些头发问题。

16. 脱发患者未来的治疗趋势有哪些？

从传统治疗头发的缺失，再到治疗眉毛、睫毛、胡须、阴毛等其他体毛的缺失，毛发移植在临床应用研究方面有着很大的进展，可以预计在不久的将来脱发患者的治疗方法可能有以下几点。

(1) 联合治疗：植发手术、外用药物、口服药物、低强度激光疗法（low level laser therapy，LLLT）、富血小板血浆（platelet-rich plasma，PRP）及 A 型肉毒毒素注射。

(2) ARTAS 植发机器人。

(3) 异体毛发移植。

(4) 毛囊干细胞培养。

(5) 基因靶向治疗。

(6) 毛囊克隆。

第 8 章
医护资质、科室设置及
所需医疗用品的问与答

熟知自体毛发移植医护人员资质及分工、科室的设置、所需的医疗
用品，可以充分保障患者顺利实施自体毛发移植手术。好的医疗器械可
以让手术事半功倍，加快医师手术的速度，实现理想的术后效果。

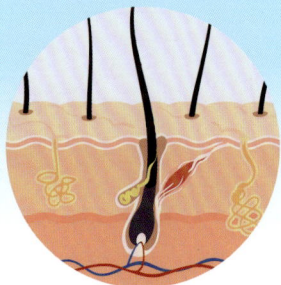

一、自体毛发移植对医疗机构和医护人员的要求

1. 自体毛发移植是美容外科项目里哪个级别的手术？可在哪些医疗机构开展？

根据《医疗美容项目分级管理目录》，依据手术难度和复杂程度及可能出现的医疗意外和风险大小，将美容外科项目分为四级。一级：操作过程不复杂，技术难度和风险不大的美容外科项目。二级：操作过程复杂程度一般，有一定技术难度，有一定风险，需使用硬膜外腔阻滞麻醉、静脉全身麻醉等完成的美容外科项目。三级：操作过程较复杂，技术难度和风险较大，因创伤大需要术前备血，并需要气管插管全麻的美容外科项目。四级：操作过程复杂，难度高、风险大的美容外科项目。

根据《医疗美容项目分级管理目录》，自体毛发移植手术为美容外科的一级项目，属于操作过程不复杂，技术难度和风险不大的美容外科项目。可开展一级项目的医疗机构有：整形外科医院、美容医院、设有医疗美容科或整形外科的一级以上综合医院和门诊部、设有医疗美容科的诊所。

2. 施行自体毛发移植手术对医疗机构内部设施有什么要求？

2021 年 3 月 22 日由中国整形美容协会发布了毛发移植规范团体标准对医疗机构内部设施要求。

(1) 手术室应为标准洁净，级别 10 000 级。

(2) 单间手术净使用面积根据当地医疗质控要求，一般为 10～15m²（不含更衣、洗手等区域），手术室应有无菌区、清洁区、污染区。

(3) 手术室应配备必要的急救设备和药品。

(4) 能够提供一般性的化验检查和心电图检查。

(5) 配备毛囊单位移植体提取、分离、植入等医疗设备与器械。医疗设备与器械有三证、有标识、完好可用。消毒器械、耗材、药品无过期。

3. 对施行自体毛发移植手术的医护人员资质有什么要求？

2021 年 3 月 22 日由中国整形美容协会发布了毛发移植规范团体标准对医务人员的资质要求。

(1) 主刀医师应取得皮肤科或外科专业的执业医师资格证书，应经历毛发移植的正规培训，考核合格，并有参与 50 例以上的相关手术经历。

(2) 主刀医师应经过省级或以上卫生行政部门认定的毛发移植技术系统培训并考试合格。部分省市实施"美容主诊医师"制度，应按照相关规定执行。

(3) 毛发移植供区的毛囊单位获取应由主刀医师操作，护士仅可作为助理辅助主刀医师。

(4) 毛囊单位分离应由护士或医师进行操作，并经历毛发移植相关护理知识正规培训并考试合格，并有参与 20 例以上的相关手术经历。

(5) 毛囊单位种植应由医师或者在医师指导下护士进行操作，并经历毛发移植相关护理知识正规培训并考试合格，并有参与 20 例以上的相关手术经历。

4. 自体毛发移植手术容易掌握吗？

自体毛发移植手术是一个入门容易、做精难的手术，是需要一个医护团队密切合作才能完成的手术。

患者的自身条件，毛囊钻取机和所用医疗器械的性能，医生提取、分离、种植毛囊的熟练程度，都与手术效果息息相关。必须把控好上述的每个环节，才能确保手术的顺利进行，取得良好手术效果。

二、自体毛发移植科室的设置

5. 自体毛发移植科室的基本设置有哪些？

自体毛发移植科室的基本设置有前台和接待大厅，医师诊室，化验室，药房，留观室，医学摄影室，术前准备室，治疗室，手术室，换药室，头皮养护室等。

6. 前台和接待大厅的设置与作用有哪些？

前台和接待大厅（图 8-1）的布置要温馨优雅，其设置应该有接诊台、电话、电脑、音响、沙发、茶几、饮水机、展柜、展台、电视，可播放科室的发展历程和毛发移植手术操作方面的视频资料，摆放植发前后对比照片和通俗易懂的毛发移植科普册子供患者阅读。应配备前台导医 2～4 名，负责患者基本信息的登记、引导患者就诊，给患者初步介绍植发机构的情况和毛发移植方面的知识，前台导医应热情周到，微笑服务，这样可以缩短医生对患者的面诊时间，让患者在等待就诊时有宾至如归的感觉。

7. 医师诊室的设置与作用有哪些？

医师诊室应宽敞明亮，配置办公桌、座椅、电话、

▲ 图 8-1　接待大厅

电脑、毛发检测系统，办公桌上应放置镜子、梳子、钢尺、软尺、皮筋、发箍、画线记号笔、棉签、乙醇等测量工具（图8-2）。接诊医师要工作衣帽整齐，服务热情大方，细心询问患者的病史，用科学的医学知识耐心回答患者提出的问题，与患者建立良好的医患关系。通过咨询沟通，要使患者对毛发移植手术有全面深入的了解，对患者的病情做出明确的诊断、确定最佳治疗方案，让患者对术后效果有正确的认

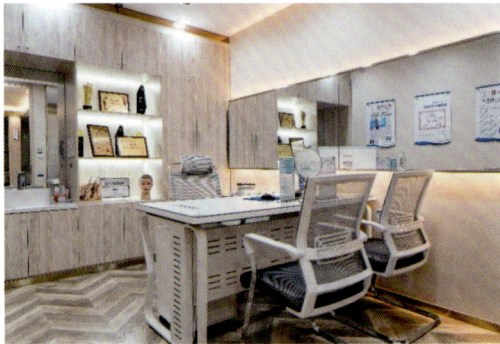

▲ 图 8-2　医师诊室

识。对确定需要做毛发移植手术的患者，要填写好门诊病历，与患者签订自体毛发移植手术知情同意书、做好术前摄影和术前准备工作等。

8. 化验室的设置与作用有哪些?

化验室要配置常用的化验设施，负责患者术前的抽血化验，常规的化验项目有血常规、出凝血时间、传染病四项（乙肝、丙肝、梅毒、艾滋病）、血糖、肝肾功能等。

9. 药房的设置与作用有哪些?

按正规的药房配置，为患者提供术前用药，术中用药，术后用药和常用的急救药品。

• 术前用药

艾司唑仑片，术前一天晚上口服1～2片（每片1mg）可用于抗焦虑、失眠，术前30分钟口服1～2片可减轻术前紧张、恐惧。注射用矛头蝮蛇血凝酶1单位，术前30分钟肌内注射，用于减少术中出血。地塞米松磷酸钠注射液5mg术前30分钟肌注，防止术后头面部的水肿。

• 术中用药

0.5%碘伏消毒液、75%乙醇溶液、0.9%氯化钠注射液、2%盐酸利多卡因注射液、0.1%盐酸肾上腺素注射液、3%过氧化氢溶液。用于术区消毒、局部麻醉、毛囊保存、创面冲洗等。

• 术后用药

(1) 抗生素类药物：罗红霉素0.15g（1片），每次0.15g，2次/日，口服，或头孢拉定胶囊0.25g（1片），每次0.5g，3次/日，口服，用于防止术后伤口感染。

(2) 镇痛类药物：是指可部分或完全缓解人体疼痛的药物，有非甾体解热镇痛抗炎药、中枢性镇痛药和麻醉性镇痛药。

① 非甾体解热镇痛抗炎药：该类药物的代表主要是阿司匹林、布洛芬缓释胶囊、对乙酰氨基酚、尼美舒利分散片等。主要特点是作用强度比较弱，无成瘾性。但如果服用不当，也会对机体造成一定的损害，如布洛芬缓释胶囊使用不当可能会对胃黏膜产生一定的损伤。植发术后伤口疼痛的患者可以使用。

② 中枢性镇痛药：以曲马多为主要代表，该类药物相比于阿片类的药物作用强度弱。

曲马多的镇痛强度为吗啡的 1/10，主要适用于中等程度的疼痛和急性疼痛。植发术后伤口痛疼通常不使用。

③ 麻醉性镇痛药：以吗啡、哌替啶、芬太尼为主要代表。该类药物的镇痛作用强，但是有成瘾性，国家对该类药物管制十分严格，不能随意使用。

④ 双氯芬酸钾分散片：本品用于下列急性疼痛的短期治疗。a. 创伤后的疼痛与炎症，如扭伤、肌肉拉伤等。b. 术后的疼痛与炎症，如牙科或矫形手术后等。c. 妇科的疼痛与炎症，如原发性痛经或附件炎等。d. 脊柱综合征引起的疼痛。e. 非关节性风湿病。f. 耳鼻咽喉严重的感染性疼痛和炎症，如扁桃体炎、耳炎、鼻窦炎等，应同时使用抗感染药物。用法用量为加水分散后口服，饭前服用，成人，每天 100～150mg。规格 50mg（1 片）。

(3) 止血类药物：通常不使用。必要时可以使用注射用矛头蝮蛇血凝酶。

(4) 消肿类药物

① 草木樨流浸液片（每片 0.4g）：治疗因创伤、外科手术等引起的软组织损伤肿胀。症状如扭挫伤、骨折、慢性劳损、烧烫伤、整形手术、静脉曲张、静脉炎、淋巴回流障碍等各种原因所致软组织损伤肿胀。治疗各期内痔、混合痔、炎性外痔、血栓性外痔等各种类型痔引起的出血、脱出、疼痛、肿胀、瘙痒等。也可用于痔手术后肿胀、疼痛的治疗。饭前口服，每日 3 次，每次 2～4 片。

② 七叶皂苷钠片（每片 30mg）。适用于各种原因所致的软组织肿胀、静脉性水肿。饭后口服，成人每次 1～2 片，早、晚各 1 次，20 天为 1 个疗程。

③ 地塞米松片（每片 0.75mg）：口服，0.75mg，每日 1 次，共 3 天。

(5) 治疗术后头皮麻木的药物：甲钴胺胶囊（每粒 0.5mg），为内源性维生素 B_{12}，其对神经元的传导有良好的改善作用，用于治疗缺乏维生素 B_{12} 引起的巨幼细胞性贫血，周围神经病变。植发后头皮麻木。口服，0.5mg，每日 3 次。

10. 留观室的设置与作用有哪些？

留观室应配置可升降的多功能病床、床头柜、座椅、衣柜、衣架、电视、饮水机，开衫圆形无领病号服，并设有独立卫生间（图 8-3）。

其作用是供患者术前更换圆形无领病号服，供患者术后休息留观。

11. 医学摄影室的设置与作用有哪些？

医学摄影室（图 8-4）需要配置照相背景墙，座椅，灯光、LOGO 拍照牌，带有三脚架的高像素单反照相机。用于对患者进行术前、术后的医学摄影和录像，客观记录患者进行自体毛发移植手术的效果。

12. 术前准备室的设置与作用有哪些？

术前准备室（图 8-5）要布置温馨，使患者有家的感觉。术前准备室应配置以下物品。

(1) 理发设施（墙镜、可升降座椅、围单、理发推子、梳子、皮筋等）。

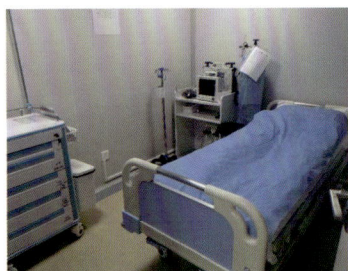

▲ 图 8-3　留观室

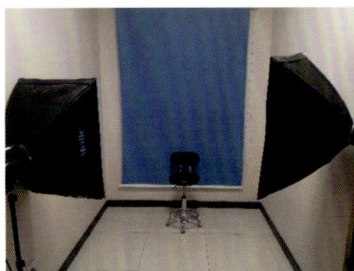

▲ 图 8-4　医学摄影室

(2) 洗头设施（洗头床、洗头池、洗发液、毛巾、吹风机等）。

(3) 术前设计测量脱发面积常用的工具（镜子、梳子、钢尺、软尺、皮筋、发箍、画线记号笔、棉签、乙醇、碘酊、测量箍、保鲜膜、测量板等）。

术前准备室的作用是完成术前准备工作。为患者剃发、洗头、设计发际线、标记受区（种植区）、供区（取发区）。测量箍用来测量秃发区（受区）的面积，从而计算需要种植毛囊单位的数量，然后再计算出后枕部取发区（供区）需要的备皮面积。测量尺用来测量发际线的高度。

13. 治疗室的设置和作用有哪些？

治疗室应配置：治疗床、治疗车、座椅、药柜、常用药物，用于给患者进行术前、术后的相关治疗。

14. 手术室的配置和作用有哪些？

自体毛发移植手术室（图 8-6）要求无菌、干净、整洁、明亮、安静。其手术室的基本配置为以下三类。

(1) 自体毛发移植手术室必备设备。

(2) 自体毛发移植手术室所需医疗器械包括：①取发器械（FU 的游离、提取）；②分离器械（将提取的 FU 进行 FUG 的制备）；③种植器械（打造种植孔、植入 FUG）；④全程使用的佩戴式放大镜和显微镜；⑤洗手衣裤 4 套、手术衣 1 件，消毒好的自体毛发移植手术包 1 个，大纱布包 2 个，棉垫包 2 个，巾单包 2 个。

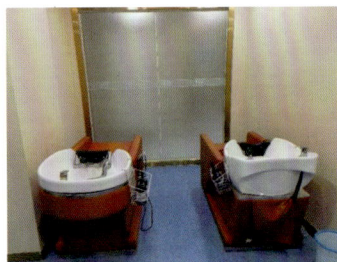

▲ 图 8-5　术前准备室

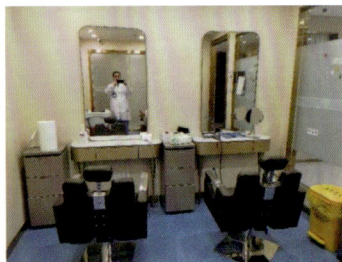

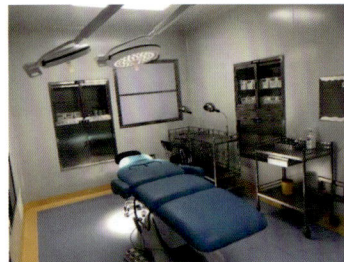

▲ 图 8-6　自体毛发移植手术室

(3) 自体毛发移植手术室所需耗材。

15. 换药室的设置和作用有哪些?

换药室应配置:治疗床、治疗车、座椅、无影灯、药柜、常用药物,其作用是给患者进行术后换药治疗。

16. 头皮养护室的设置和作用有哪些?

头皮养护室(图 8-7)应配置:洗头按摩床,头皮养护产品,激光生发头盔。其作用是定期为患者进行头皮养护,促进毛发生长。

三、自体毛发移植所需医疗用品

17. 自体毛发移植电动手术床的构造和功能有哪些?

自体毛发移植电动手术床(图 8-8)是专为毛发移植手术设计的,其构造和功能有以下五点。

(1) 电动毛发移植手术床带头枕和椭圆形呼吸孔(长 16cm,宽 6cm),可容纳患者的脸部,方便患者俯卧位时呼吸畅通,可伸缩、拆卸、更换、可多角度调节。特殊加高垫肩设计,仰卧舒适,俯卧时不压迫胸部,使手术更安全。

(2) 床身整体不锈钢支架,床面材料柔软透气,人体工程学坐姿防滑设计,配有双臂扶手,配置适当大小的枕垫和靠垫。可长时间躺、卧、靠、坐而不会疲劳,缓解患者因手术时间长保持同一体位导致颈、肩、胸、腰、腿等部位的不适。

(3) 脚踏电动控制床体,进口电机,四组脚踏控制开关,能轻松调控手术床的高度和角度。

(4) 床头配有可移动托架,患者可在术中轻松阅读或观看视频。

(5) 标配两把转椅。

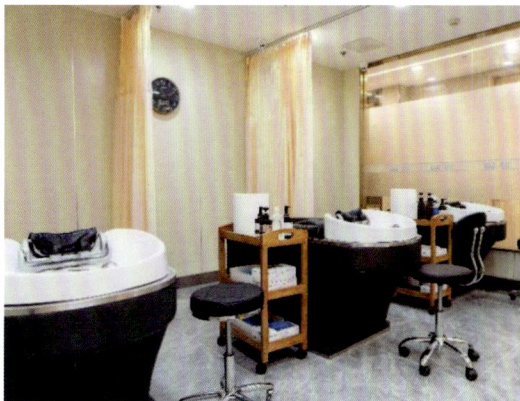

▲ 图 8-7　头皮养护室

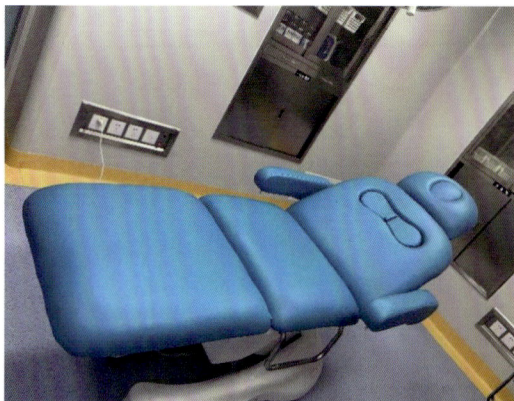

▲ 图 8-8　自体毛发移植电动手术床

18. 提取毛囊单位的器械有哪些？

提取毛囊单位的器械有 FUE 毛囊单位钻取机 1 台，提取手柄 2 个，环钻针头 4 个，毛囊提取无齿弯镊 1 个，毛囊提取无齿直镊 1 个，眼科弯剪 1 个，钢尺 1 个。其作用是在供区快速、准确地解剖游离、提取 FU，由毛囊单位提取医师操作。

(1) FUE 毛囊单位钻取机：毛囊单位钻取机的类型有手动毛囊单位钻取机和电动毛囊单位钻取机两种。

手动毛囊单位钻取机由手柄和取发钻头构成，手动毛囊单位钻取机较电动毛囊单位钻取机小，游离 FU 时慢而费力，现已较少使用，取发钻头的内径有 0.8mm、0.9mm、1.0mm、1.1mm 四种规格（图 8-9）。

电动毛囊单位钻取机（图 8-10）包含有控制主机，可通过触摸屏控制，可调节钻头的左右旋转方向和速度，是手柄电机驱动取发钻头旋转，使钻头刺入头皮解剖游离 FU，速度快而省力。取发钻头的内径有 0.8mm、0.9mm、1.0mm、1.1mm 四种规格，取发钻头可以在手柄夹头处随时更换。此外，有的电动毛囊单位提取机内部加有芯片，具有自动计数功能，在手术中可自动统计提取的 FU 数量，做到手术透明，医者心中有数，患者更放心。

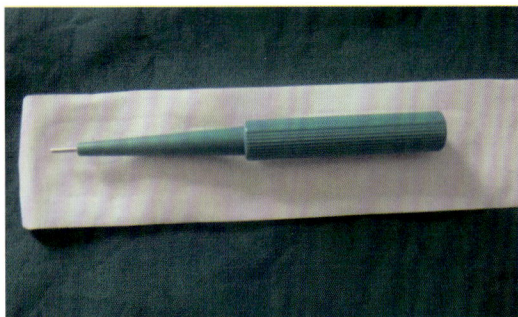

▲ 图 8-9　手动毛囊单位钻取机

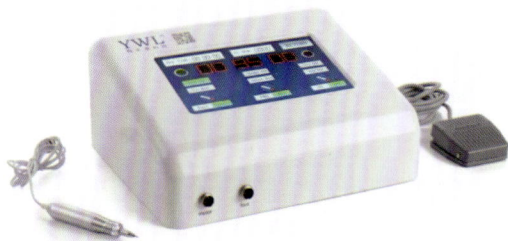

▲ 图 8-10　台式电动毛囊单位钻取机

(2) 毛囊单位提取无齿弯镊和毛囊单位提取无齿直镊：毛囊单位提取镊有两种，为无齿的前端较窄的弯形镊子和直形镊子，直形镊子用于拔出 FU，弯形镊子用于协助直形镊子拔出 FU（图 8-11），要求是不锈钢镊子，具有高强度、夹持有力、耐用的特性。

19. 电动毛囊单位钻取机有哪些用途？

毛囊单位钻取机是通过手机驱动 Punch 环钻针头，用于自体毛发移植手术中对人体 FU 周围的皮肤组织进行环切（解剖游离，将 FU 与头皮组织分离），为医师提取 FU 做准备。实现了在不切取头皮条、不缝合头皮的前提下对毛囊单位进行快速的提取。

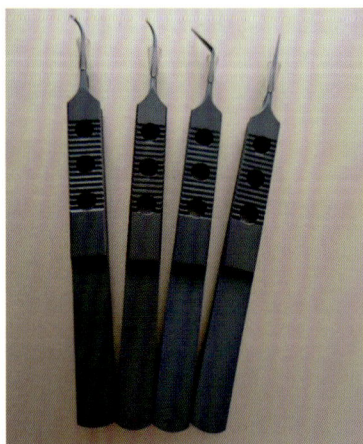

▲ 图 8-11　毛囊单位提取无齿弯镊和毛囊单位提取无齿直镊

20. 电动毛囊单位钻取机由哪些部分构成？

电动毛囊单位钻取机是由主机、手柄、Punch 环钻针头和脚踏控制开关等部件构成。手柄里的电机带动环钻针头旋转，环钻针头可在手柄夹头处随时更换。其作用是解剖游离单个毛囊单位。

21. 目前各大医疗器械厂家生产的 Punch 环钻针头都有哪些规格？

目前各大医疗器械厂家生产的 Punch 环钻针头规格：内径 0.8mm、0.9mm、1.0mm、1.2mm，管壁厚 0.05mm，其相对应的外径 0.9mm、1.0mm、1.1mm、1.3mm。Punch 环钻针头的直径越大其创伤越大。

环钻针头内径是从钻头一侧的内表面到另一侧的内表面的直径。有些环钻针头的内径在切割刃处较大，而在冲头本体处较窄。环钻针头外径是从钻头一侧的外表面到钻头另一侧的外表面的直径。

22. 优质的电动毛囊单位钻取机有哪些特点？

好的器械可以让手术事半功倍，获得医疗器械资质的优质电动毛囊单位钻取机有以下特点。

(1) 主机的特点：采用触控一体式智能主机，可以记录脚踏开关踩击次数和手柄实际运转时间，帮助医生预估毛囊提取数量，使提取 FU 的数量和提取时间一目了然。可以调节转速，具有脉冲循环运行模式和脚踏、手动双控模式。

(2) 手柄的特点：专门针对毛囊单位钻取设计，采用高档电机，全封闭，重量轻，噪音低，不发热，不会对毛囊产生热损伤，精度高，同心度好（径向圆跳动率<0.1mm），可调节转速和旋转模式。

(3) Punch 环钻针头的特点

① Punch 环钻针头为锐利空心的不锈钢管，外径规格有 0.8mm、0.9mm、1.0mm。Punch 环钻针头钢质好，高硬度、高耐磨性，可以拆卸，可以高压消毒，可在多款电动毛囊单位钻取机的手柄上安装使用。

② 刃口锋利，无毛刺和凹凸不平，内外管壁经过特殊工艺加工光滑无毛刺。

③ 环钻针头短 0.5cm，钻杆长度 1.0cm，同心性高（同轴率小于 0.01mm），无摆动。

④ 环钻针头管壁薄（外径 0.9mm，内径 0.8mm，壁厚 0.05mm），钻取 FU 时头皮阻力小、速度快，不容易使毛囊受压歪曲离断。

⑤ 环钻针头设有血渍排出孔，能使进入环钻的血渍和毛囊及时排出，有效避免环钻针头堵塞。

⑥ 环钻针头外面安有防止血渍飞溅的钻头帽。

23. 市面上劣质的电动毛囊单位钻取机存在哪些问题？

电动毛囊单位钻取机性能的改进，是医生和患者的福音，大大地推动了毛发移植行业的快速发展。目前市面上劣质的电动毛囊单位钻取机存在的问题有以下几点。

(1) 主机的缺点：主机功能少，可靠性低。有的主机连接手柄的电线太粗、太短且扭曲，妨碍医生对 FU 的环钻解剖。

(2) 手柄的缺点：手柄重，发热，手柄的高温会传递到钢质环钻针头，会对毛囊造成热损伤。手柄运转时噪音大，可听到"嗡嗡"或"吱吱"的响声。手柄转速不稳定。

(3) Punch 环钻针头的缺点

① 环钻针头内壁的工艺质量粗糙，容易卡毛堵塞。环钻针头没有排渍通道，血渍进入手柄后无法清洗，导致手柄内部的电机生锈损坏。

② 环钻针头太长，导致同轴率低，不易瞄准操作，钻取 FU 时出现摆动从而损伤头皮和毛囊。

③ 环钻针头不锋利，导致头皮受压毛囊变形，容易横断毛囊。

④ 环钻针头壁薄，但钢质不好，容易卷刃，可使头皮受压导致毛囊变形，容易横断毛囊。环钻针头壁厚，阻力大，术后容易留有点状瘢痕。

⑤ 有的防止血渍飞溅的钻头帽较大，妨碍医生环钻解剖 FU 时的视线，不利于医生提取 FU。

24. 电动毛囊单位钻取机的手柄如何消毒和保养？

(1) 禁止将电动毛囊单位钻取机的手柄浸泡在消毒液里消毒，不建议高温、高压消毒，建议采用环氧乙烷低温灭菌消毒和等离子照射消毒。环氧乙烷气体杀菌力强、杀菌谱广，可杀灭各种微生物（包括细菌芽孢）。环氧乙烷灭菌柜对畏湿畏热物品也能达到理想的灭菌效果。

(2) 手术操作中应避免血液或其他液体进入手柄电机轴的根部（即轴承的位置），因为血液风干后，会增大电机轴与轴承的摩擦力，从而使电机手柄发热，出现噪声，严重时电机会停止转动。

(3) 建议使用单向旋转模式环钻解剖游离毛囊单位，不要使用往复旋转模式环钻解剖游离毛囊单位，这样会增加毛囊的离断率。

(4) 术后清洁手柄时夹头部位应垂直向下，用乙醇纱布由上向下进行清洗，然后彻底风干，上润滑油，送专业消毒室消毒。

25. 为什么要使用高性能的电动毛囊单位钻取机解剖游离毛囊单位？

使用高性能的电动毛囊单位钻取机解剖游离毛囊单位，这样可以降低毛囊的损伤率，提高毛囊游离的成功率，进而提高速度，缩短手术时间，省时省力，提取 FU 数量多，通常每小时可以提取 1000～2000 个 FU。

通常用 1mm 的取发钻头进行大多数 FU 的游离提取，用 0.8mm 的取发钻头进行含单根毛发的 FU 的游离提取。而用 1.2mm 的取发钻头进行 FU 的提取术后容易留下点状瘢痕，应尽量不用。毛干的长度留至 1～2mm 有利于 FU 的提取。取发时必须掌握好角度、深度和密度。

26. 分离制备毛囊单位移植物的器械有哪些?

分离制备毛囊单位移植体的器械有分离板、分离刀、毛囊分离无齿弯镊、毛囊碟、纱布、注射器、冰盒等(图 8-12)。其作用是将提取的 FU 进行加工,去除 FU 周围多余的皮肤组织和脂肪组织,制备成含单根毛发的 FUG 和含 2~4 根毛发的 FUG,为 FUG 的植入做准备。由毛囊单位分离制备医师操作。

(1)毛囊分离垫板、分离板,用时将分离板固定在毛囊分离垫板上,以方便制备 FUG。分离板一定要耐磨平整,不易滑动。

(2)制备 FUG 的 3 号刀柄 2 把、10 号刀片,弯止血钳 1 个,刀片一定要刃薄锐利,以便有力、快捷地制备 FUG。刀片不锐利时一定要更换,绝不能吝啬。

(3)毛囊分离无齿弯镊 2 个,为无齿的前端较窄的弯形镊子,用来夹持 FU 去除 FU 周围多余的皮肤组织和脂肪组织,制备成含单根毛发的 FUG 和含 2~4 根毛发的 FUG。

(4)冰盒 4 个、毛囊碟 4 个、无菌纱布、生理盐水等,用于放置加工制备好的 FUG,使其始终保持在低温湿润状态。

27. 种植毛囊单位移植体的器械有哪些?

毛囊单位移植体的种植器械有种植针、单株毛发种植器、种植刀、种植镊。其作用是由种植医师在受区(秃发区)打造种植孔,将含单根毛发的 FUG 和含 2~3 根毛发的 FUG 植入种植孔。

28. 种植针是怎样的?

用于毛囊单位移植体种植的种植针(图 8-13)其型号规格有 22G(7 号针头,内径 0.7mm),可以种植含单根毛发的 FUG,20G(9 号针头,内径 0.9mm)。可以种植含 2~3 根毛发的 FUG。

29. 单株毛发种植器是怎样的?

(1)单株毛发种植器(图 8-14)的针头前端有纵向的侧缝,可以用来插入毛囊。插入毛囊后,只需轻轻按压针芯,即可快速准确地将毛囊植入到皮肤内,不需预先打孔。

(2)可根据移植毛发粗细的不同,选用不同内径针头的单株毛发种植器。

(3)可调节针体长度,准确控制植入深度。

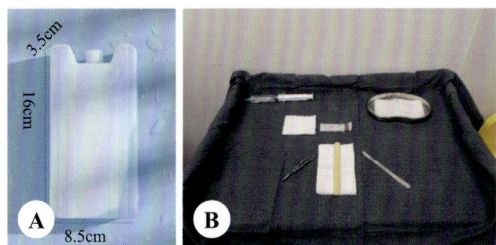

▲ 图 8-12　分离制备毛囊单位移植物的器械

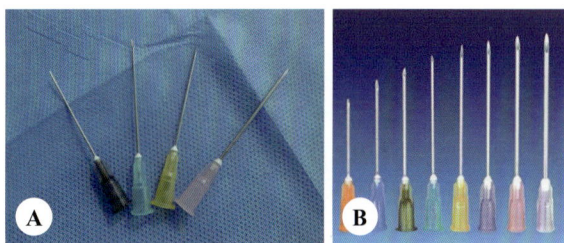

▲ 图 8-13　不同种植针头的孔径规格

(4) 方便的拆卸和组装。

30. 种植刀是怎样的？

种植刀有不锈钢刀和宝石刀。

(1) 不锈钢刀由刀柄（图 8-15）和刀片（图 8-16）构成，其刀片为三棱针形，其宽度规格有 1.0mm、1.2mm、1.5mm，厚度 0.2mm，它的作用是在受区打造种植孔。

(2) 宝石刀（图 8-17）是由特殊的玻璃制成的，和不锈钢刀片相比更锋利，不易变钝，其早期主要用于需要非常锋利刀具的眼科手术。后被毛发移植医师借鉴并改造成三棱锥型玻璃刀片，用于进行种植腔隙的打造。其刀头宽度有 0.8mm、0.9mm、1.0mm、1.2mm，厚度 0.2mm。选择多大宽度的宝石刀打造种植孔，需要根据所需种植毛囊的直径来确定。比如，含有 2 个毛囊的移植体的直径是 0.7mm，那么制孔的宝石刀宽度就需要 1.0mm，因为毛囊是软的，没有一定空间是无法植入到空隙中的。

31. 种植镊是怎样的？

种植镊有毛囊单位移植体种植无齿弯镊和毛囊单位移植体种植无齿直镊，规格同毛囊单

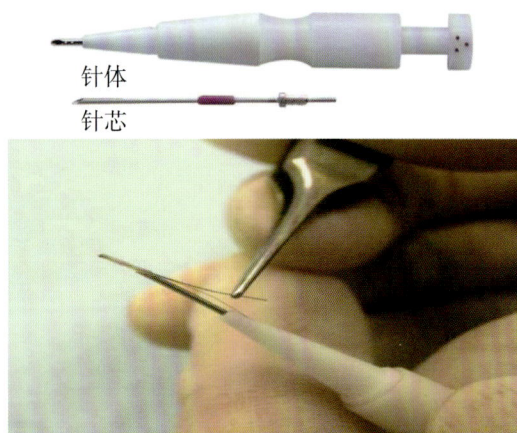

针体
针芯

▲ 图 8-14　单株毛发种植器

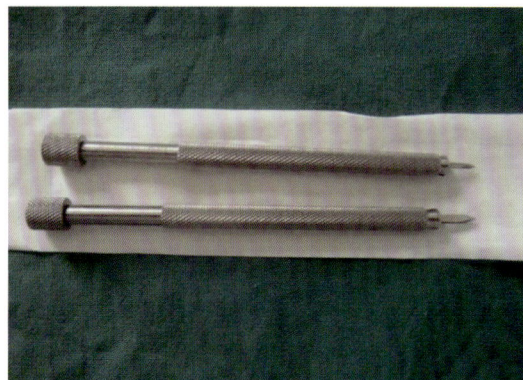

▲ 图 8-15　不锈钢刀柄

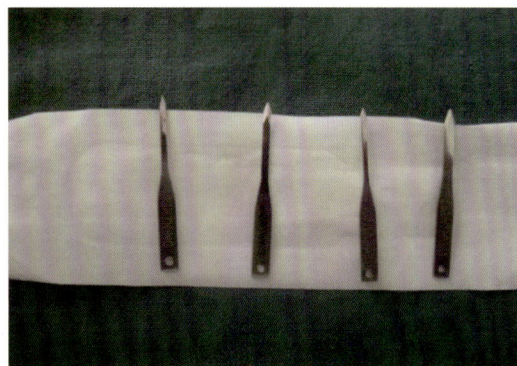

▲ 图 8-16　不锈钢刀片

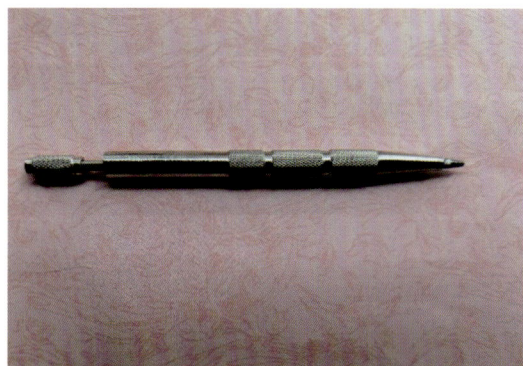

▲ 图 8-17　宝石刀

位提取无齿弯镊和毛囊单位提取无齿直镊，无齿弯镊前端较尖，它的用途是在种植时将头皮已打造好的种植孔腔穴分开，然后用无齿直镊夹持 FUG，将 FUG 植入到头皮腔穴内。

32. 自体毛发移植手术室必备设备有哪些?

应严格按照"一人一室一包"的无菌要求进行自体毛发移植手术，严格使用一次性手术耗材。按 4 人完成一台自体毛发移植手术，其手术室需配置的设备和医疗器械有：无影灯 3 个，带头枕呼吸孔的电动毛发移植专用手术床 1 张（可以升降床体高度、床头、靠背），治疗车 2 个，毛囊分离台 2 个，有轮座椅 4 个，佩戴式放大镜 3 个，台式显微镜 2 台，电动毛囊单位钻取机 1 台，急救设备和药品。紫外线消毒灯 1 个，压力蒸汽灭菌器 1 个，冰箱 1 个。

一般在提取 FU、种植 FUG 时要在头上佩戴 2 倍头戴式放大镜，在制备 FUG 时要在放大 4 倍的台式显微镜下分离。没有显微镜就称不上是显微毛囊单位分离技术，也不可能很好地分离出结构完整的 FUG。

(1) 头戴式放大镜（图 8-18）具有下列功效：①配备两个镜片，可放大 1.5 倍和 2.0 倍，适用于精细的毛发移植手术；②重量极轻，视野清晰，方便配戴。

(2) 台式显微镜（图 8-19），根据需要显微镜可将毛囊放大 2～10 倍，有利于医师对毛囊进行精细的分离，从而减少了肉眼分离对毛囊造成的损伤和破坏。适用于精细的毛发移植手术。

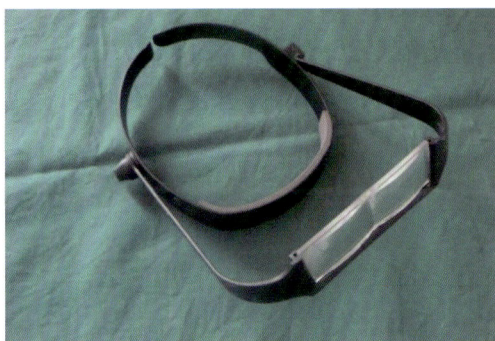

▲ 图 8-18　头戴式放大镜

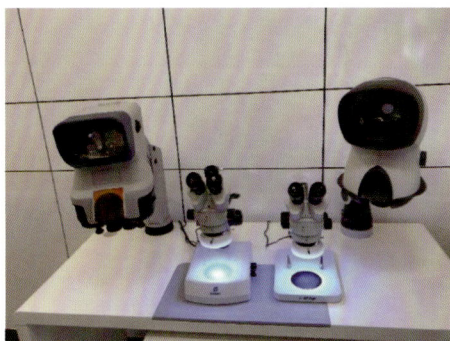

▲ 图 8-19　台式显微镜

33. 自体毛发移植手术包里的器械有哪些?

自体毛发移植手术包里的器械（图 8-20）有：换药碗 4 个，毛囊碟 4 个，弯盘 2 个，毛囊提取无齿直镊 1 个、弯镊 1 个，毛囊分离无齿弯镊 2 个，毛囊种植无齿直镊 1 个、弯镊 1 个，提取环钻针头 2 个，布巾钳 2 个，3 号刀柄 2 个，弯止血钳 1 个，眼科弯剪 1 个，钢尺 1 个。

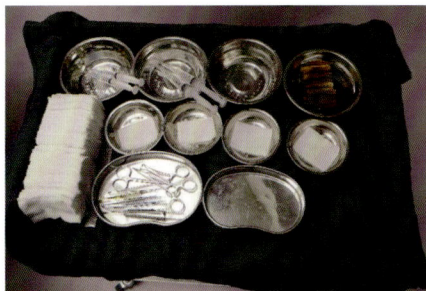

▲ 图 8-20　自体毛发移植手术包里的器械

34. 自体毛发移植手术室必备耗材有哪些?

自体毛发移植手术室必备耗材有: 一次性口罩、帽子和无菌手套, 医用记号笔 1 支, 镜子 1 个, 0.5% 碘伏消毒液 1 瓶、75% 乙醇 1 瓶、碘酊 1 瓶, 棉签 1 包, 22G (7 号针头、内径 0.7mm), 20G (9 号针头、内径 0.9mm), 一次性注射器 1ml、5ml、20ml 各 2 个、红霉素眼药膏 2 只 (术后供区创面包扎用), 3M 肤色宽胶布 2 卷。2% 利多卡因 1 盒, 0.1% 肾上腺素 2 支, 0.9% 氯化钠注射液 250ml 6 瓶 (冷藏), 冰盒 4 个 (冷冻)。

35. 自体毛发移植手术器械是一次性使用, 还是反复使用?

自体毛发移植手术器械有很多种类, 有金属器械和非金属器械。

有的金属器械, 如植发镊、刀柄、毛囊盘、剪刀、止血钳等, 这些器械在每一台手术后都有专门的护士按照相关清洗标准进行严格的清洗、打包、消毒, 达到无菌标准后存放在无菌间, 待下一台手术使用。

还有一些器械, 如环钻针头、种植针、注射器、纱布、棉球等, 这些器械属于一次性使用, 一人一用, 在当台手术结束后放入专用的医疗垃圾废物箱, 并由专门的医疗垃圾转运公司进行无害化回收处理。

第 9 章
患者就诊流程和病历资料的问与答

　　制订合理的就诊流程可以方便患者顺利完成诊疗的全过程。医师给患者面诊时要仔细询问患者脱发的病史和诊疗情况，判断患者的脱发级别，明确其具体要求和期望值，制订合理的治疗方案。告知患者术前准备、手术时间、手术经过、术后恢复过程及术后可能发生的并发症和风险，解答患者关于此次手术提出的所有问题，让患者慎重考虑，自愿选择手术并签订自体毛发移植手术知情同意书。

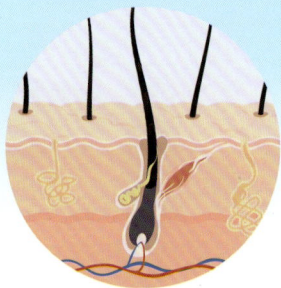

一、患者的就诊流程

1. 患者在毛发移植科室的就诊流程是怎样的？

(1) 前台导医：患者来到毛发移植科室就诊，首先由前台导医热情接待患者，询问患者的基本信息并填写接诊单，带患者到候诊室等候，告知医师，然后再引领患者到医师诊室。

(2) 接诊医师：医师在诊室给患者面诊，询问患者脱发病史，检查患者脱发情况，填写门诊病历，给患者进行毛发镜检测，判定脱发级别，给患者介绍手术方法，设计新的发际线、供区（取发区）、受区（种植区），计算出需要种植的毛囊单位数量和优势供区最大限度可提取的毛囊单位数量，制订科学的个性化手术方案。给患者开具以下五项。

①心电图检查单。②化验单：血细胞分析、血凝四项、传染病四项（乙肝、丙肝、梅毒、艾滋病）。③处方［术前用药：注射用矛头蝮蛇血凝酶。术后用药：罗红霉素片、草木樨流浸液片（消脱止 –M）、布洛芬缓释胶囊］。④与患者签订自体毛发移植手术知情同意书。⑤开具缴费单和手术通知单。再由前台导医将患者转交给外围护士。

(3) 外围护士：在治疗室给患者测体温、脉搏、呼吸、血压（图 9-1），抽血（图 9-2）将血样送化验室，待化验报告正常后，参与患者手术的医护人员在医师诊室进行术前讨论和工作分工。待术前讨论结束后，外围护士在术前准备室给患者理发、洗头，带患者到留观室更换病号服，协助医师在医学摄影室给患者照相、设计发际线、画线标记植发区范围和取发区范围并用碘酊固定画线。外围护士依据医嘱在治疗室给患者做术前肌注（术前用药：注射用矛头蝮蛇血凝酶），然后将患者和门诊病历在手术室门口转交给手术室的巡回护士。

(4) 手术室巡回护士：手术室巡回护士根据手术通知单在手术室门口迎接外围护士送来的患者和门诊病历，严格查对，确认无误后带患者进手术室。

(5) 手术医师：手术医师再次确认患者信息，明确术前设计情况及需要种植的毛囊单位数量，给患者介绍参与手术的医护人员和分工，详细讲解手术时的体位和操作方法（在头部缠无菌弹力绷带，消毒、铺盖无菌巾单，局部麻醉，提取毛囊，分离毛囊，种植毛囊），种植毛囊结束，让患者照镜子确认术后效果，患者满意并签字后方可结束手术，在患者后枕部取发区涂红霉素软膏，纱布绷带加压包扎。由巡回护士在门诊病历里填写护理记录，由手术医师在门诊病历里书写手术记录，术后由巡回护士在手术室门口将患者转交给外围护士，将门诊病历交给护士长保存，护士长在三天内将门诊病历转交给病案室保管。

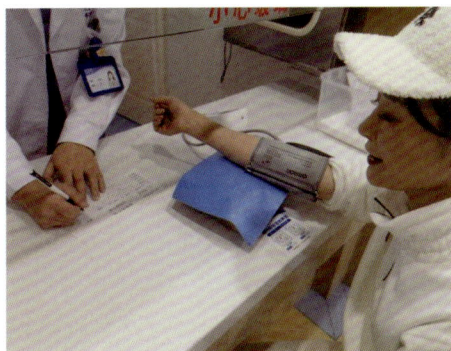

▲ 图 9-1　术前给患者测血压

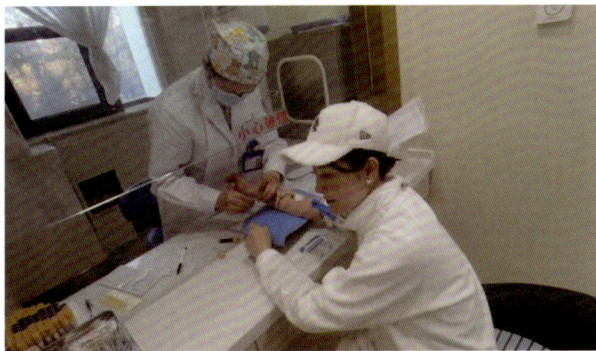

▲ 图 9-2　术前给患者抽血

(6) 外围护士：在医学摄影室给患者进行术后照相，护送患者去留观室休息，给患者术后口服抗生素（罗红霉素片）、消肿药［草木樨流浸液片（消脱止 -M）］、去痛药（布洛芬缓释胶囊），告知患者术后注意事项和恢复过程，告知患者术后来院换药时间及定期来院复诊并进行头皮健康养护，最后与前台导医友好护送患者离院。然后参与患者手术的医护人员在医师诊室进行术后讨论，进一步总结经验，吸取教训。

2. 医护在毛发移植科室的工作流程是怎样的？

医护在毛发移植科室的工作流程分为术前、术中、术后三类。

(1) 术前：进行术前讨论、备台、接患者进手术室。

(2) 术中：为患者提取毛囊、分离毛囊、种植毛囊。

(3) 术后：护送患者到留观室、整理手术间、进行术后讨论。

二、患者术前面诊

3. 毛发移植医师在诊疗过程中需要遵循的原则有哪些？

由于自体毛发移植的特殊性，毛发移植医师在诊治患者的过程中必须遵循以下五个原则。

(1) 安全原则。毛发移植医师在接诊患者及给患者进行手术的全过程中一定要把医疗安全放在首位。

(2) 知情同意原则。患者对自体毛发移植手术的手术方案、优缺点、局限性、并发症等有知情权，医师与患者应就此达成共识，并签订自体毛发移植知情同意书和医学摄影（照片、视频）使用同意书。

(3) 整体不伤害原则。毛发移植手术是患者自体毛发的重新再分布，并不能给患者增加新的毛发，医师一定要珍惜患者的每一个毛囊，制订科学的个性化手术方案，决不能顾此失彼，把后枕部的头发提取秃了。

(4) 微创原则。提取毛囊时一定要选择口径合适的环钻针头，种植毛囊时一定要选择口径合适的针头打造种植孔，努力使创伤最小化。

(5) 保密原则。医师应充分尊重患者的隐私权和肖像权。

4. 术前与患者咨询沟通的重要性有哪些？

毛发移植医师与患者面诊的过程实际上是医师与患者相互交流、沟通、讨论、双向选择的过程。

医师选择患者要考虑以下因素：明确患者的脱发程度和具体要求，检查患者的精神状况和健康状况，分析自己的医术是否能满足患者的要求，将自己的医术运用到患者身上的客观条件是否具备。一个有经验的医师能够通过与患者短时间的交流沟通很快识别过分挑剔的患者，正确选择适合做植发手术的患者。

患者挑选手术医师要考虑以下因素：看医师是否具有毛发移植从业资质，是否具有完成植发手术的技能以及术后效果能否达到自己的期望值。从而选择自己信任的医师，确保手术的顺利实施。

5. 术前面诊患者的技巧有哪些？

医师与患者面诊一般采取一对一的方式（图 9-3），面诊的过程就是医师努力用自己的专业知识针对每一位患者独特的需求进行坦诚交流沟通的过程。关于医师与患者术前面诊的技巧本书主编乔先明主任总结如下。

(1) 医师要注重个人形象，衣着整齐，坐姿端正，沉着自信，热情接待前来面诊的患者，与患者进行充分沟通交流，了解患者就诊的潜在原因和真正动机、患者的工作生活情况、经济承受能力。耐心解答患者提出的问题，消除患者的顾虑。

(2) 要告知患者自体毛发移植属于皮毛手术，手术安全可靠，效果立竿见影，类似于在头部秃发区进行"植树造林"，从而消除患者恐惧不安的心理。必要时给患者展示一些

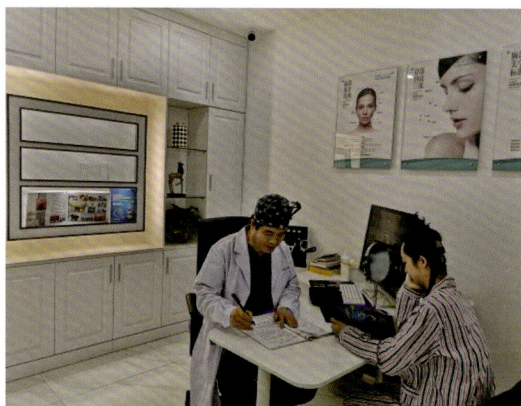

▲ 图 9-3　术前面诊咨询沟通

毛发移植的书籍、宣传册、术后患者的术前术后对比照片和视频，有条件的机构也可以给患者电脑模拟术后效果。特别要提醒的是对于脱发面积大、后枕部供区毛发资源少的患者及偏执型、精神异常型的患者一定要慎之又慎。

(3) 要用通俗易懂的语言给患者仔细讲解术前准备、手术经过、术后注意事项、术后毛发的生长过程和术后效果。告诉患者现在采用的手术方法是 FUE 自体毛发移植技术，麻醉方法是头皮环形封闭麻醉，注射局部麻醉药时会有少许疼痛，是可以忍受的，手术时间一般需要 4～8h。

6. 医师面诊患者时要重点了解哪些情况？

医师给患者面诊时要重点了解的事项如下。

(1) 患者的性别、年龄、对头部美学的要求。

(2) 询问既往出血性疾病史、药物过敏史及是否服用过维生素。了解患者过去对脱发的药物治疗情况、是否施行过自体毛发移植手术，其手术时间、种植单位，这次治疗是否加密种植或施行上次未种植过的部位等。

(3) 检查患者头部毛发情况，了解患者脱发的部位和性质，进行毛囊检测，判断脱发级别，判断患者是否需要植发，脱发早期，毛发稀疏，药物治疗也许就可以逆转脱发，不需要进行自体毛发移植。

(4) 如需要进行自体毛发移植，判断患者是否具备毛发移植的适应证，如斑秃活动期、严重脱发、供区毛发量不足、头皮炎症，是不可以进行自体毛发移植手术的。

(5) 如患者具备自体毛发移植手术的适应证，应确定移植区域的面积，计算出所需要移植的毛囊单位数量，了解患者后枕部供区头发的直径、密度、能提取的毛囊单位数量，进行个性化手术方案设计，预约手术日期，进行术前准备。

7. 如何与大面积的脱发患者进行沟通交流？

在就诊的患者中，经常碰到脱发面积较大的患者要求通过一次植发手术恢复至其脱发前乌黑茂密的头发，但这是不可能的。我们必须明确告知患者：自体毛发移植手术并不治疗脱发，术后不能给患者增加新的毛发数量，只是将患者自身的毛发进行重新再分布，是一个"拆东墙补西墙"的手术，类似于"南水北调""西气东输"，仅可改善患者当前局部毛发缺失的现状，获得相对美观的效果。对脱发面积较大的患者需要进行 2 次甚至 3 次手术，而且每次间隔最好在一年以上。

脱发面积较大的患者存在毛囊资源匮乏的现状，医师在设计植发手术方案时，必须瞻前顾后，在满足毛囊种植区美观的前提下，还要考虑毛囊提取区的美观，根据患者后枕部的毛囊资源计划提取毛囊的数量，根据患者秃发范围合理分配毛囊种植的密度，要尽可能把供区有限的毛囊资源移植到患者最需要的秃发部位，如前额发际区。决不能顾此失彼，把后枕部的头发给提取秃了。

8. 为什么医师与患者交流沟通时严禁夸大和承诺？

术前医师对患者盲目的夸大和承诺是违背医疗本质的，是对患者的一种欺诈行为，也降低了医师的诚信度。

面对前来咨询植发的患者，要明确告知术后注意事项和恢复过程。要特别强调：植发术后 1~3 个月是种植头发的脱落期，术后 4 个月脱落的头发才会逐渐生长出来，术后一年才能看到这次植发的最终效果，一次种植的密度达不到脱发前正常头发的密度，对脱发面积较大的患者需要进行 2 次甚至 3 次手术，而且每次间隔最好在一年以上。对于 AGA 进展期的脱发患者，术后还要配合药物治疗防止原生发的继续脱落，才能实现较好的术后效果。一定要让患者慎重考虑，自愿选择植发手术并签订自体毛发移植手术知情同意书。

9. 为什么要对脱发患者进行实验室检查？

对脱发患者，可以抽血化验，进行血细胞分析、凝血四项、传染病四项（乙肝、丙肝、梅毒、艾滋病）、性激素、铁蛋白和甲状腺刺激激素等检查。如果血常规中显示血红蛋白和（或）铁蛋白降低，则脱发可能由贫血导致。若甲状腺激素检测结果异常，脱发有可能与甲状腺疾病有关。

三、医学摄影

10. 医学摄影的重要性有哪些？

医学摄影可以通过照片和视频直观地真实准确地记录患者毛发缺失的部位和程度，弥补了病例中文字表达的不足，可以用来协助医师制定手术方案，用作患者术前术后对比，是医疗、教学、科研的珍贵资料，是病历的重要组成部分，是保护医疗机构和患者彼此的重要依据，是处理医疗纠纷的重要证据。在给患者实施自体毛发移植手术，为患者拍摄高质量的术前、术中、术后照片和视频资料是非常必要的。

11. 施行自体毛发移植手术，如何对患者进行医学摄影？

医学摄影很重要，需要在专业的摄影室拍照，避免头皮、头发曝光过度，要注意背景和光线，一定要统一背景、统一光线、统一体位、统一拍照距离和高低。具体要求如下。

(1) 照片背景应简单清晰。

(2) 背景颜色应为白色或浅色。

(3) 照相机分辨率要高。

(4) 设立专门的拍照区域以保持每次拍摄的光线水平恒定。

(5) 施行自体毛发移植手术，术前术后均需给患者拍摄头部正前位、低头 45° 正位、左侧 45° 位、右侧 45° 位、左侧 90° 位、右侧 90° 位、正后位、正后仰位八张照片及其他部位供区、受区的拍照，用做术前术后对比。

(6) 应拍摄患者术后即刻、1 个月、3 个月、6 个月、9 个月、12 个月的照片。

(7) 应在电脑里按时间顺序建立每位患者的医学影像文件夹并妥善保管。

12. 如何与患者签订医学摄影（照片、视频）使用同意书？

本书主编乔先明主任与患者签订的医学摄影（照片、视频）使用同意书见图 9-4。

四、自体毛发移植手术知情同意书

13. 手术知情同意书具有哪些特征？

手术知情同意书是现代医疗制度中医患之间的重要法律文书，是医师在患者身体上实施手术，患者同意承担手术风险的根据，是医患双方权利义务在医疗过种中的具体表现形式。

本人同意 _____ 医师及其医疗机构对本人术前、术中、术后进行拍照和录像，该影像资料作为病历资料保存并以医学专业目的使用，本人放弃该影像资料在未来的收益及个人所有权。

患者姓名：_____

签字日期：_____

▲ 图 9-4　医师与患者签订医学摄影（照片、视频）使用同意书

手术知情同意书具有以下特征。

(1) 手术知情同意书内容包括术前诊断、手术名称、术中或术后可能出现的并发症、手术风险、患者签名、医师签名等。

(2) 手术知情同意书不仅有患者的同意，还包含医师的告知，是双方法律行为，是否手术取决于患者的自愿，双方的法律地位平等。

(3) 医方的权利义务：医方依据同意书享有在患者身体上实施手术的权利，同时医方也负有提供手术治疗服务的义务。

(4) 患者的权利义务：患者一旦签字同意，就享有接受手术服务的权利，提供身体进行手术、支付手术费用、承担手术风险的义务。

(5) 手术风险的发生既不是医师过错造成的，也与患者无关，而是医学科学发展局限产生的不良后果。

14. 为什么医师术前要与患者签订手术知情同意书？

术前医师和患者必须签订手术知情同意书，这是因为以下三点。

(1) 手术有风险性。手术风险具有不确定性、不可预测性或不可避免性的特征。

(2) 患者身体的自主性。患者对自己的身体有处置权，但又不可能自己给自己做手术；医师有手术技能，但又无权利处置患者身体。

(3) 患者术前签字同意是其出于治疗疾病的需要，授权同意医师在自己的身体上实施手术并愿意承担手术风险。

15. 签订自体毛发移植手术知情同意书的重要性有哪些？

在做自体毛发移植手术前，医师必须要向患者交代病情、手术方案、手术时间、恢复时间、并发症等情况，以使患者知情同意，使患者的期望值与医师的治疗计划达成一致。如果医师不能很好地做到这一点，可能会使患者感到失望从而放弃治疗，而当术后出现并发症或者不满意结果时，也会引起本不应该有的医疗纠纷，甚至可能引起法律诉讼。

16. 自体毛发移植手术知情同意书的主要内容有哪些？

自体毛发移植手术知情同意书的主要内容包括以下几方面。

(1) 通过咨询、体检，告知患者自身状况及治疗方案。

(2) 告知患者自体毛发移植手术是一项非治疗性的外科手术，是自体毛发的重新分布，并不会给患者增加新的毛发，术后种植区不可能恢复到原生发的密度。

(3) 让患者明确自己的基础条件，与医生进行充分的沟通，对自己的手术效果有明确清醒的认识。

(4) 对于雄激素性脱发的患者，术后原生发仍存在继续脱落的可能性，为保证种植区与原生发自然衔接和术后效果，建议患者术后一个月进行防脱药物及产品的辅助治疗。

(5) 告知患者手术过程中可能发生的风险、不良反应、并发症、术后的恢复期和远期效果。

(6) 给患者介绍其他的备选治疗方案及不同治疗方案的优缺点和风险性，供患者选择。

(7) 患者有权利拒绝任何治疗，但医师必须向患者交代由此而带来的后果，并让患者签字。

(8) 当患者对知情同意书不理解、不同意签字时要再次说明，充分沟通，直至患者同意手术并签字后方可为患者进行手术。

17. 和患者签订自体毛发移植知情同意书时需要重点强调哪些方面？

本书主编乔先明主任的经验是医师术前与患者沟通交流、签订自体毛发移植知情同意书时，需要重点强调以下两个方面。

(1) 取发区（供区）5个告知：术后渗液；头发稀疏；点状瘢痕；头皮毛囊炎；应激性斑秃。

(2) 植发区（受区）9个告知：术后口服消炎、消肿、镇痛药物；术后渗液肿胀淤血；术后洗头；术后脱落期；术后恢复期；成活率；密度；原生发的继续脱落；一年后需要加密种植。

五、病历文书

18. 自体毛发移植门诊咨询记录如何填写？

本书主编乔先明主任总结如下（表 9-1 至表 9-6）。

19. 自体毛发移植门诊病历如何填写？

本书主编乔先明主任总结如表 9-7 至表 9-13。

表 9–1　自体毛发移植门诊咨询记录

病历号：

［医疗美容机构名称］

姓名：＿＿＿＿　性别：＿＿＿＿　出生日期：＿＿＿＿ 年 ＿＿ 月 ＿＿ 日

国籍：＿＿＿＿　民族：＿＿＿＿　婚姻：＿＿＿　职业：＿＿＿＿

药物过敏史：＿＿＿＿＿＿＿＿　联系电话：＿＿＿＿＿＿＿＿＿

身份证号码：＿＿＿＿＿＿＿＿＿＿＿＿＿＿＿＿＿＿＿＿＿＿

住址：＿＿＿＿＿＿＿＿＿＿＿＿＿＿＿＿＿＿＿＿＿＿＿＿＿

联系人：＿＿＿＿　联系人电话：＿＿＿＿＿＿＿＿　关系：＿＿＿＿

表 9–2　自体毛发移植患者专科检查单

就诊时间：＿＿＿＿ 年 ＿＿ 月 ＿＿ 日

姓名：＿＿＿＿＿　性别：＿＿＿＿　年龄：＿＿＿＿ 岁　病历号：＿＿＿＿＿＿＿＿

头发直径：头顶毛干 ＿＿＿ μm　枕部毛干 ＿＿＿ μm

脱发（秃发）检查情况：

发际线：□正常　□稀疏　□上移　□消失

额颞角：□正常　□稀疏　□上移

顶部：□正常　□稀疏　□秃发

枕部：□正常　□稀疏　□毛发细软　□卷曲

瘢痕（部位、数量、面积）＿＿＿＿＿＿＿＿＿＿＿＿＿＿＿＿

斑秃（部位、数量、面积）＿＿＿＿＿＿＿＿＿＿＿＿＿＿＿＿

□全秃　□普秃

面部毛发检查情况：　眉毛　　□正常　□稀疏　□消失

　　　　　　　　　　睫毛　　□正常　□稀疏　□消失

　　　　　　　　　　鬓角　　□正常　□稀疏　□消失

　　　　　　　　　　胡须　　□正常　□稀疏　□消失

隐私部位：腋毛　□正常　□稀疏　□消失

　　　　　阴毛　□正常　□稀疏　□消失

根据患者脱发情况，绘制出发际线图形及种植区域

种植区域图示　　提取区域图示

医师：　　　　　记录日期：＿＿＿＿ 年 ＿＿＿＿ 月 ＿＿＿＿ 日

表 9-5　自体毛发移植个性化设计方案

姓名：	性别：		年龄：	
毛囊检测	脱发面积： 级别：		需移植 FU 的数量：	
	需要供区的面积：		能够提取 FU 的数量：	

手术设计方案图：

毛囊种植区示意图　　　　　　　　　　毛囊提取区示意图

费用：

医师：　　　　　　　记录日期：＿＿＿＿年＿＿＿＿月＿＿＿＿日

表 9-6　自体毛发移植复诊记录卡

姓名：＿＿＿＿＿　　性别：＿＿＿＿　　年龄：＿＿＿＿
手术名称：＿＿＿＿＿＿＿＿＿＿＿＿＿＿＿

次数	时间	复诊记录	咨询医师签字
1			
2			
3			
4			
5			
6			
7			
8			

表 9-7　自体毛发移植门诊病历

病历号：

［医疗美容机构名称］

姓名：＿＿＿＿＿＿　性别：＿＿＿＿　出生日期：＿＿＿＿＿ 年 __ 月 __ 日

国籍：＿＿＿＿＿＿　民族：＿＿＿＿　婚姻：＿＿＿＿　职业：＿＿＿＿＿

药物过敏史：＿＿＿＿＿＿＿＿＿＿　联系电话：＿＿＿＿＿＿＿＿＿＿

身份证号码：＿＿＿＿＿＿＿＿＿＿＿＿＿＿＿

住址：＿＿＿＿＿＿＿＿＿＿＿＿＿＿＿＿＿＿＿＿＿

联系人：＿＿＿＿＿＿　联系人电话：＿＿＿＿＿＿＿＿　关系：＿＿＿＿＿＿

表 9-8　自体毛发移植门诊病历记录

姓名：＿＿＿＿＿＿　性别：＿＿＿＿＿　年龄：＿＿＿＿＿　病历号：＿＿＿＿＿

就诊日期：＿＿＿＿ 年 ＿＿＿ 月 ＿＿＿ 日 ＿＿＿ 时

主　诉：＿＿＿＿＿＿＿＿＿＿＿＿＿＿＿＿＿＿＿＿＿＿＿＿＿＿＿＿＿＿＿

现病史：＿＿＿＿＿＿＿＿＿＿＿＿＿＿＿＿＿＿＿＿＿＿＿＿＿＿＿＿＿＿＿

＿＿＿＿＿＿＿＿＿＿＿＿＿＿＿＿＿＿＿＿＿＿＿＿＿＿＿＿＿＿＿＿＿＿＿

既往史：外伤史　1. 有□ ＿＿＿＿＿＿＿＿＿　　2. 无□

手术史　1. 有□ ＿＿＿＿＿＿＿＿＿　　2. 无□

高血压病史：1. 有□　2. 无□

心脏病病史：1. 有□　2. 无□

糖尿病病史：1. 有□　2. 无□

药物过敏史：1. 有□（注明药物名称）＿＿＿＿＿＿＿　2. 无□

个人史：有无吸烟史：1. 有□　2. 无□　　　有无饮酒史　1. 有□　2. 无□

月经、婚姻、生育史：＿＿＿＿＿＿＿＿＿＿＿＿＿＿＿＿＿＿＿＿＿＿＿

家族史：＿＿＿＿＿＿＿＿＿＿＿＿＿＿＿＿＿＿＿＿＿＿＿＿＿＿＿＿＿＿

体格检查：

体温 ＿＿℃　脉搏 ＿＿＿＿ 次 / 分　呼吸 ＿＿＿＿ 次 / 分　血压 ＿＿＿＿＿＿ mmHg

心脏（　）双肺（　）腹部（　）脊柱及四肢（　）神经系统（　）

专科情况：＿＿＿＿＿＿＿＿＿＿＿＿＿＿＿＿＿＿＿＿＿＿＿＿＿＿＿＿＿

＿＿＿＿＿＿＿＿＿＿＿＿＿＿＿＿＿＿＿＿＿＿＿＿＿＿＿＿＿＿＿＿＿＿＿

＿＿＿＿＿＿＿＿＿＿＿＿＿＿＿＿＿＿＿＿＿＿＿＿＿＿＿＿＿＿＿＿＿＿＿

辅助检查结果：＿＿＿＿＿＿＿＿＿＿＿＿＿＿＿＿＿＿＿＿＿＿＿＿＿＿＿

＿＿＿＿＿＿＿＿＿＿＿＿＿＿＿＿＿＿＿＿＿＿＿＿＿＿＿＿＿＿＿＿＿＿＿

初步诊断：＿＿＿＿＿＿＿＿＿＿＿＿＿＿＿＿＿＿＿＿＿＿＿＿＿＿＿＿＿

治疗建议：＿＿＿＿＿＿＿＿＿＿＿＿＿＿＿＿＿＿＿＿＿＿＿＿＿＿＿＿＿

医师签名：＿＿＿＿＿＿＿＿

＿＿＿＿ 年 ＿＿＿＿ 月 ＿＿＿＿ 日

表 9-9　自体毛发移植患者就诊告知书

姓名：_____　　性别：_____　　年龄：_____　　病历号：_____

一、患者就诊时须使用真实姓名，如实填写工作单位、家庭住址、身份证号码、联系人、联系电话等各项内容。

二、患者应如实告知接诊医师自己的既往史、外伤史、手术史和过敏史，如心脏病、高血压病、糖尿病等慢性病史，整形美容手术史及手术名称、医疗机构名称等。

三、如曾在本医疗机构看过门诊或住院治疗，应使用原病历和病历号，不需再建新病历。

四、所有需要手术的患者因需术前、术后效果比较，均应按医疗要求拍摄照片，此照片不做商业用途。

五、由于患者不使用真实姓名、隐瞒既往病史和手术史等出现的一切后果由患者负责，本医疗机构不承担任何责任。

六、本医疗机构保护您的隐私权，对您提供的各种资料保密，但在需向法院、卫生行政部门、医疗鉴定机构、保险机构等提供证据性资料时除外。

七、您决定在我机构实施手术、麻醉及特殊检查前，医师有责任向您说明手术效果、可能发生的并发症及后果。我机构将按照国家有关法律、法规的规定，履行知情同意签字手续。如您不理解手术、麻醉知情同意书的内容，请务必在手术、麻醉实施前询问清楚。当同意实施手术后，请在知情同意书上签字。患者或家属履行知情同意书签字程序符合我国有关法律、法规的规定。医患双方都须严格遵守。我已阅读并理解上述各项内容。

　　　　患者签名：_____　　签名日期：_____ 年 _____ 月 _____ 日

　　　　医生签名：_____　　签名日期：_____ 年 _____ 月 _____ 日

表 9-10　自体毛发移植手术知情同意书

自体毛发移植手术知情同意书

姓名：_____　性别：_____　年龄：_____　手机号：_____
身份证号：_____　通信地址：_____

一、疾病介绍和手术方案
医生已告知我因：
_____，
需要 _____ 年 _____ 月 _____ 日在局部浸润麻醉下施行：
_____，
治疗目的：
_____。

二、自体毛发移植手术告知（请患者认真阅读，正确理解，慎重选择）
1. 自体毛发移植为门诊微创手术，需要的医护人员多，手术时间长：需要 3~4 名医护人员共同进行手术操作，每台手术通常需要 4~8 个小时才能完成。
2. 术后效果不一定能够完全满足患者的期望：自体毛发移植手术为手工操作，尽管医师竭尽全力为患者认真施行手术，但由于患者个人体质、供区毛发质量、受区脱发面积、个人审美观点不同和现行医疗水平所限，患者术后植发区的毛发密度及两侧的发际线、眉形（长、短、高、低）、睫毛、胡须不可能完全对称一致，术后效果不一定能够完全满足患者的期望，患者应保持清醒的认识，以避免不愉快事件的发生。
3. 术后 1~3 个月是移植毛发的脱落期：移植毛发的毛干在术后 1 个月左右会有大部分脱落，但移植的毛囊在头皮里已存活，术后 4 个月移植的毛囊会逐渐生长出新的毛发，通常术后半年约有 50% 的毛干长出，术后 1 年才能看到最终效果，患者需要耐心等待。
4. 术后患者自身原有的毛发还有可能继续脱落：自体毛发移植手术仅可改善患者当前局部毛发缺失的问题，今后患者自身原有的头发还有可能继续脱落，这样会出现移植区头发密度降低，与周围头发衔接不自然，从而影响移植区域的外观，需要再次增加自体毛发移植的次数。
5. 移植毛发的成活率：正常头皮移植毛发的成活率在 90% 以上，在血供较差的瘢痕头皮上移植毛发的成活率在 70% 以上。
6. 移植毛发的密度：自体毛发移植术后受区不可能取得与脱发前一样的毛发密度和自然完美的效果，只能对目前的脱发现状进行改善。患者现有的毛发数量和质量是决定患者手术效果的主要因素，移植毛发的密度取决于完成医师为患者推荐的毛发移植的次数和数量。通常植发区一次移植毛发的密度可达到正常头发密度的 30%~50%，二次加密移植毛发的密度可达到正常头发密度的 70%~90%。
7. 从微观上讲，术后后枕部（供区）的毛发间距会略有增大：但从直观上讲，人肉眼是看不出明显的差异，尤其头发长长之后从上向下遮盖，术后后枕部（供区）的外观通常是不受影响的。
8. 瘢痕：每进行一次自体毛发移植手术，取发区都有可能留下白色点状瘢痕，种植区移植的毛发周围也有可能形成小的瘢痕，这并非手术医师能够人为控制和预测。
9. 术后应激性斑秃：术后后枕部（供区）由于手术刺激，可能造成局部毛囊暂时性缺血、休眠而引起暂时性脱发，大部分患者在术后半年左右可以自行恢复。

（续表）

表 9-10　自体毛发移植手术知情同意书

10. 术后毛囊炎：少数患者术后油脂分泌较多者，会出现毛囊炎，会出现延迟生长、毛发卷曲、毛发色泽深浅不一，会出现毛孔萎缩、下陷、隆起、坏死、表皮囊肿、内生毛发与异物反应，一般通过治疗会很快好转。

11. 术后防脱固发：对男性雄激素性脱发的患者，行自体毛发移植手术后一个月，可外用（在种植区喷涂）米诺地尔溶液、口服非那雄胺片，促进种植毛发的生长，防止原生发的继续脱落。

三、尽管自体毛发移植手术为门诊微创手术，但也存在一定的风险性和不可预料性，如麻醉意外、药物过敏、手术意外、术后并发症等，患者应有一定的心理准备和承受能力。若出现上述情况，请及时就医以便得到有效治疗

1. 患者必须提供真实的姓名、电话号码及通信地址：并且要在病历里留存本人的身份证复印件，否则因此而延误治疗和护理所造成的后果由患者自负。

2. 患者必须告知医师真实病史：患者如有精神异常、瘢痕增生、出血倾向、药物过敏、传染病等不宜手术的情况，患者未处于经期、孕期、哺乳期且近期无备孕计划，术前应如实告诉医师，以免导致手术出现不良后果。

3. 患者手术前后必须进行医学摄影，其照片和视频为本医疗机构的病历资料：本医疗机构在进行保密处理后医师有权用于学术交流。

4. 术中出血、术后渗血、肿胀：自体毛发移植手术是一种浅表的微创手术，不会损伤大的血管和神经，所以术中出血少。术后早期取发区和植发区会出现渗血、血痂、发红现象，随着时间的推移会逐渐减轻和消失。术后 7 天之内，头头、两颞部、眼周会有不同程度的肿胀，一般术后 7 天就会逐渐恢复正常。

5. 感染：头面部血管丰富，抗感染能力强，患者术后伤口感染的可能性小，一般感染率在 0.1%，患者术后应保持手术部位的无菌清洁。

6. 疼痛、麻木：术后手术部位可能有暂时性的疼痛、麻木现象，因个人年龄、体质、手术部位和手术类型的不同，其恢复期长短不同，一般需要 1～3 个月。

7. 患者术后不要听信外人对手术效果的妄加评论：患者要相信自己选择的医师，术后应严格遵医嘱治疗（不遵医嘱，可能影响手术效果），与医师保持密切联系，以便医师及时回答患者的疑问和处理术后的异常情况。患者术后不要听信外人对手术效果的妄加评论，信口开河、挑拨离间。

患者意见：经医师告知，我对上述手术知情同意书中各项内容有了全面了解，并就手术相关问题与医师进行了讨论，本人及家属经过慎重考虑同意由医师为我实施手术，望医师及相关医务人员恪尽职守，遵守规范，尽诊疗之责任，实施好此次手术。若在施行手术时发生意外或紧急情况，本人及家属同意接受贵机构的紧急抢救处置措施，并承担全部医疗费用（包括再次手术费用），本人及家属自愿遵守贵医疗机构的有关制度，积极配合医师完成手术及术后治疗，以达到最好的术后效果。

患者签名：＿＿＿＿＿＿＿＿＿＿　签名日期：＿＿＿＿ 年 ＿＿＿＿ 月 ＿＿＿＿ 日

医师陈述：我已详细告知患者术前准备、手术经过、术后恢复过程及术后可能发生的并发症和风险，并且解答了患者关于此次手术的相关问题，患者同意并接受手术。

医师签名：＿＿＿＿＿＿＿＿＿＿　签名日期：＿＿＿＿ 年 ＿＿＿＿ 月 ＿＿＿＿ 日

表 9-11　自体毛发移植术中护理记录单（一）

姓名：　　　　性别：　　　　年龄：　　　　　病历号：

术前诊断：　　　　　　　　术后诊断：

手术名称：

报单的 FU 数量：

参与手术的医师、护士：

巡回护士签名：

FU 提取医师签名：

FUG 制备医师签名：

FUG 种植医师签名：

使用电动毛囊单位提取机提取 FU 数量：

分离制备成含双根毛发的 FUG 数量：

分离制备成含单根毛发的 FUG 数量：

实际种植 FUG 的总数量：

手术开始时间：　　　　　　　手术结束时间：

　　巡回护士（记录人）签名：　　　　　　　　　年　　月　　日

表 9-12 自体毛发移植术中护理记录单（二）

姓名： 性别： 年龄： 病历号：

一、术前护理记录

1.术前生命体征：

体温： ℃ 脉搏： 次／分 呼吸： 次／分 血压： mmHg

2.术前用药：

留观护士（记录人）签名： 年 月 日

二、术中护理记录

1.术中体位： 仰卧位 □ 半坐卧位 □ 俯卧位 □ 其他：

2.无菌手术包检测：合格

3.术中生命体征：

4.术中医疗器械及用药：

品 名	术前清点	术后清点	品 名	术前清点	术后清点	药 名	数 量
弯止血钳			布巾钳			2% 盐酸利多卡因注射液	
眼科弯剪			无齿弯镊			0.1% 盐酸肾上腺素注射液	
3 号刀柄			无齿直镊			0.9% 氯化钠注射液	
钢尺							

巡回护士（记录人）签名： 年 月 日

三、术后护理记录

1.术后生命体征：

2.术后用药：

留观护士（记录人）签名： 年 月 日

表 9-13　自体毛发移植手术记录

姓名：	性别：	年龄：
术前诊断：		术后诊断：
手术名称：		
手术医师：	器械护士：	巡回护士：
手术日期：		

手术过程：

1. 患者取坐位，根据患者要求设计发际线、种植区和取发区，进行医学摄影。

2. 患者取俯卧位，用 0.5% 碘伏溶液消毒后枕部供发区，铺盖无菌巾单。

3. 用 0.5% 盐酸利多卡因注射液行后枕部供发区头皮局部浸润麻醉，用电动毛囊单位钻取机钻取毛囊单位，提取_____个毛囊单位。

4. 将提取的毛囊单位进行分离制备成毛囊单位移植体，将毛囊单位移植体按单根、双根分开摆放，分开计数，各次以 100 个毛囊单位移植体为一行，按制备的顺序从上往下整齐地摆放在盛有低温（1~4℃）的 0.9% 氯化钠注射液的毛囊碟里的方形纱布上。

5. 让患者改平卧位，用 0.5% 碘伏溶液消毒种植区，铺盖无菌巾单。

6. 用 0.5% 盐酸利多卡因注射液在种植区头皮行局部浸润麻醉，在前发际线□、两侧额颞角□、前核心区□、头皮中部□、冠部□、颞角□、鬓角□秃发区共植入_____个毛囊单位。

7. 术毕，让患者照镜子观察种植效果，患者对手术效果满意并签字，供发区用无菌纱布包扎。

8. 手术开始时间_____，手术结束时间_____，用时_____小时_____分钟，术程顺利，麻醉效果好，出血不多，约_____ml，患者生命体征平稳，无特殊不适。

毛囊种植区示意图　　　　　毛囊提取区示意图

医师：　　　　　记录日期：_____年_____月_____日

第 10 章
自体毛发移植适应证和
禁忌证的问与答

无论是遗传或者疾病导致的脱发，还是美学需求，需要进行自体毛发移植手术，都必须经过严格的身体检查和评估才能实施。掌握自体毛发移植的适应证和禁忌证，正确评估患者的身体状况和脱发情况，进行适宜人群的筛选，是自体毛发移植手术成功的前提。

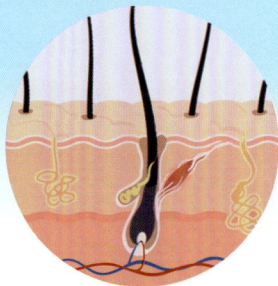

一、自体毛发移植的适应证

1. 患者实施自体毛发移植手术需要满足哪些条件？

患者实施自体毛发移植手术需要满足以下三个条件：一是患者全身健康状况良好；二是患者供区有足够量的健康毛囊可提取，且提取后不影响供区的美观；三是受区有丰富的组织和血供保障移植毛囊的成活。

2. 雄激素性脱发适合做自体毛发移植手术吗？

雄激素性脱发是一种由基因决定的渐进性脱发，通常于青春期发病，表现为进行性头发直径变细、头发密度降低，直至出现不同程度的秃发，通常伴有头皮油脂分泌增多，是男性脱发最常见的原因。治疗方法包括药物治疗、手术治疗、注射治疗和激光治疗等，为了达到最佳疗效，通常推荐联合治疗。迄今为止，只有两种药物（外用米诺地尔和口服非那雄胺）被食品药品监督管理局批准用于 AGA 的治疗。严重的 AGA 治疗方案主要是自体毛发移植手术，即从相对抗雄激素的枕部头皮提取毛囊，然后再移植到秃顶部头皮。一般移植的毛发在术后 2～4 周会出现不同程度的脱落，2 个月左右会出现较明显的脱落，术后 4～6 个月重新长出，术后 6～9 个月才可看到明显效果。术后建议继续使用上述防脱发药物，以维持秃发区域及非移植部位毛发的生长及生存状态。

3. 瘢痕性秃发适合做自体毛发移植手术吗？

瘢痕性秃发是一种导致毛囊完全破坏的临床病理状态，毛囊被纤维化结构所取代，毛囊和毛囊口完全消失，造成永久性秃发。通过自体毛发移植术，能够改善甚至隐藏瘢痕。虽然自体毛发移植术是治疗瘢痕性秃发的有效手段，但其存活率及术后效果欠佳。其原因可能是瘢痕部位的头皮弹性较差、张力较高、血供较差。通常在术后 1 年可以进行二次加密种植，增加移植毛发密度，实现满意的效果。

4. 通过自体毛发移植手术可以美容性修复人体其他部位的毛发吗？

随着社会的进步，人们的审美也在不断进步，使越来越多的求美者有了更多的需求，如浓密的眉毛、长而密的睫毛、个性化的胡须等。随着自体毛发移植技术的发展，其应用范围不再局限于头发，对于眉毛、睫毛、胡须、阴毛等的缺失或稀疏，根据患者的需求，进行个性化的设计，可以通过自体毛发移植手术进行美容性修复。

5. 自体毛发移植的适应证有哪些?

自体毛发移植适用于各种原因造成的区域性永久性毛发脱失, 其具体适应证如下。

(1) 男（女）性雄激素性脱发, 毛发脱落处于相对稳定期。也就是说在现阶段没有明显的毛发脱落方可施行自体毛发移植术。

(2) 各种类型的非活动期瘢痕性秃发的美容性遮盖。包括各种外伤如电击伤、撕拉伤、切割伤或出生时因产钳的挤压伤造成的局部秃发, 头部烧伤、烫伤和头皮感染, 如疖、痈等感染造成的局部秃发, 手术切口瘢痕如头部肿瘤切除术、面部拉皮术后在头皮里留下的切口瘢痕（图 10-1）、下腹部横切口剖腹产遗留的切口瘢痕。如果瘢痕处于稳定期（一般需要一年以上的恢复期）, 瘢痕色泽接近正常肤色, 表面平坦, 无破溃, 质地柔软, 可推动, 针刺有出血, 就可以施行自体毛发移植术。但瘢痕头皮血液循环较差, 其移植毛囊的成活率要比正常头皮低。

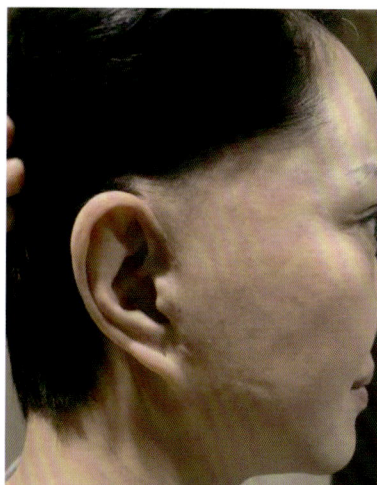

▲ 图 10-1　面部拉皮术后切口瘢痕、鬓角消失

(3) 女性先天性发际线过高（大脑门）、美人尖和两侧鬓角的修复或美容性调整以修饰面部轮廓。

(4) 身体其他部位毛发的美容性修复和再造。例如, 先天或外伤引起的眉毛、睫毛、胡须、腋毛、胸毛、阴毛稀少的美容性加密或缺损的再造。

(5) 枕部供区已接受过多次毛囊单位头皮条切取手术或者其他原因造成头皮弹性差, 供区不能够再接受毛囊单位头皮条切取术的患者。

(6) 无法忍受毛囊单位头皮条切取技术留下的后枕部条状瘢痕的患者。

(7) 头皮前部、中部、顶部头发稀少、密度低, 需要加密者。

(8) 对自体毛发移植术后不满意的再次修复。

(9) 毛发部位稳定期的白癜风治疗。

(10) 寻求男性化外表的女性变男性变性人的胡须种植, 毛发移植手术可以在性别转化的过程中发挥补充作用。

二、自体毛发移植的禁忌证

6. 自体毛发移植的绝对禁忌证有哪些?

术前应询问患者的病史并给患者进行全身情况和局部情况的检查, 如果有以下情况应禁忌施行自体毛发移植手术。

(1) 患有严重的心、肝、肾疾病, 糖尿病, 高血压, 心脏病, 颈椎病, 结缔组织疾病, 免疫系统疾病和传染性疾病。

(2) 患者服用抗凝药未按要求停药（至少停药一周），患者凝血功能障碍、有血液系统疾病。

(3) 患者体内存在脱发的潜在病因，如肿瘤化疗引起的脱发。

(4) 头部有皮肤病变的患者，特别是头部有久经不愈的感染性疾病。

(5) 大面积脱发的患者，自身供区毛发缺失或供区毛发质量太差、资源严重不足，无法满足移植部位的需求。

(6) 瘢痕体质者。

(7) 电击伤或烧烫伤后的贴骨性瘢痕，由于瘢痕薄，血供差，在这种受区种植的毛囊不能存活。可先行瘢痕下自体脂肪注射，择期再行自体毛发移植。

(8) 烧伤、烫伤形成的瘢痕性脱发，时间不满一年的不宜施行自体毛发移植手术。

(9) 病程在 2 年之内的斑秃患者不能选择自体毛发移植手术。斑秃是自身免疫性疾病，有自愈和治愈的可能，可采用局部外用药物，局部 DPCP 免疫疗法，口服和注射药物治疗。如果经过上述治疗两年后仍不见好转，局部毛囊已经坏死形成"假斑秃"，可以试验性地进行自体毛发移植手术治疗，但需要慎重。

(10) 雄激素性脱发的患者处于脱发急性期（狂脱期）不宜施行自体毛发移植手术。因为自体毛发移植只是自身毛囊的重新再分布，并不能控制脱发或增加原有毛囊的数量。对于狂脱期的患者，应选择药物治疗，不能急于施行自体毛发移植手术，要等到脱发趋于稳定之后再选择植发手术，这样才会达到理想的移植效果。

(11) 女性在月经期、妊娠期、哺乳期不宜施行自体毛发移植手术。

(12) 患者有精神性疾病（精神异常）、抑郁症、心理不健康者不宜施行自体毛发移植手术。

(13) 年龄未满十八岁（由父母陪同签字同意除外）不宜施行自体毛发移植手术。

7. 自体毛发移植的相对禁忌证有哪些?

(1) 低龄（小于 10 岁）或高龄（大于 80 岁）的患者不宜施行自体毛发移植手术。

(2) 有不良生活习惯并且不能遵从医嘱者。

(3) 对自体毛发移植术后瘢痕及恢复期不能接受者。

(4) 心理准备不充分，对自体毛发移植的术后效果有不切实际的期望和幻想，超越了自身条件和现行医疗水平者。

(5) 有强迫症、忧郁症、抑郁症等心理问题或精神疾病者，需谨慎对待。

(6) 供区的有限性是影响毛发移植手术效果的主要问题，对后枕部毛囊资源稀少的患者或秃发面积过大的患者可以选择提取胡须移植。

8. 如何对患者进行自体毛发移植的术前评估?

自体毛发移植手术不同于其他手术，术前评估是手术成功的前提。对于不同情况和不同程度的脱发患者，要进行适宜人群的筛选，医师术前要与患者充分沟通，了解其脱发病史，对每位患者进行毛囊检测，并进行全身检查，选择具有适应证的患者进行手术，以使术后获得最大的美学效果。

　　首先要确定患者秃发的原因。轻、中度的雄激素性脱发（早秃）移植效果最佳。头部瘢痕较浅、瘢痕下血液运行较好的患者，移植后头发生长较好（如除皱后的脱发、感染形成的脱发）；对于瘢痕较厚、较硬、血供较差者，短期内移植的头发生长较慢且一次不宜移植过密（如电击伤、深度烧伤者）。如因某些原因所致只有一薄层的贴骨性瘢痕，则不能进行移植，因为此种情况毛囊无扎根之处，且无血液供应营养，种植后的头发难以存活。

第 11 章
患者术前、术中须知的问与答

　　自体毛发移植手术时间长，医师和患者都很辛苦，让患者充分了解自体毛发移植的术前须知和术中须知，有利于患者主动做好术前准备，更好地配合医师顺利完成手术。

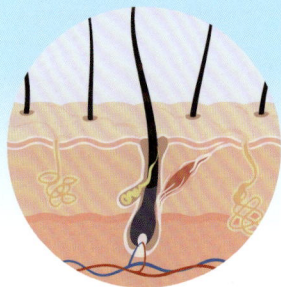

一、自体毛发移植患者术前须知

1. FUE 技术自体毛发移植的优点有哪些?

FUE 技术自体毛发移植是一种不开刀的、对毛囊损伤性最小的植发技术,深受医患双方的认可和青睐。由于医师技术的不断成熟和毛发移植设备的不断更新,使得这一先进的植发技术得到了不断的完善和发展,它与传统的头皮条切取技术自体毛发移植相比,本书主编乔先明主任总结为以下十个优点。

(1) 供区无瘢痕,避免了传统的毛囊单位头皮条切取留下的条状瘢痕。FUE 毛囊单位提取技术,它是用手动或电动毛囊单位钻取机(取发钻头内径规格有 0.6mm、0.8mm、0.9mm、1.0mm、1.2mm)在患者后枕部及两颞部供发区分散性地钻开头皮浅层使单个 FU 游离,然后分别用镊子提取单个 FU,再加工制备成 FUG 进行种植。由于不切取头皮,无须缝合拆线,头皮上自然不会留下切口瘢痕。钻取 FU 留下的 1.0mm 以内的点状创口可以自动愈合,术后在供区头皮看不到微小的点状瘢痕,只是毛发稍稀疏,但肉眼不易察觉,脱发患者日后仍可以选择剃平头。

(2) 创伤小、出血少、感染概率低。头皮血供丰富,手术时出血多。传统的毛囊单位头皮条切取技术,切取供区头皮时创伤大,出血多,止血困难。而 FUE 技术毛囊单位抽取术,不需要切取头皮,创伤小,出血少,术后头皮感染率低。

(3) 供区无须开刀、无须缝合拆线,进一步缩短了术后恢复时间。采用 FUE 毛囊单位提取技术,无须从供区切取头皮条使用缝合技术。由于没有切取头皮,就不需缝合、拆线,大大减少了患者的痛苦,缩短了术后恢复时间,省去了患者来院拆线往返的时间和费用,尤其有利于外地患者。传统的毛囊单位头皮条切取技术要在供区切取一块头皮条,供区需要缝合,在供区未拆线的十天内,为避免伤口裂开,医生往往要求患者保持仰头位,患者不能低头运动,给其行动带来了不便。

(4) 适应证更为广泛,提取毛囊单位时患者体位舒适。与传统的毛囊单位头皮条切取技术相比较,FUE 适应证更为广泛。因为传统的毛囊单位头皮条切取技术无法切取所有永久性供区的头皮,否则后枕部切取头皮宽度大、头皮创缘将无法缝合。而且在供区切取头皮条时,需要患者保持坐位低头才能方便医师切取和缝合,患者需要呈强迫体位 1 小时左右,致使患者很不舒服。而 FUE 技术自体毛发移植,若以枕部作供区,患者采用俯卧位即可,若以胡须部位为供区，患者采用仰卧位即可，这种体位患者很容易接受。

(5) 提取毛囊单位时速度快，单次提取 FU 数量多，分离制备 FUG 省时省力，对毛囊单位损伤小。电动毛囊单位钻取机钻取 FU 速度快，极大地缩短了手术时间，减少了患者的痛苦。单次提取 FU 数量多，一次可以提取 3000 个 FU 以上。FUE 技术自体毛发移植，取发钻头为特制的超薄锋利环钻，钻取出来的 FU 周围附带的头皮组织和脂肪组织少，在加工制备 FUG 时方便快捷，对 FU 损伤小，可最大限度地使用提取的 FU，避免了对 FU 的浪费，缩短了制备 FUG 的时间，从而增加了移植毛囊的成活率。

(6) 供区增多，可以采取少量、分区、多次的手术方法，无须手术间隔。FUE 技术自体毛发移植，其供区不仅可选择枕部，还可在颞部、胡须部、腋窝毛发部，甚至眉毛浓密部及阴毛部均可作为供区。其中枕部、颞部及浓密胡须部可作为较多毛发移植的供区。因为供区多，可以进行少量多次的提取、种植，无须手术间隔，手术不受时间限制，短期内就可进行二次手术，可最大限度地保护和利用脱发患者供体区珍贵的头发资源。而传统的毛囊单位头皮条切取技术毛发移植，第一次手术与第二次手术间隔最少 6 个月，而第二次手术以后的间隔必须在 1 年以上。

(7) 提取单个 FU，保护了肉眼看不到的休止期毛囊。传统的头皮条切取技术毛发移植对休止期毛囊的破坏是不可避免的。而 FUE 技术自体毛发移植提取单个 FU，从而保护了肉眼看不到的休止期毛囊。

(8) 供区无感觉迟钝和麻木现象。传统的头皮条切取技术毛发移植损伤头皮的表浅神经，常有供区感觉迟钝和麻木的并发症，这种并发症往往需数月至半年才能恢复。而 FUE 技术自体毛发移植不需要切取头皮，很少发生因浅表神经损伤所致的局部感觉迟钝或麻木的现象。

(9) 对手术室的层流条件要求低，操作简单，2～3 名医务人员即可完成。FUE 技术自体毛发移植术，对手术室的层流要求相对其他整形手术要低，其手术过程仅需要一台毛囊单位钻取机、镊子、刀片、种植针等少量医疗用品，手术需要的医务人员减少，2～3 名医务人员即可完成，由一名医生用电动毛囊单位钻取器钻取 FU，一名护士进行 FUG 的加工制备，再由同一名医生进行 FUG 的种植。而传统的头皮条切取技术毛发移植，需要的医护人员多，加工制备 FUG 的医护人员至少需要 3～5 名。

(10) 更适合于亚洲人。由于亚洲人种具有黑、直、粗的头发特点，更有利于 FU 的游离、提取、分离、种植，所以 FUE 技术自体毛发移植更适合于亚洲人。

2. 自体毛发移植手术是否安全？会不会出现感染？需不需要住院？

自体毛发移植手术是自体毛发的重新再分布，手术只限于皮肤层，不伤及重要的神经血管，损伤小、恢复快，不会出现排异反应，不会造成全身生理状况的改变，是真正的皮毛手术，是医疗美容手术里相对安全风险小的手术。头皮的血液供应非常丰富，感染率低于 0.1%。自体毛发移植手术为门诊微创手术，术后经短暂休息就可离开医院，无须住院。

3. 患者有头皮毛囊炎能做自体毛发移植手术手术吗?

头皮种植区和取发区有毛囊炎的患者,不建议做自体毛发移植手术,因为有感染的风险。应该等待头皮毛囊炎治愈后再做自体毛发移植手术。

4. 为什么做自体毛发移植手术,术前一周要停止外用生发剂米诺地尔溶液?

做自体毛发移植手术,术前一周要停止外用生发剂米诺地尔溶液,是因为生发剂米诺地尔溶液是一种血管扩张药,可以促进头皮血液循环,从而导致术中出血量增加,使得手术视野不清晰,影响医师的手术操作,也延长手术时间,进而影响到手术效果。

5. 后枕部提取毛囊后,还能再长出头发吗? 会不会变秃?

自体毛发移植,后枕部提取毛囊的位置是不会再生长头发的。毛囊就和树根一样,把树根刨了,那个位置肯定是没有树了。

通常医生在提取后枕部毛囊时,会根据每个患者需要的毛囊数量及后枕部毛囊密度,精心设计,间隔式、跳跃式提取毛囊,不会让后枕部提取毛囊的部位变秃,只是毛发密度减低了,但肉眼看起来(也就是视觉上讲)不会有明显的稀疏。

毛囊资源不可再生,医生必须认真对待患者的每一个 FU,绝不能浪费患者宝贵的 FU 资源。患者珍惜自己的每一根头发,医生必须珍惜患者的每一个 FU。手术中保持高度的责任心,是保证移植 FU 成活最关键的因素。

6. 自体毛发移植手术能否给患者增加新的毛发?

医师必须明确告知患者:自体毛发移植手术并不治疗脱发,术后不能给患者增加新的毛发数量,只是把患者自身现有的毛发进行了重新再分布,是一个"拆东墙补西墙"的手术,类似于"南水北调""西气东输",仅可改善患者当前局部毛发缺失的问题,实现秃发区相对美观的效果。因此自体毛发移植医生必须认真设计手术方案,减少手术次数,充分利用患者有限的供区资源,达到最佳的术后效果。

7. 脱发患者什么时期进行自体毛发移植比较好?

不建议患者在狂脱期施行自体毛发移植手术。最佳的治疗顺序是先综合治疗脱发,阻止脱发并促进脱发区域毛发再生,一般综合治疗 6～12 个月脱发区会有明显的改善,等脱发进入稳定期再进行自体毛发移植手术。

8. 行自体毛发移植手术,对患者的性别、年龄有什么要求?

女性在月经期、妊娠期、哺乳期不宜施行自体毛发移植手术。

患者的年龄应限制在 18—60 岁。年龄太小(小于 10 岁)或太大(大于 80 岁)的患者不宜施行自体毛发移植手术,因为自体毛发移植手术一般需要 4～8 小时才能完成,需要患者长时间保持一个姿势,年龄太小的患者自控力差,年龄太大的患者和身体耐受力差,无法配合医生完成自体毛发移植手术的全过程。

9. 行自体毛发移植手术，对季节有什么要求？

行自体毛发移植手术对季节没有严格的要求，一年四季都可以进行自体毛发移植手术。有人认为春秋季节是自体毛发移植手术最好的季节，担心夏季炎热，冬季寒冷，影响移植毛囊的成活，是没有科学证据的。人的头发一年四季节都在生长，无论哪个季节植发，都不影响移植毛囊的成活和头发的正常生长。

如果觉得夏天太热容易出汗，建议术后在室内空调房间休息 3～5 天，5 天后就可以洗头，随后恢复正常。冬天植发也没问题，其实人体是一个恒温的状态，毛囊植到皮下后也是恒温状态，如果觉得冬天理光头太冷（尤其是北方），可以进行不剃发植发，术后就不会觉得一出门风吹的头皮凉凉的。术后 5 天洗头后，可以戴帽子，正常的工作、社交。

10. 行自体毛发移植手术，患者需要做哪些术前检查？

术前医师应询问患者的病史并给患者进行全身情况和局部情况的检查。如果患者有严重的心、肝、肾疾病，糖尿病，高血压，凝血功能障碍应禁止手术。

术前应给患者测量血压、常规心电图检查。抽血化验：血细胞分析、凝血四项、传染病四项（乙肝、丙肝、梅毒、艾滋病）。排除器质性疾病和心理疾病后方可安排手术。

11. 行自体毛发移植，患者术前需要剃发吗？

建议男士术前剃光头后手术，这样方便医师提取和种植毛囊。女士为了美观，大多不愿意剃发，可以剃去后枕部取发区的一小块头发。也可以采取不剃发自体毛发移植，进行长发提取、长发种植，这样医师提取和种植毛囊的速度会减慢，从而延长了手术时间。

12. 自体毛发移植手术需要多长时间？患者需要请假几天？

自体毛发移植手术为门诊局麻微创手术，无须住院，患者是在完全清醒的状态下进行毛发移植手术的，其手术过程一般需要 4～8 个小时。

患者通常需要请假 3 天。第 1 天来医院做术前准备，第 2 天更换无菌病号服进手术室施行手术，第 3 天上午复诊换药，随后即可乘车回家。

13. 自体毛发移植患者术前须知有哪些？

关于自体毛发移植患者的术前须知，本书主编乔先明主任总结为以下十二条。

• 术前一周

(1) 停止服用包括维生素 E 在内的所有维生素、阿司匹林、激素、抗凝血类药物，这类药物能降低凝血功能，不利于创口恢复。

(2) 停止使用生发剂（如米诺地尔溶液），禁止吸烟、喝酒。香烟中的尼古丁会造成血液循环不良，使头发的营养无法送达，加速头发的脱发。乙醇不仅有抗凝血作用，还有扩张血管、加快血液循环的作用，这对自体毛发移植手术中微型切口的自然止血非常不利，进而影响手术进程。

• 术前一天

(1) 患者应携带身份证来院与医师进行深入的交流沟通，进行毛发镜检测，商定手术方案，确定移植毛囊的数量，填写门诊病历和自体毛发移植手术知情同意书。

(2) 测量血压、常规心电图检查，抽血化验：血细胞分析、凝血四项、传染病四项（乙肝、丙肝、梅毒、艾滋病）。

(3) 进行术前医学摄影，做好术前准备，由医生亲自给患者剃发、洗头（自行剃发会影响医生对脱发范围的精确判断），手术前一天晚上和手术当天早上洗头洗澡，保持头发和头皮清洁。

(4) 佩戴假发和头饰的患者应将其摘除，改戴帽子。

(5) 种植体毛的患者应穿宽松内裤。

(6) 患者要保证充足的睡眠，保持平静的心态，听一些轻松的音乐，将身心调整到最佳状态。

• 手术当天

(1) 手术当天要清淡饮食，避免油腻、辛辣刺激性食物，不要尝试平时没有进食过的食品，以免发生过敏反应和消化系统疾病。术前不能空腹，防止术中发生低血糖反应。

(2) 手术当天应穿宽大、舒适、柔软、前面系扣或带拉链的开衫衣服，避免穿套头衫或毛衣等不便脱穿的上衣，防止脱穿衣服时触碰拖拽植发区域（因为植发术后5天之内种植区域是不能触碰的）。

(3) 术前应与医师协商完成头皮毛囊种植区域和毛囊提取区域的设计并画线标记。

(4) 术前可酌情口服镇静、镇痛、止血药和抗生素。

14. 为什么不能进行异体毛发移植？

自体毛发移植移植的是自体的毛囊，属于器官移植，目前临床上开展的是自体毛发移植，因为自体毛发移植没有排斥反应，成活率高，深受医患双方的认可。

但是我们在接诊患者时，经常有患者和家属询问：能否移植别人的毛囊？

移植别人的毛囊属于异体器官移植，需要成功配型，术后还需要持续服用抗免疫排斥的药物，一旦停止服用药物，移植的毛囊就会坏死，出现移植毛发的脱落。脱发不危及生命，行异体毛发移植会弊大于利，目前临床上还没有患者因为毛发移植愿意终身服用抗免疫排斥的药物，也没有医生尝试为脱发患者做异体毛发移植。

二、自体毛发移植患者术中须知

15. 自体毛发移植患者术中须知有哪些？

关于自体毛发移植患者的术中须知，本书主编乔先明主任总结为以下五条。

(1) 患者应在护士引领陪伴下，更换无菌无领病号服，保持精力充沛，情绪稳定，进入手术室。

(2) 自体毛发移植是门诊局麻微创手术，在后枕部注射麻药时会有一些疼痛感，患者应做好承受疼痛的心理准备。但手术过程中患者是感觉不到疼痛的。

(3) 自体毛发移植手术时间较长，一般需要 4～8 小时，患者要有承受长时间手术的心理和体力准备，主动配合医师完成毛囊的提取和种植操作。

(4) 术中术区会有少量渗血，这是正常的手术现象，患者应避免紧张、恐惧、不安。

(5) 患者在手术过程中如果感到体位不适或疲劳，要及时与医师沟通变换体位，也可让医师暂时停止手术，进行片刻休息（吃饭、喝水、上洗手间），还可听音乐和歌曲以分散注意力。

16. 自体毛发移植患者术中可以观看手机吗？

医师在给患者施行自体毛发移植手术中，不建议患者观看手机，其原因如下。

(1) 从手术室无菌管理角度讲，术中患者观看手机时会影响手术的无菌操作。

(2) 取发过程需要患者俯卧于手术床上，还要不断变换头部位置，手术床头部虽然有呼吸孔洞，但是孔洞视野小，影响患者观看手机。

(3) 种植过程中为了保持毛囊活性及手术视野清晰会进行局部冲洗，不方便患者观看手机。

(4) 手术室无影灯光线较强，为保护患者眼睛避免强光刺激，通常会给患者蒙上眼罩，患者无法观看手机。

本书主编乔先明主任的观点是，在整个手术过程中不建议患者观看手机，因为手术安全和效果是第一位的。可以让患者听一些舒缓心情的音乐和歌曲，以缓解患者紧张的情绪。

第 12 章
自体毛发移植术前设计
和准备的问与答

　　术前设计和准备是自体毛发移植的一个关键环节。医师要根据每个患者的秃发情况，个性化设计发际线，进行毛囊种植区和毛囊提取区的画线，计划出需要移植毛发的数量。护士术前要给患者理发、清洁头皮、整理头发，消毒好自体毛发移植手术包，准备好所需的毛囊钻取机、药品和耗材。

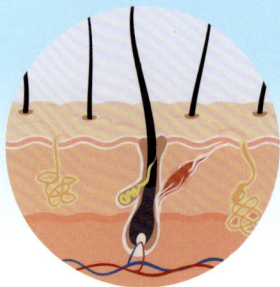

一、发际线的设计和准备

1. 什么是发际线?

发际线(hairline,HL)是头皮毛发生长的边缘线,是面颈部与头部之间的交界线。发际线分为前发际线、后发际线和颞角、鬓角的边界线。用双手把头发向上捋,看见的头发边缘就是发际线。通常前发际线的毛流向前上,后发际线的毛流向后下。发际线的毛发具有直径较细、密度从前向后逐渐增加的特点。

人们通常说的发际线是指前发际线,是前额上部有毛发覆盖的宽 5mm 左右的条形区域。大多数人的发际线通常还有 1~3 个向前突出的峰(俗称美人尖),分别位于前发际线的中间和两侧。正常发际线的形态有 M 形、圆弧形、矩形、钟形、三角形、锯齿形等。

2. 发际线有哪些重要性?

发际线勾勒出了人体的面部轮廓,具有重要的美学意义。发际线的高低、形状、密度因种族、性别、年龄、脸型、职业不同而千差万别。发际线决定了面部上 1/3 的形态和面部的整体轮廓,其形状和高度可影响一个人面部年轻化的程度。位置合适、起伏有度的发际线可以使人显得年轻美丽,进而提高人们的自信心和生活质量。

3. 怎样的发际线才是完美的发际线?

完美发际线应具有以下特征。

(1) 和谐的发际线高度。通常认为符合"三庭五眼"标准的发际线高度是理想的发际线高度。

(2) 适宜的前额宽度。

(3) 美观的发际线形态。

(4) 发际线界限清晰,线条柔和,疏密有致。

4. 发际线的高、低、宽、窄对颜值的影响有哪些?

发际线的高、低、宽、窄影响面部的轮廓。

(1) 发际线过高过宽,上庭变长,占据大量空间,导致面部上 1/3 的比例过大,视觉上显得"脑门大",给人以头重脚轻、苍老的感觉。

(2) 发际线过低过窄碎发又多,显得额头狭窄,五官比例上轻下重,五官局促,给人以压抑、呆板、愚蠢的感觉。

5. 发际线的形状对颜值的影响有哪些?

发际线除了高低宽窄对颜值的影响外，发际线的方圆形状也影响着一个人的气质和脸型。

(1) 男性多为棱角分明、平直规整的方形发际线和 M 形发际线。这样可以彰显男性的强劲有力、阳刚大气、成熟稳重、办事果断。

(2) 女性多为柔和的圆弧形发际线，有更多凸起的"峰"，给人以甜美可爱、小鸟依人、温柔贤惠、知书达理的感觉。韩国女明星每次组团出现，几乎都是人手一款这样的圆弧形发际线。

6. 发际线的整齐、凌乱对颜值的影响有什么?

(1) 发际线过于整齐，会显得死板僵硬没有活力。

(2) 发际线凌乱有小碎发，会显得生动活泼不呆板。对于大额头而言，还能起到一部分类似刘海的遮挡作用。

7. 发际线的分类有哪些?

根据发际线的形状可分为五类（图 12-1）。

(1) 圆弧形：额颞角成角不明显，无论从正面或侧面看，均可使额头显得饱满。

(2) M 形：发际线额颞角处有较为明显的缺损。导致在低头 45° 时发际线呈现 M 形。

(3) 方形：发际线较平、较高，额颞角缺损面积较小或毛发较稀疏。从正面观呈现出矩形的视觉效果。

(4) 圆拱形：发际线呈弧线形，但由于中部较高，使得发际线呈现出桥洞样拱形。

(5) 八字形：发际线额颞角无稀疏或缺陷。从中央中点到原颞点基本为直线。

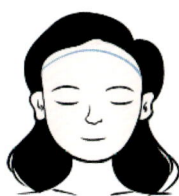
圆弧形发际线

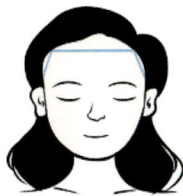
方形发际线

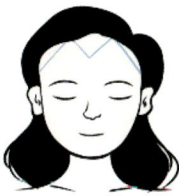
M 形发际线

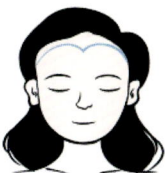
美人尖形发际线

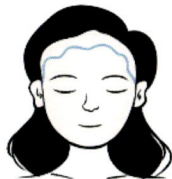
波浪形发际线

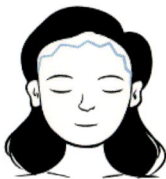
锯齿形发际线

◀ **图 12-1**　发际线的分形

8. 发际线后移的原因是什么?

发际线后移即头皮额部最外沿的那一圈头发随着年龄的增长逐渐后移,进而造成秃头。发际线后移最直接的原因是头皮生态环境恶化,此外精神压力过大、熬夜、扎马尾辫、染发、烫发也会导致发际线后移。

男性发际线后移,大部分是雄激素性脱发引起的,一般伴随着额颞角缺失,逐渐蔓延到头顶,形成 M+O 型脱发。

女性发际线后移,一种是先天性的发际线高,另一种是产后脱发或其他原因导致的发际线后移。

9. 如何预防发际线后移?

当发际线有脱落趋势但无明显后移时,可以通过以下做法预防发际线的进一步脱落后移:减少洗发水的使用、洗发后尽量自然干燥、勤换头发分界线防止长时间固定分界线导致分界处增宽、勤梳头并选用木梳、减少染发和烫发。

10. 针对发际线后移,有哪些解决方法?

针对发际线后移,目前的解决方法有:用刘海遮挡,戴帽子掩盖,画发际线,文发际线,戴假发际线片,使用发际线粉,头皮前移手术,皮瓣转移法,扩张皮瓣转移法,自体毛发移植手术。

11. 什么是前额缩减术(秃发头皮缩减术)?

在历史上,矫正高发际的手术称为前额缩减术(秃发头皮缩减术),也有外科医师称之为发际线降低术。主要应用于发际线过高和额头过宽的求美者。在头皮前移术中,首先要做一个不规则的毛发形状的切口,将头皮自帽状腱膜平面向后方分离解剖到颈嵴部,这种技术可有效地向前推进头皮 2cm 左右。对前额皮肤及部分软组织进行去除而达到降低发际线高度的目的。该手术见效快,但存在脱发、前发际缘张力性瘢痕增宽(图 12-2)及麻木等并发症,对于头皮松弛度非常小的求美者常需要多次手术。此外,虽然头皮前移术能够降低前额高度,但不能减小宽度。

12. 什么是皮瓣转移法秃发区修复术?

皮瓣转移法是一种通过带有毛发的带蒂皮瓣的转移来进行秃发区修复的方法(图 12-3)。但存在修复后毛发生长方向不自然、张力性瘢痕、皮瓣坏死等缺点,临床上现已很少采用。

13. 什么是扩张皮瓣转移法重建发际线术?

皮肤软组织扩张技术是将皮肤软组织扩张器置入皮

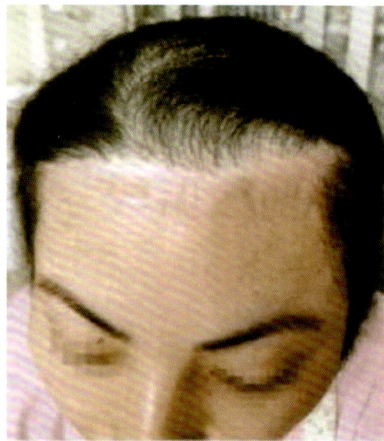

▲ 图 12-2 秃发区头皮缩减术后前发际缘张力性瘢痕

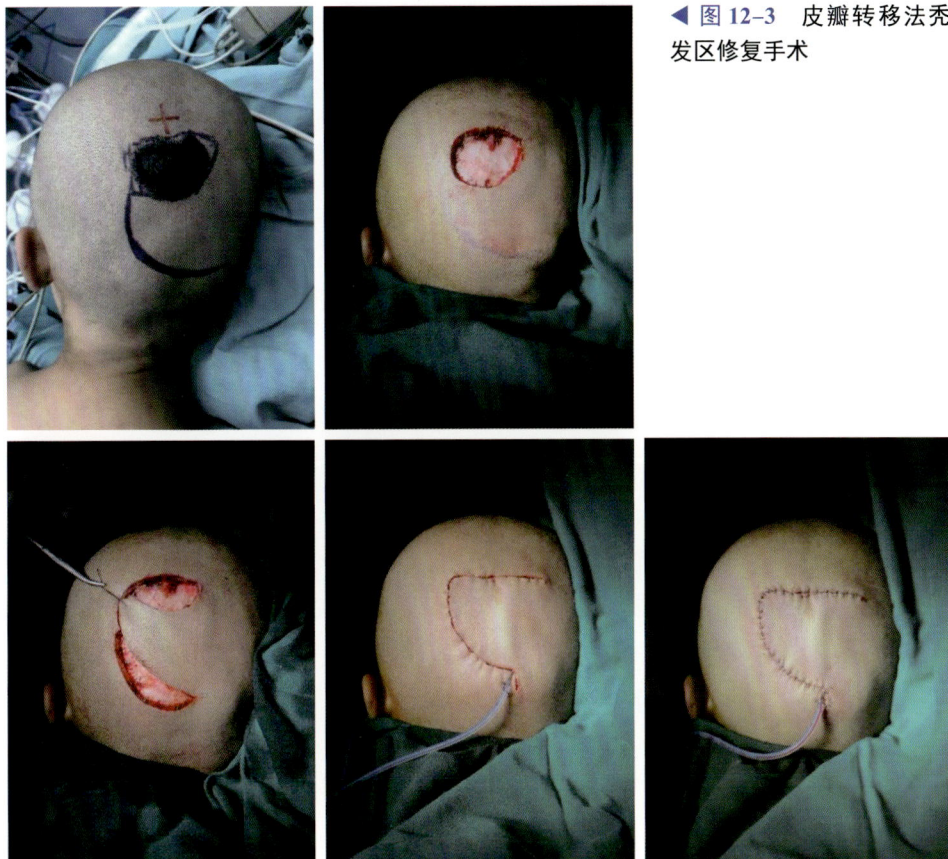

肤软组织或肌肉组织下，定期向扩张囊内注射 0.9% 氯化钠注射液使扩张器体积增加，因皮肤软组织深部结构增大而对皮肤产生张力，使皮肤逐渐延展扩张，使用扩张得到的"额外"皮肤和软组织进行组织修复和器官再造的一种方法。扩张皮瓣转移修复法相对游离皮肤移植及非扩张皮瓣转移修复法有着十分明显的优势，其为再造受区提供更为相近的皮肤色泽、良好弹性及延展性，同时使供区组织的损伤最小化。扩张皮瓣转移修复法至少需要二期手术完成，期间要经历较长的扩张注水过程。组织扩张器相关并发症如感染、扩张器外露、置入失败（包括扩张器破裂等）、皮瓣缺血坏死等的发生率较高。组织扩张技术应用于发际线再造时可利用一部分扩张新增的带毛发的头皮修复病损，剩余部分修复供区，供区切口可做到无张力缝合，降低了切口裂开、愈合不良及瘢痕增生等供区并发症的发生率。如供区头皮毛发与受区原有毛发平行，只需将供区头皮皮瓣进行推进，如供区头皮毛发与受区原有毛发成一定角度，则需将供区头皮皮瓣旋转同样的角度进行修复。

其缺点是手术切口均位于再造的发际线处，瘢痕较为明显。形成的新发际线的毛发分布、密度及毛囊单位结构等与自然发际线有较大差别，难以达到美学再造的要求。

14. 为什么提倡应用自体毛发移植重建发际线？

通过皮瓣转移法或额头减低手术进行发际线重建都不可避免地会出现头皮瘢痕及发际线

形态不自然等问题，而自体毛发移植手术则可以在重建发际线的同时避免上述问题。发际线上移的患者通过自体毛发移植下移发际线，可以起到如下作用。

（1）修饰额头，减少额头高度和宽度，使大脸变小脸，实现视觉上减龄的作用，使人显年轻。

（2）修饰面部轮廓，拍照不显脸大了。

（3）不用画发际线，文发际线，使用发际线粉了。

（4）种植发际线后，可以随意梳理发型，做什么发型都好看，可以随意选择散发、扎起来、马尾辫、丸子头。

15. 术前如何设计发际线？

术前设计新的发际线是自体毛发移植最重要的一个环节，本书主编乔先明主任通常采用五点定位法来确定发际线的高低、宽窄和形态。

（1）前发际线中点的定位：前发际线中点的确定将关乎发际线的高低，通常遵循面部三等分理论（即从发际线中点到眉心、从眉心到鼻底、从鼻底到下巴为三等分）（图12-4）设计发际线的高度，正常女性发际线到眉心的距离一般为6～7cm，正常男性发际线到眉心的距离一般为7～9cm。设计的发际线过高，给人以头发稀少、苍老的感觉；设计的发际线过低，给人以严肃呆板、压抑愚蠢的感觉，还会耗费宝贵的毛囊资源。

（2）两侧额颞角顶点的定位：通常位于外眦垂直线上，双侧对称。额颞角顶点的确定将关乎发际线的形态。男女差异很大，通常男性额颞角为锐角，两侧额颞点的高度比发际线前额中点高1～2cm，体现男性的阳刚之气。女性额颞角为钝角，两侧额颞点的高度比发际线前额中点低0.5～1.0cm，体现女性的柔美之态。上移或下调两侧额颞角顶点的位置，发际线的弧度和形状也随之改变。

（3）两侧颞点的定位：颞点是指颞三角的前方顶点，呈锐角突出，此点将颞三角的发际分为上界和下界。两侧颞点的确定将关乎发际线的宽窄。两侧耳垂至前额中点的连线与鼻尖至两侧瞳孔的延长线的交点即为两侧颞点的位置（图12-5）。也可以通过寻找患者残留的毛发确定两侧颞点的位置。

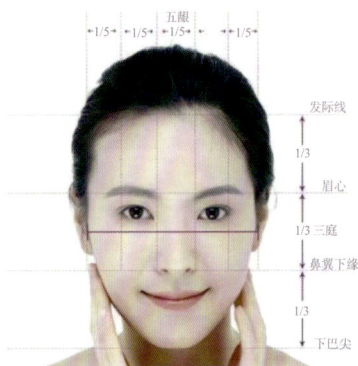

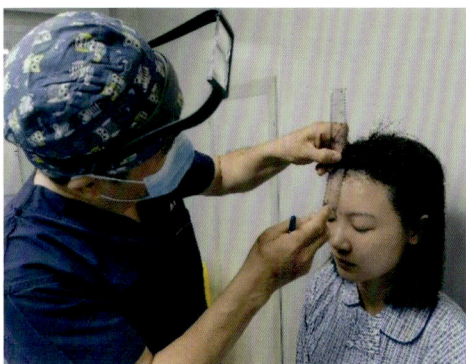

◀ 图12-4 根据面部三等分理论定位前发际线中点

用虚线连接这五个点形成新的发际线轮廓（图 12-6），使其形态为波浪形，也可以设计几个小的凸起，但美人尖的设计不能太大、太尖，否则会显得不自然。

16. 术前如何根据患者的脱发情况个性化设计发际线？

个性化设计发际线不可以按照三庭五眼的比例来设计，设计的核心是要根据患者的脱发面积、脱发级别、原生发生长情况、后枕部供区密度、整体头发分布密度及患者的种族、性别、年龄、脸型、职业、气质、爱好和意愿等因素，为患者设计出最符合患者实际情况并能产生视觉美感的发际线，制定个性化的手术方案（包括毛囊种植区的范围、密度、毛流方向等）。医师术前要与每位患者进行充分沟通，了解患者对发际线的要求。让患者坐在镜前，医师用眉笔反复设计发际线，获得患者确认后，再重新标记边，形成最终发际线设计方案。

对脱发面积过大的患者，重建新的发际线要遵循"宁高勿低"的设计原则，通常将眉心向上 9～11cm 确定为前发际线中点的位置，两侧额颞角顶点、颞点视情况而定，个性化设计发际线的高低、宽窄和形态。切勿生硬僵直，其高低、宽窄和形态要与性别相适应，与面部轮廓相协调。

17. 为什么术前设计发际线要遵循"宁高勿低"的原则？

重建新的发际线应遵循"宁高勿低"的设计原则，要合理确定前发际线中点、两侧额颞角顶点、两侧颞点的位置。其原因有以下几点。

(1) 种植的头发是永久不脱落的，若术后种植的发际线位置过高，降低重建比较容易。反之若太低，要去除种植的头发则要大费周折。

(2) 男性雄激素性脱发是持续性的，随着年龄的增长，发际线会逐渐后移并变得越来越稀疏。如果设计的发际线太低，没有考虑到随着年龄的增大发际线可能后移的变化，等到患

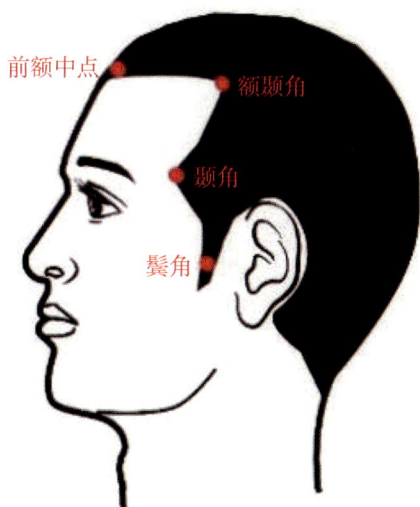

▲ 图 12-5　两侧额颞角顶点和颞点的定位

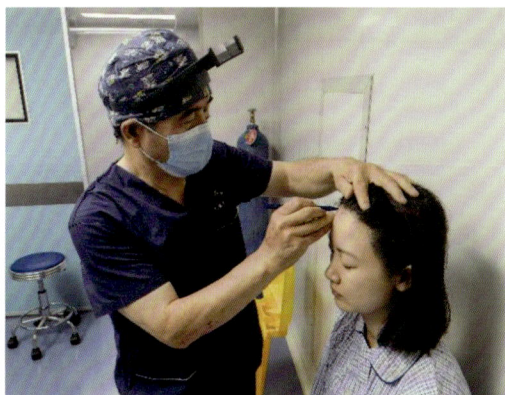

▲ 图 12-6　用虚线连接这五个点形成新的发际线轮廓

者年龄变大的时候，会显得很不自然，与同龄人格格不入。高位发际线的设计则没有这些问题。

(3) 发际线过低相对需要更多的头发来移植，但脱发患者后枕部供区的头发资源是有限的，毛囊资源不可再生，最好能保留一点"库存"以备将来使用。

(4) 有的患者已过不惑之年，发际线偏高一些设计符合自己的年龄，别人看着也不会别扭。

(5) 对脱发面积过大，后枕部毛囊资源不足的患者，需要在保证后枕部美观的前提下，尽可能多地提取毛囊，即要瞻前也要顾后，要将提取的有限毛囊资源均匀地种植在需要改善的脱发区，这样就需要将发际线设计偏高一些，将种植的密度降低一些。

综上所述，从长远来看，术前设计发际线必须遵循"宁高勿低"的原则。

18. 如何给脱发面积较大的患者设计植发手术方案？

脱发面积较大的患者存在供区毛囊资源匮乏的现状，在设计植发手术方案时，必须思虑周全，在满足毛囊种植区美观的前提下，还要考虑毛囊提取区的美观，要根据患者后枕部的毛囊资源计算提取毛囊的数量，要根据发友秃发面积的大小合理分配毛囊种植的密度，尽可能把供区有限的毛囊资源移植到患者最需要的秃发部位，如前额发际区。决不能顾此失彼，把后枕部的头发给取秃了。

19. 男性发际线的设计有什么特点？

男性发际线设计重点在发际线的形状及和颞角、鬓角的衔接。男性发际线基本设计有三种。

(1) 方形发际线设计：发际线较平，中间和两侧额颞角处没有明显的高低起伏，从正面观呈现矩形的视觉效果。适合于年轻的男性。

(2) M形发际线设计：发际线额颞角处有较为明显的缺损，在低头45°时发际线呈现M形。适合中老年男性。

(3) 延伸性发际线设计：含有颞角、鬓角的发际线设计，三处融为一体，彰显男性的魅力。适合所有年龄段的男性。

20. 女性发际线的设计有什么特点？

女性发际线的设计除了弧度还要考虑线条的波浪和凸起。女性发际线的基本设计常见有三种（图12-7）。

(1) 简单圆弧形发际线。额颞角成角不明显，无论从正面还是从侧面看，均可使额头显得饱满。

(2) 带有美人尖的圆弧形发际线。

(3) 有凸有凹的花瓣形锯齿状发际线。

二、毛囊种植区（受区）的设计和准备

21. 术前如何进行毛囊种植区（受区）的设计画线？

患者术前各项检查正常后，医师根据头皮毛囊检测结果和患者脱发的实际情况，依据三庭五眼的审美标准和患者共同设计发际线和需要种植的范围。

用测量尺和记号笔设计发际线（图 12-8），描绘出毛囊种植区（受区）的范围，测量秃发区的面积，确定不同区域毛发的密度，计算出需要移植毛囊单位的数量。根据后枕部头发的密度计算出需要毛囊提取区（供区）的面积，并画线固定。然后进行术前备皮，防止造成取材不足或取材过剩的尴尬。

22. 如何为患者计算受区（种植区）需要移植 FU 的数量？

本书主编乔先明主任为患者计算受区（种植区）需要移植 FU 的数量有两种方法。

(1) 第一种方法（精确法）

① 医师依据三庭五眼的审美标准和患者共同设计发际线和需要种植的范围。

② 将安有保鲜膜的测量箍放置在种植区，用画线笔在保鲜膜上描绘出需要种植的范围（图 12-9）。

③ 将安有保鲜膜的测量箍放置在刻度板上计算出种植区不同脱发区域的面积（种植区一般分为秃发区、稀疏区与原生发衔接区三个部分）× 不同区域需要种植的毛囊密度 = 不同脱发区域要移植的毛囊单位数量（图 12-10）。

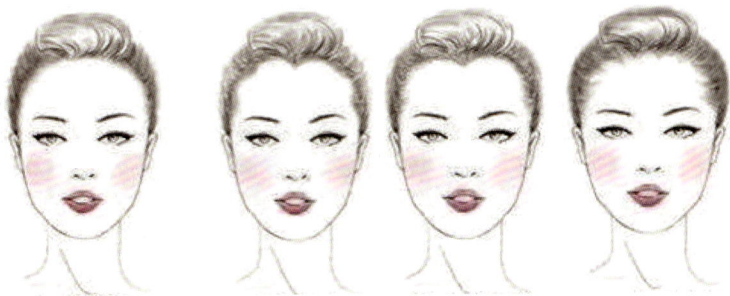

圆弧形　　　　花瓣形　　　　美人尖形　　　　不规则形

◀ 图 12-7　女性发际线设计形状

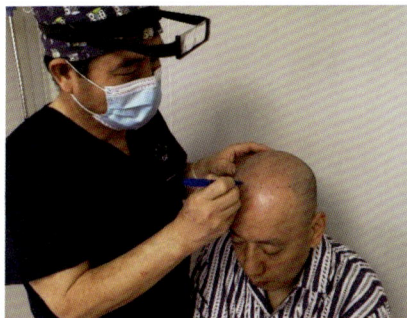

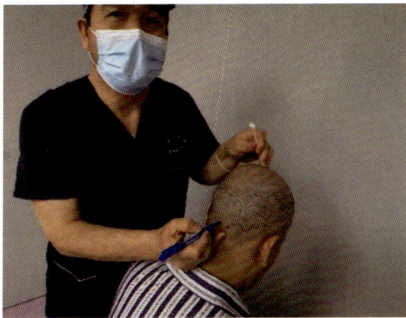

◀ 图 12-8　设计发际线，画出需要种植部位的范围

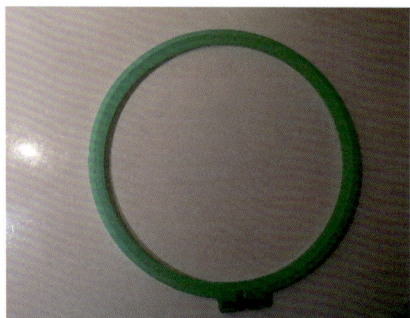

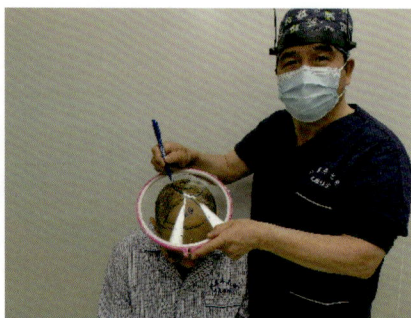

◀ 图 12-9　将安有保鲜膜的测量箍放置在种植区，用画线笔在保鲜膜上描绘出需要种植的范围

④ 不同脱发区域需要移植的毛囊单位数量相加 = 整个种植区需要移植毛囊单位的总数（图 12-11）。

例如，测量出受区（种植区）需要移植的面积为 50cm² × 每平方厘米需要移植 FU 的密度为 40FU/cm²= 受区（种植区）需要移植 FU 的总数量为 2000FU。

(2) 第二种做法（估算法）

① 医师依据三庭五眼的审美标准和患者共同设计发际线和需要种植的范围。

② 观察患者种植区域的面积，对照脱发级别图谱，判断出患者脱发的级别，根据患者脱发的级别，估算出需要移植 FU 的数量（图 12-12）。

例如，对照脱发级别图谱，判断患者脱发的级别为三级脱发，脱发级别图谱提示三级脱发需要移植 2000FU 左右。

23. 如何根据移植 FU 的数量收取患者的手术费用？

计算出整个种植区需要移植 FU 的总数量 × 本医疗机构移植 1 个 FU 的定价 = 患者的植发

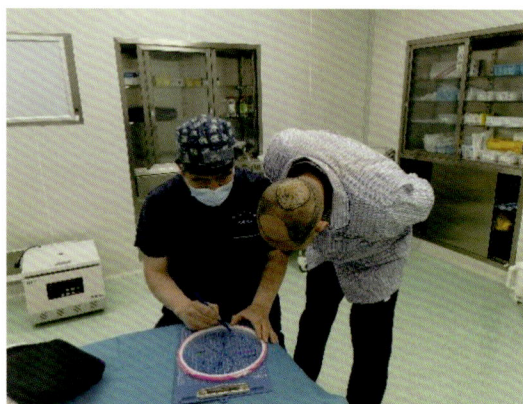

▲ 图 12-10　将安有保鲜膜的测量箍放置在刻度板计算出种植区不同脱发区域的面积

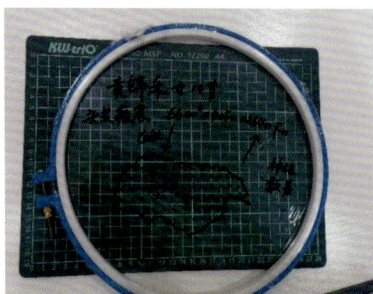

▲ 图 12-11　用画线笔在保鲜膜上描绘出种植的范围，计算需要移植毛囊单位的数量

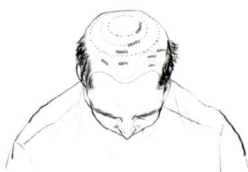

毛囊种植区示意图

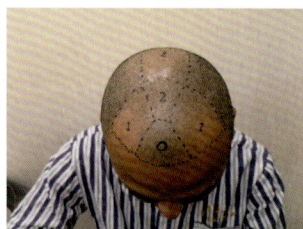

▲ 图 12-12　根据患者脱发的级别，估算出需要移植 FU 的数量

手术费用。

例如，计算出需要移植 FU 的数量 2000FU× 移植 1 个 FU 的定价 20 元＝需要收取患者的植发手术费用 4 万元。

这里需要说明的是：目前大多数植发机构收取患者植发手术的费用都是按照移植毛囊单位的数量收取的，而非移植头发的根数。

24. 自体毛发移植术前受区（毛囊种植区）如何备皮？

本书主编乔先明主任认为：做自体毛发移植手术，患者供区（后枕部毛囊提取区）和受区（毛囊种植区）最好是选择剃发。如果患者要求行不剃发植发，这也是可以的，但进行长发提取和种植的速度会减慢，只适合小面积自体毛发移植。

通常受区（毛囊种植区）备皮有以下三种方式。

(1) 如果患者不介意，最简单快捷的方式是选择剃光头，这样更方便毛发移植医生对 FU 的提取和对 FUG 种植。

(2) 剃去受区部分头发，方便种植毛囊时秃发区与有发区的衔接过渡。

(3) 受区不剃头发，常用于加密种植。

三、毛囊提取区（供区）的设计和准备

25. 如何根据需要移植 FU 的数量估算后枕部毛囊提取区（供区）需要的备皮（剃发）面积？

本书主编乔先明主任的做法如下。

需要种植的 FU 总数量 ÷ 测算后枕部每平方厘米 FU 的密度 ×4＝ 后枕部供区（取发区）需要的备皮面积（即提取供区 25% 的毛囊，术后虽然供区的密度减低了，但肉眼不容易察觉）。可在枕颞部入发际 6～8cm 的优势供区范围备皮面积内绘制网格，设置每个网格的提取上线，将提取密度设定为 15～25FU/cm²，这样有助于均匀提取，降低某一区域过度提取的风险（图 12-13）。

例如，需要种植的 FU 总数量为 2000FU ÷ 测算后枕部每平方厘米 FU 的密度为 80FU/cm²×4＝ 后枕部供区（取发区）需要的备皮面积为 100cm²。

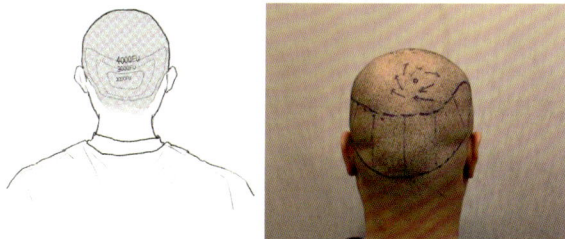

▲ 图 12-13　毛囊提取区的范围

26. 自体毛发移植术前毛囊提取区（供区）如何准备？

通常供区区域备皮有三种方式（图 12-14）。

(1) 如果患者不介意，最简单快捷的方式是剃去整个头部的毛发（剃光头），这样更方便毛发移植医生对 FU 的提取和对 FUG 种植。但是此方式对于女性患者会造成极大的外观困扰。

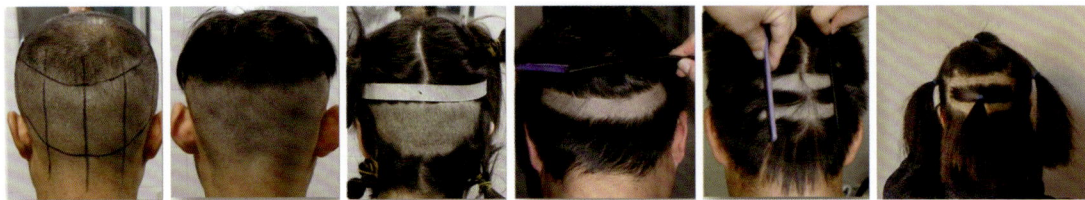

▲ 图 12-14　各种形式的供区备皮

(2) 仅在后枕部计划提取毛囊单位的区域剃去毛发，其余部位的头发仍然保留。

(3) 在供区剔除较窄的几条带状头发，该方法适用于拥有过肩长发的女性患者。取发区的上下缘和两侧仍保留原长，可以扎起来掩盖剃发区，相对提取速度也较快。

(4) 供区不剃头发，进行长发毛囊单位的提取。

27. 术前供区剃发的优点有哪些？

①可以完整地提取 FU。②方便在整个供区均匀获取 FU。③对毛发密度较低的区域可以不进行额外的提取。④术后护理更方便。

28. 术前供区剃发一般应留存的毛干长度是多长？

(1) 种植头发时，在枕颞部入发际 6～8cm 的优势供区的头发应剃短至（留存毛干长度）0.5～2.0mm，这样方便医师对 FU 环套、解剖、提取。

(2) 种植眉毛、睫毛、胡须、体毛时头发应剃短至（留存毛干长度）3～5mm，这样虽然不利于医师对 FU 的环套、解剖、提取，但有利于种植眉毛、睫毛、胡须、体毛过程中医师对 FU 种植方向的把控和术后即刻的美观效果。

29. 术前对供区的毛发颜色和卷曲度有什么要求？

浅色头发（尤其是白发）由于和皮肤颜色接近，会大大增加 FUE 环钻针头套取毛囊的难度，建议这部分患者术前 1～2 天将头发染至黑色后再行毛发移植术。

卷曲的头发会增加 FUE 钻取难度，毛发卷曲程度越高，毛囊离断率就越高，所以不建议患者术前进行烫发。

四、自体毛发移植所需医护人员及分工

30. 完成一台自体毛发移植手术需要哪些医护人员？分工是什么？

FUE 技术自体毛发移植需要 4 人团队：毛发提取医师 1 人、毛发分离护士 1 人、毛发种植医师 1 人、巡回护士 1 人。

ARTAS-FUE 技术自体毛发移植需要 7 人团队：在 FUE 技术 4 个人员的基础上，另外增加医生助理 2 人，UI 操作人员 1 人。

其作用是保证患者顺利实施自体毛发移植手术。

31. 施行自体毛发移植手术，手术室护士术前要做哪些准备工作？

自体毛发移植手术是医护团队人员分工协作、相互配合才能完成的。手术室护士术前一天要明确患者的手术项目，做好以下准备工作。

(1) 术前一天，手术室护士要在冰箱的冷冻室里放置 4 个冰盒做冷冻准备，要在冰箱的冷藏室里放置 6 瓶 0.9% 氯化钠注射液 250ml 做冷藏准备，以供第二天手术使用（因为毛囊需要低温湿润保存）。

(2) 术前一天，手术室护士要消毒好植发手术包，准备好植发所需设备和耗材〔如医护用洗手衣裤，一次性口罩帽子，头戴式放大镜，毛囊钻取机，消毒药品（碘伏、乙醇），麻醉药品（盐酸利多卡因、肾上腺素），0.9% 氯化钠注射液，一次性注射器（1ml、5ml、20ml），红霉素软膏，棉垫，弹力绷带，宽胶布等〕。

(3) 手术前 30 分钟器械护士要进入手术室刷手、穿手术衣、戴无菌手套、整理器械台，与巡回护士共同清点器械物品，由巡回护士记录。

32. 施行自体毛发移植手术，手术室护士术中要做哪些工作？

术中器械护士要协助医师进行手术区皮肤消毒铺单，积极主动配合医师手术并管理手术器械。

术中巡回护士要对医护人员进行无菌技术监督。术者肩以上、腰以下、背部为有菌区，手术台面以下为有菌区，手术人员的手及无菌器械物品不可接触。不能从后背传递器械，手套破损要立即更换，肘部或上肢接触了有菌区应带袖套或更换手术衣，手术区、器械台无菌巾浸湿要立即加盖无菌巾，术中被污染了的器械物品应单独存放，不可用于无菌区。

33. 施行自体毛发移植手术，手术室护士术后要做哪些工作？

术后器械护士要整理和清洗术中使用的器械，将手术器械用清水冲洗干净，然后烘干涂油打包、放回器械柜。感染手术的器械要按照一定的程序处理，擦去血迹之后可用药液浸泡或煮沸初步消毒，然后流动水冲洗干净，再高压蒸汽灭菌。特殊感染的敷料要集中焚毁。

术后巡回护士要填写好护理记录，护送患者到留观室休息，告知患者术后用药、换药时间和术后注意事项。

34. 手术室急救车必备药品有哪些？

急救车应按标准准备好急救药品以备抢救患者使用，其必备药品有去甲肾上腺素（正肾素）、肾上腺素、异丙肾上腺素、尼可刹米、洛贝林、利多卡因、阿托品、地西泮（安定）、地塞米松、山莨菪碱、20% 甘露醇、碳酸氢钠（小苏打）、50% 葡萄糖、胺碘酮、二羟丙茶碱（喘定）、多巴胺、多巴酚丁胺、去乙酰毛花苷、呋塞米、异丙嗪等。

35. 手术室急救车必备物品有哪些？

急救车应按标准准备好急救物品以备抢救患者使用，其必备物品如下：抢救记录本、圆珠笔、氧气袋、简易呼吸器、口咽通气道（管）、给氧鼻导管、麻醉喉镜、舌钳、吸痰装置、吸氧装置、压舌板、开口器、导尿包、静脉切开包、气管切开包、胸外心脏按压板、注射器（1ml、2ml、5ml、10ml）、输液器、输血器、一次性使用头皮针、留置针及留置针敷贴、无菌手套、无菌棉棒、血压表、听诊器、叩诊锤、手电筒、电插排、绷带、纱布、胶布、砂轮、剪刀等。

第 13 章
头皮解剖和麻醉的问与答

良好的麻醉是手术成功的前提。医师要充分熟知头皮的解剖结构、麻醉用药、注射方法，确保自体毛发移植手术全过程的麻醉安全。

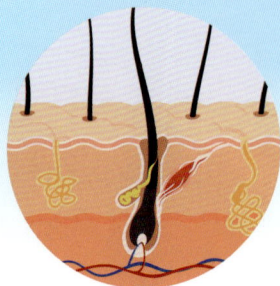

一、头皮的解剖

1. 颅顶部是如何分区的？

颅顶部分为额顶枕区和颞区。额顶枕区前为眶上缘，后为枕外隆凸和上项线，两侧以颞线与颞区为界。颞线与颧弓之间为颞区。头皮是覆盖于颅骨之外的软组织，是头发的"土壤"。

2. 额顶枕区软组织的解剖结构是怎样的？

额顶枕区软组织在解剖学上共有五层（图 13-1），由浅及深依次为皮肤、皮下组织、颅顶肌及帽状腱膜、腱膜下疏松结缔组织和颅骨外膜。前 3 层紧密相连，不易分离，外科上视为一层，称作头皮，其厚度为 5～6mm。

(1) 皮肤：由表皮和真皮组成，较身体其他部分的皮肤厚而致密，并借坚韧的纤维组织连于其下的帽状腱膜。含有丰富的血管、淋巴管及大量的毛囊、皮脂腺和汗腺。如皮脂腺的排泄管闭塞时，偶尔发生皮脂腺囊肿，也是疖肿的好发部位。头皮毛囊经表皮、真皮深入到皮下组织内。毛发斜向上生长，其方向因部位而异。

(2) 皮下组织：由坚韧而致密的结缔组织组成。结缔组织将皮肤与帽状腱膜和颅顶肌紧密连在一起，形成无数小隔障，内含脂肪、血管和神经等。这些组织上的特点使头皮感染时渗出物不易扩散，红肿也多限于局部，但是神经末梢可迅速受压引起剧痛。由于皮下结缔组织缺少伸缩性且与其内血管壁结合紧密，所以该层血管断裂或切断时不易回缩，出血剧烈，需施行压迫止血。头皮裂伤如未伤及帽状腱膜，伤口并不裂开，若伤口裂开说明已深达帽状腱膜。

(3) 颅顶肌及帽状腱膜：颅顶肌包括额肌与枕肌。前额为额肌，起自眉和鼻根处皮肤、浅筋膜及眼轮匝肌中；后端为枕肌，起自枕骨粗隆和上项线；中间有腱膜相连，称为帽状腱膜，厚而坚韧。其两侧与颞筋膜相连，没有

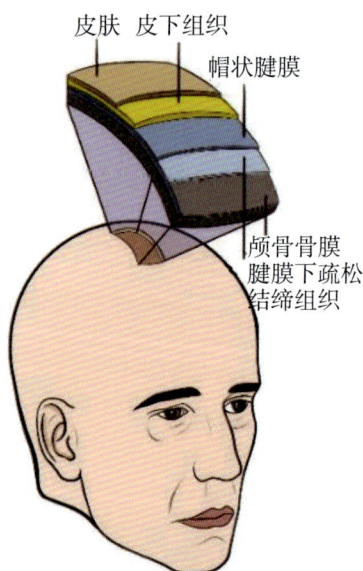

▲ 图 13-1　头皮的解剖分层

明显分界线。

(4) 腱膜下疏松结缔组织：又称腱膜下间隙，为一薄层蜂窝状结缔组织，其内有许多小动脉入导静脉，头皮静脉借导静脉与颅内静脉窦相通。如发生感染易于扩散，是头皮的"危险区"。由于此层组织稀松，该层内发生的积血、积脓或积液，可迅速蔓延至全部颅顶。如积血严重时，眼睑处皮下出现淤血。在头皮撕脱伤时，沿此层可将前 3 层（头皮）整片撕脱。

(5) 颅骨外膜：此为颅骨的外层骨膜，薄而致密，在骨缝处与骨紧密相连，其他处骨膜与颅骨间有疏松结缔组织存在，除骨缝处外，易将骨膜自颅骨剥离。

3. 颞区软组织的层次结构是怎样的?

颞区的界限：上为颞线，下为颧弓上缘，前为颧骨额突和额骨颧突，后为乳突基部和外耳门。颞区软组织在解剖学上共有五层：由浅入深为皮肤、皮下组织、颞筋膜、颞肌和骨膜。

(1) 皮肤：前部较薄，能移动，后部较厚。

(2) 皮下组织：皮下脂肪很少，其内有颞浅动、静脉、耳颞神经、颧神经和面神经的分支。做颞区皮瓣应包括颞浅动、静脉及耳颞神经，以保证皮瓣的存活及保留原有感觉。

(3) 颞筋膜：分为颞浅筋膜与颞深筋膜两部分。颞浅筋膜为帽状腱膜的延续，筋膜很薄。颞深筋膜坚韧而致密，起自颞上线，向下分为内、外两层，分别附着于颧弓的内、外面，其间夹有脂肪组织与颞中动、静脉，称为颞筋膜间隙。

(4) 颞肌：起自颞线和颞深筋膜，呈扇形向下变成腱，与颞深筋膜一起止于下颌骨冠突，由于颞肌强而有力，再加上其浅面的坚韧致密的颞深筋膜，对已切除骨质的颅脑起到保护作用。

(5) 骨膜：薄而致密与颅骨紧密相连，除骨缝外，易将骨膜与骨分离。

4. 头皮的结构特点有哪些临床意义?

由于头皮的结构特点，在进行自体毛发移植手术时，应注意以下几点。

(1) 头皮手术的麻醉：头皮的神经位于皮下组织内，彼此间相互吻合，相邻的神经分布区相互重叠。因此，手术时仅在一处施行单纯的局部阻滞麻醉，一般不能获得满意的效果。宜采用环形封闭麻醉，方可获得满意的麻醉效果。

(2) 枕部头皮伸缩性强：由于枕部头皮伸缩性强，故可以在枕部行头皮条切取制备毛囊单位用于秃发区的种植，一般切除宽度 1cm 不加分离就能拉拢缝合。

(3) 头皮手术时的止血：头皮血供丰富，术后不容易发生感染，但手术时出血多，在行头皮条切取手术中多以压迫止血、快速缝扎止血和头皮血管夹止血为主，不主张用止血钳或丝线结扎止血。

(4) 提取毛囊的方向：由于头皮毛发的毛囊深入至皮下组织，毛根都是以斜行方向穿出头皮表面，所以用电动毛囊单位钻取机钻取毛囊时，宜与毛发生长方向平行，否则会造成毛囊损伤。

5. 头皮是如何分区的?

在施行自体毛发移植手术时熟悉头皮的分区是非常重要的。在雄激素性脱发患者中，脱发被划分成为以下四个主要区域：前发际线区；前额核心区；头皮中间区；顶区。其余的是这四个分区之外的小分区（图 13-2）。

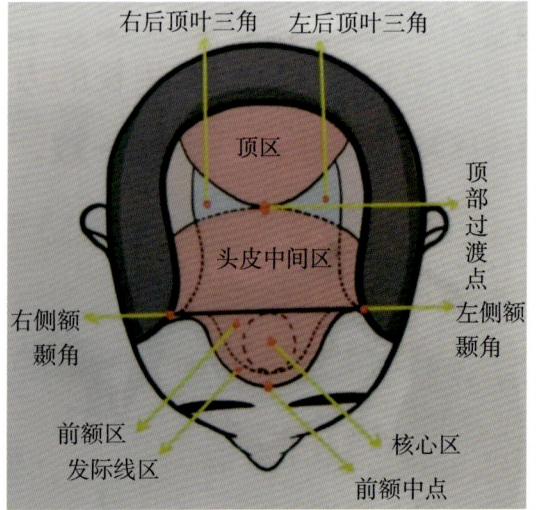

▲ 图 13-2　头皮各分区和标志

(1) 前发际线区。此区是从无发的前额到毛发相对密集区域的过渡区，也是决定面部轮廓的主要区域，一般宽度为 6～10mm。

(2) 头皮前额区。这个区域是前发际线区向后、向两侧到额颞角的连线之间的区域。前发际线区、前额区和头皮中间区的前缘一起被认为是毛发移植的前移植区，同时适当修饰移植头皮中间区后缘和顶区，设计成一个自然过渡的移植带。

(3) 前额核心区。此区是位于头皮前额区前正中处的一个圆形小块区域，前方紧邻前发际线区。前额核心区的重要性在于该处的头发最能影响人的面部轮廓和特征。因此，对大多数人来说，毛发移植时应尽可能在前额核心区移植最高密度的毛发。

(4) 头皮中间区。这是头顶部相对水平的区域，它的边界在两侧位于颞部和顶部头发的边缘，前方边界是连续两侧额颞角的连线，后方位于顶区边界线的前缘。

(5) 头皮顶区（冠区）。此区是雄激素秃发患者最靠后的区域。以头发生长方向形成的发旋为标志，类似于圆形或者椭圆形。它的后边界是枕缘头发的最上边缘。在男性脱发早期，头顶部只有中心很小面积的头发稀疏，发展到 Norwood-Hamilton 分级Ⅶ级后，犹如一面垂直的墙，整个区域的毛发全部脱落。

(6) 后顶叶三角区。此区是头皮中间区侧后方的两个三角形区域，在此区域由相对水平的平面向下方垂直倾斜的平面过渡。

(7) 侧缘过渡带（折痕区）。此区是沿着头发中间区两侧前后走向的比较狭窄的区域，既是平面变化的过渡区，又是毛发生长方向变化的过渡区，通常在这里能够发现患者头部变化的"自然部分"，它的位置和两眼外眦距离相等。另外，此区如果有残留头发，在其下方头发向其前下方生长，中间向正前方，上方区域则向前内侧生长。

二、头皮的血管和神经

6. 头皮有哪些血管神经?

头皮动脉供应丰富，主要来自颈内、外动脉的分支，分为前、侧、后三组，有伴随的静脉和神经。前组为颈内动脉的分支眼动脉、眶上动脉、滑车上动脉及伴随的静脉、神经；侧组为颈外动脉的分支颞浅动脉、耳后动脉及伴随的静脉、神经；后组为枕动脉、静脉和枕大、枕小神经。

眶上神经是三叉神经分支中额神经的一个较大的感觉分支，左右眶上神经支配着前额部两外眦之间由发际线到"人字文"区域的感觉。紧靠眶上神经内侧有滑车上神经，尽管滑车上神经也是额神经的分支，但是解剖研究发现，滑车上神经对于头皮毛发生长区并无感觉支配。头皮感觉则由多个神经的分支混合共同支配，包括颧颞神经、耳颞神经、枕小神经、枕大神经。

所有支配头皮的感觉神经都与它们同名的动、静脉伴行，这些神经干走行时以与轴向平行方向发出分支，支配纵向条状的特定区域的头皮感觉，神经的终末支穿过连接帽状腱膜与皮肤的纤维隔到达皮肤层（图 13-3）。

7. 眶上神经的解剖是什么？感觉支配区在哪里？

眶上神经与眶上神经动、静脉伴行，在眶上缘水平由眶上切迹（或眶上孔）离开眼眶。眶上切迹在瞳孔内侧缘垂线和眶上缘交界稍内侧，或是眶上缘内、中 1/3 交界处。眶上神经在出眶前很少分叉，如果在出眶前就分叉则可能同时存在两个眶上切迹（或眶上孔），这在临床上需要注意。

眶上神经出眶后一般分为走行较浅的内侧支和走行较深的外侧支。内侧支发出众多分叉穿过额肌，支配"冠状文"水平之前的头皮及前额皮肤感觉；而外侧支则先向外侧走行于帽状腱膜与骨膜之间，到达上颞线位置之后转向内侧并开始浅出，在"冠状文"水平分叉支配发际线向后至"人字文"区域的部分头皮感觉。

8. 枕大神经的解剖是什么？感觉支配区在哪里？

第 2 颈神经背侧支是颈神经背侧支中最大的一支，它在近颈后中线部穿出头半棘肌向上外侧走行于头半棘肌及斜方肌之间，走行至枕骨隆突外侧 2～3cm 处，在靠近斜方肌腱膜起始部穿出腱膜及深筋膜浅出至皮下形成枕大神经（与枕动脉伴行），分成 2～5 支，参与支配后枕部直至头顶部的头皮感觉。枕大神经同时与耳大神经、枕小神经、耳后神经、眶上神经

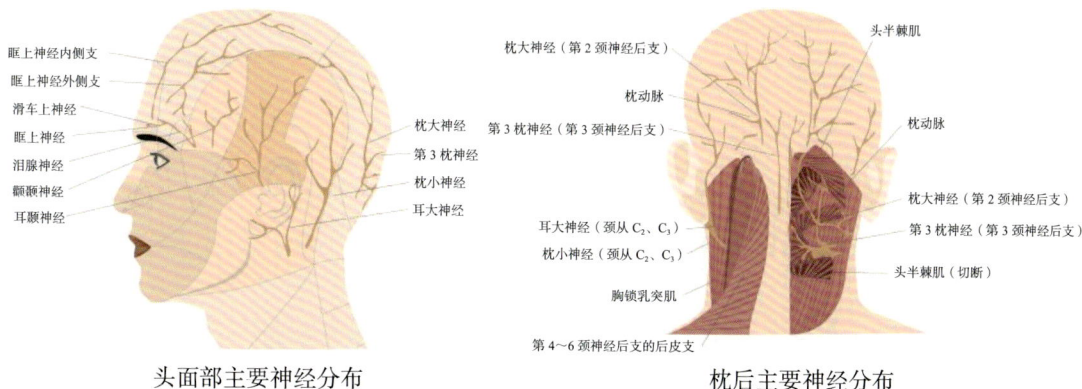

头面部主要神经分布　　　　　　　枕后主要神经分布

▲ 图 13-3　头皮主要感觉神经分布

和第 3 枕神经存在共同的皮肤感觉交叉支配区。

三、自体毛发移植的麻醉用药

9. 麻醉在自体毛发移植手术中的重要性是什么？

自体毛发移植手术时间长，通常需要 4～8 个小时才能完成。良好的麻醉会使患者的手术进行得更加顺利，能使患者在整个手术过程中感到舒适，更加人性化，是保证手术成功的第一步。自体毛发移植术通常以局部麻醉为主，是由手术医师亲自实施的，要求医师必须掌握麻醉药物的作用机制、持续时间、使用剂量、潜在毒性，以及对不良反应的防治措施。

10. 自体毛发移植麻醉前用药有哪些？

自体毛发移植通常使用局部麻醉，患者是在清醒状态下实施手术，术前可能会有紧张、恐惧，应根据患者的具体情况口服镇静和镇痛药物。

常用的镇静药及镇痛药有以下四种。

(1) 艾司唑仑片，为镇静催眠药、苯二氮䓬类抗焦虑药，白色片，可引起中枢神经系统不同部位的抑制，随着用量的加大，临床表现可自轻度的镇静到催眠甚至昏迷。成人常用量：镇静，一次 1～2mg，一日 3 次；催眠，1～2mg，睡前服；局部麻醉前用药，可在术前半小时口服 1～2mg，如若过度紧张，引起失眠，可在术前第一天晚上加服 2mg。

(2) 地西泮，有抗焦虑、镇静、催眠、抗惊厥和中枢性骨骼肌松弛作用。临床用于焦虑症及各种神经官能症，能够明显消除患者的精神紧张、焦虑及不安等症状。也用于失眠和各种原因引起的肌肉痉挛及癫痫发作的治疗，尤其对癫痫持续状态具有显著疗效，为首选药物。成人常用量：①抗焦虑，口服，成人 2.5～5 毫克 / 次，3 次 / 日，严重状态可增至 5～10 毫克 / 次，3 次 / 日；②治疗失眠，口服，成人 5～10 毫克 / 次，睡前服。

(3) 芬太尼为阿片受体激动药，属强效麻醉性镇痛药，药理作用与吗啡类似。适用于各种疼痛及外科、妇科等手术后和手术过程中的镇痛；也用于防止或减轻手术后出现的谵妄；还可与麻醉药合用，作为麻醉辅助用药。

(4) 曲马多为非阿片类中枢性镇痛药，但与阿片受体有很弱的亲和力。通过抑制神经元突触对去甲肾上腺素的再摄取，并增加神经元外 5- 羟色胺浓度，影响痛觉传递而产生镇痛作用。其作用强度为吗啡 1/10～1/8。无抑制呼吸作用，依赖性小，镇痛作用显著。

11. 局部麻醉药是如何起作用的？有哪些分类？

局部麻醉药（简称局麻药）是通过对神经轴突上细胞膜钠通道的阻滞，使钠通道失活，从而阻止神经纤维的去极化，达到麻醉作用。一般来说，麻醉效果与所作用的神经纤维的直径、髓鞘及其传导速度直接相关。

局麻药在化学结构上由三部分组成，即芳香族环、中间链和胺基团，中间链可为酯链或酰胺链。根据中间链结构的不同，可将局麻药分为两类。

第一类为脂类，结构中具有 –COO– 基团，属于这一类的药物有普鲁卡因，丁卡因等。

这类局麻药都是通过血浆中的拟胆碱酯酶被迅速分解代谢，因此如患有拟胆碱酯酶不足，就容易在正常治疗剂量发生中毒。

第二类为酰胺类，结构中具有 –CONH– 基团，属于这一类的药物有利多卡因，布比卡因，甲哌卡因，丙胺卡因等。与脂类麻醉剂相比，酰胺类麻醉剂较少过敏，且麻醉效果更强，起效更快，持续时间更长，因此往往被更广泛地应用。由于酰胺类麻醉剂是在肝脏代谢的，所以有肝脏疾病容易出现酰胺类麻醉剂中毒症状。

脂类和酰胺类这两类局麻药没有交叉反应，所以酰胺类麻醉剂可以安全地使用于对脂类麻醉剂过敏的患者。

12. 盐酸利多卡因的作用和用法是什么？

(1) 作用：本品为酰胺类局部麻醉药，在组织内弥散快且广，穿透性强，麻醉强度约为普鲁卡因的 2 倍，其毒性随浓度上升而增强。尚有抗心律失常作用，对室性心律失常疗效较好，作用时间短暂，无蓄积性，并不抑制心肌收缩力，治疗量下血压不降。

(2) 用法用量：利多卡因是自体毛发移植手术最常使用的局部麻醉药。注射后 2～4 分钟起效，单独使用时作用持续时间为 30～60 分钟，与肾上腺素合用其作用持续时间可达 120 分钟。在自体毛发移植手术中，通常 0.5% 利多卡因用于供区麻醉，1% 利多卡因用于受区麻醉。对于局部浸润麻醉，一般推荐盐酸利多卡因的使用剂量是最大每日总剂量（total daily dose，TDD）为 4.5mg/kg，当与肾上腺素合用时为 7.0mg/kg。注射剂，0.1 克 / 支（5ml）。

在毛发移植手术中，使用的麻醉药经常超过 TDD 而不会发生中毒反应。Unger 在数百名患者手术中使用局部麻醉药剂量超过 TDD，未发现有毒性反应的临床表现。他认为这主要是由于手术中阶梯型使用麻醉药及配合高浓度的肾上腺素这两个因素。在尚没有确切的（通过大量的临床研究依据制定的）局麻药在毛发移植手术中的临床使用标准出现以前，医师在确定手术中将要使用的利多卡因最高剂量时，必须将多种因素考虑在内，包括患者的一般健康状况、体重、术中给药间隔、手术时间、术中使用肾上腺素的浓度和使用量、术中同时使用的其他局部麻醉药以及所使用的麻醉技术等，这样才能保证一个安全有效的使用剂量。

13. 盐酸利多卡因局部麻醉的不良反应和禁忌证有哪些？

(1) 不良反应：盐酸利多卡因可作用于中枢神经系统引起嗜睡、感觉异常、肌肉震颤、惊厥、昏迷及呼吸抑制等不良反应，可引起低血压及心动过缓。血药浓度过高，可引起心房传导速度减慢、房室传导阻滞及抑制心肌收缩力和心输出量下降。

(2) 禁忌证：对盐酸利多卡因过敏者，Ⅱ度或Ⅲ度房室传导阻滞，有癫痫大发作史者，肝肾功能严重不全者，休克患者，应禁止使用。

14. 盐酸利多卡因麻醉的并发症有哪些？应如何处理？

盐酸利多卡因是毛发移植外科中使用最多的麻醉药，患者出现利多卡因毒性反应，一般是由于药物过敏反应或利多卡因过量注入机体并被吸收所导致。通过一些手段可以减少局部用药的机体吸收，包括：①控制术中局部麻醉药使用总量；②同时应用血管收缩药物；③分次间隔注射局部麻醉药物；④避免将局麻药误注入血管；⑤严格注意心脏、肝脏、肾脏疾病对局麻药吸收的影响，必要时需减少用量。利多卡因局部麻醉可能出现的并发症及相应治疗措施见表13-1。

表13-1 利多卡因局部麻醉可能出现的并发症及相应治疗措施	
并发症	处理措施
头晕目眩、无力感、视物模糊	保持平卧位；下肢抬高；面罩吸氧；伴低血压者使用升压药
战栗、抽搐、神经兴奋性提高	地西泮10mg肌注或3～10mg静注；苯巴比妥或异戊巴比妥12mg/kg静注
面色苍白、呼吸窘迫、多汗、意识不清（昏迷）	保持平卧位；面罩吸氧；必要时行气管插管及辅助呼吸治疗；应用升压药
呼吸困难、痰鸣音、伴皮肤皮疹、抽搐（少见）	面罩吸氧；醋酸氢化可的松100～200mg静注；呼吸支持；硫喷妥钠或异戊巴比妥200～500mg静注；气管插管
呼吸停止（少见）	气管插管；呼吸支持；面罩吸氧；血压维持治疗

注：以上所有治疗药物剂量以平均体重60～70kg的成人计算。

15. 盐酸利多卡因过敏反应的症状有哪些？应如何处理？

在盐酸利多卡因局麻药过敏反应中，真正的IgE型过敏反应很少见，多数是血管迷走神经性或精神性过敏反应，有一部分患者对成品局麻药中对羟基苯甲酸酯类防腐剂及亚硫酸钠等微量成分发生过敏，但是真正对利多卡因本身过敏的情况是极少见的。

这里需要强调的是血管迷走神经性反应（vasovagal reaction）。血管迷走神经性反应可能是在毛发移植中最常见的急性副反应，它是自主神经系统对外界刺激的一种自主反应，可引发心动过缓、血管扩张及低血压，表现的典型早期症状包括虚弱、出汗、面色苍白和恶心，症状也可能会迅速发展到接近或完全晕厥。在严重反应中，一些强直阵挛性肌肉收缩也可能发生，这时容易被误诊为癫痫发作。可引发血管迷走神经性反应的因素很多，包括疼痛、恐惧、情绪紧张、晕血等。在自体毛发移植中，血管迷走神经性反应多发生在行局部麻醉或供区毛囊提取过程中，而那些保持坐姿的患者则更加容易出现血管迷走神经性发作的症状。医师应告诉患者，如果患者在术中有恶心或头重脚轻的感觉，应当马上告诉医务人员，医师对这类信息要保持高度警觉，明确诊断后立即采取行动，避免更严重的情况发生。有血管迷走神经性反应病史的患者再次发生的风险更大，更加应该在术中密切观察。治疗主要包括放置患者仰卧位或头低脚高位、吸氧等；条件许可情况下，小心地吸入少量芳香氨醑也被证明有治疗效果。一般无须特殊的药物治疗，患者多可自行缓解。预防是在术前口服地西泮，减少患者在注射或手术时的焦虑和恐惧反应。

尽管利多卡因局麻药过敏十分罕见，但一旦出现，症状往往较为严重，包括快速意识丧失、伴随呼吸抑制或停止，循环衰竭等，治疗上包括立即进行心血管支持治疗、复苏治疗等，这要求整个医疗团队必须十分熟悉心肺复苏技术，并且具备立即分工救治的能力。

过敏反应也有可能是由于将含肾上腺素利多卡因注射液误注入血管中导致肾上腺素过量吸收引起的，如心动过速、房颤、过度通气及头部疼痛等表现，进一步还可能伴随出现胸痛、皮肤红斑、循环衰竭等表现，严重时甚至会出现间歇性的抽搐、感觉恶心及呼吸困难等。处理上包括：患者保持仰卧位（或俯仰位）、静脉注射地西泮 10～20mg、开放静脉通路备用、吸氧等。

伴随有心血管疾病的患者需要减少利多卡因用量，对于长期使用下列药物之一的患者也需要注意减少利多卡因用量：①吩噻嗪类抗精神病药物；②单胺氧化酶抑制药；③β 受体拮抗药。术前最好与患者之前嘱其用药的专科医师取得联系，商讨手术及麻醉对于此患者的安全性及药物停药和减量的可能性等，以减少局部麻醉的风险。

16. 盐酸布比卡因的作用和用法是什么？

盐酸布比卡因是自体毛发移植手术中常用的长效局部麻醉药，其麻醉时间比盐酸利多卡因长 2～3 倍，弥散度与盐酸利多卡因相仿，对循环和呼吸的影响较小，对组织无刺激性，不产生高铁血红蛋白，常用量对心血管功能无影响，用量大时可致血压下降，心率减慢。

单独使用时药效持续时间是 120～240 分钟，与肾上腺素结合使用时为 180～240 分钟。局部浸润 TDD 是 175mg，而结合肾上腺素时为 200mg。通常使用 0.25% 盐酸布比卡因行区域浸润麻醉，使用 0.5% 盐酸布比卡因行外周神经阻滞麻醉。将利多卡因与布比卡因结合使用，可以使麻醉起效迅速，并具有更长的麻醉持续时间。注射剂量：12.5 毫克 / 支（5ml），25 毫克 / 支（5ml），37.5 毫克 / 支（5ml）。

17. 盐酸布比卡因的不良反应和禁忌证有哪些？

不良反应：少数患者可出现头痛、恶心、呕吐、尿潴留及心率减慢等。如果出现严重不良反应，可静脉注射麻黄碱或阿托品。过量或误入血管可产生严重的毒性反应，一旦发生心肌毒性几乎无复苏希望。

禁忌证：肝肾功能不全，低蛋白血症，对本品过敏者应禁止使用。

四、自体毛发移植的麻醉和注射方法

18. 自体毛发移植手术采用的是局部麻醉还是全身麻醉？手术是否疼痛？是否会对大脑产生影响？

自体毛发移植手术通常采用的是局部麻醉，患者处于清醒状态，注射局麻药进针的时候会有疼痛的感觉，程度因人而异，患者通常都可以承受。

自体毛发移植手术虽然是在头部进行，但只是颅骨外面的头皮手术，与大脑没有关系，不会对大脑有任何不良影响。

19. 自体毛发移植手术为什么不采用全身麻醉？

自体毛发移植手术属于门诊微创皮毛手术，是《医疗美容项目分级管理目录》美容外科项目里面的一级项目，属于操作过程不复杂、技术难度和风险不大的美容外科项目，通常不需要用全身麻醉。因为全麻费用高、风险高、需要插管导尿，另外自体毛发移植手术需要患者变换体位随时配合医师提取毛囊和种植毛囊，也不适用采用全身麻醉。

20. 如何进行自体毛发移植的区域神经阻滞麻醉？

区域神经阻滞麻醉可以减少局部麻醉药的使用量，麻醉起效快，维持时间长。在毛发供区，主要感觉神经包括耳大神经、枕小神经、枕大神经、第三枕神经，在自体毛发移植手术中，这些神经在体表缺少明确的解剖标志，只有枕大神经阻滞麻醉在临床上使用的比较多，效果也很好。在毛发受区，眶上神经阻滞麻醉的应用被认为是简单而有效的。

21. 什么是头皮环形封闭麻醉？

头皮环形带状浸润阻滞麻醉，是最常应用于自体毛发移植供区及受区的麻醉技术。在后枕部供区，主要感觉神经由下后方进入，故区域阻滞麻醉主要集中在供区的下缘即可。在前额头顶受区，主要感觉神经则是由前方发出进入受区，所以区域阻滞麻醉需集中在受区的前缘。为了有效麻醉颞区和顶区，区域浸润阻滞麻醉带需要沿术区周缘由受区前缘向后方延伸，直至和供区的区域阻滞麻醉带相连，即形成头皮环形封闭麻醉。由于头皮部的神经支配主要是由滑车上神经、眶上神经、颧颞神经、耳颞神经、耳大神经、枕小神经、枕大神经、第三枕神经等组成，这些神经的主干都是由发际线以下部位发出环绕整个头皮，故沿前后发际线做一环形带状浸润阻滞麻醉，整个头皮就会有很好的麻醉效果，本书主编乔先明主任称这种麻醉技术为自体毛发移植的"头皮环形封闭麻醉"。

22. 在进行头皮环形封闭麻醉时如何减轻患者的疼痛？

患者进入毛发移植手术室后，尽管手术室环境安静舒适，有医护人员对其关怀体贴，但还是会有一些紧张。为了减轻注射麻药过程的疼痛，本书主编乔先明主任通常采取以下措施。

(1) 术前给予患者口服镇静剂，在麻醉注射区域冰敷、涂抹一些表面麻醉剂。

(2) 可使用螺口注射器安装较细的24～26G的针头，沿拟麻醉区域带的一端进针，将少量麻醉药液缓慢注射在真皮浅层，直到形成皮丘并向前推进2～3mm，在已形成皮丘边缘再次进针，进行相同层次相同剂量的麻药液注射，使用连续皮丘技术如此反复进行，直到形成一条坚实的麻醉带，进而完成头皮环形封闭麻醉。

(3) 在注射麻药过程中，要减慢注射速度，及时更换针头保持针头锋利，可使用手指或塑料针头盖或震动器（图13-4）在靠近麻醉区域部位行轻微而持续的震动刺激，以减轻注射麻药过程中患者的疼痛感。

(4) 在利多卡因中加入适量的碳酸氢钠以中和其酸性。

（5）将局麻药加热到 37℃ 左右注射。

23. 在局部麻醉药中加入少量的 0.1% 盐酸肾上腺素注射液有什么优缺点？

在局部麻醉药中加入少量的 0.1% 盐酸肾上腺素注射液的优点：①肾上腺素有血管收缩效应，可以减少术中创口出血，确保手术视野的清晰；②可以减少组织中局部麻醉剂的吸收，延长麻醉时间；③可以减少所需的

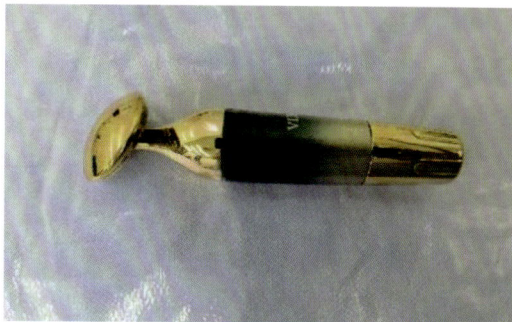

▲ 图 13-4　震动器

麻醉剂量及毒性作用。通常推荐的盐酸肾上腺素稀释浓度为 1 : 10 万或 1 : 20 万，即需要在 50ml 利多卡因溶液中分别加入 0.1% 盐酸肾上腺素注射液 0.5ml 或 0.25ml。

缺点：如果加入 0.1% 盐酸肾上腺素注射液剂量过大可引起一过性心动过速，血压升高。对于一般患者而言，短暂的心动过速不会引发严重的后果，但对有心脏疾病的患者将十分危险。所以术前应完善心电图检查及麻醉评估，术中要进行血压和心率的监测。

24. 如何对供区（取发区）进行局部消毒和麻醉？

（1）局部消毒：用 0.5% 碘伏消毒液消毒整个头部（包括所有毛发）及其外围 5cm 范围的皮肤，共 2 遍。然后铺盖无菌巾单。

（2）局部麻醉：良好的麻醉是手术成功的前提，本书主编乔先明主任的做法是在后枕部供区进行半环形带状封闭麻醉，其药物配比为 0.9% 氯化钠注射液 40ml+2% 盐酸利多卡因注射液 10ml+0.1% 盐酸肾上腺素注射液 0.25ml（其肾上腺素稀释浓度为 1 : 20 万）。然后在患者后枕部供区进行分区域注射肿胀液，立即用环钻解剖游离提取毛囊单位，依次反复进行操作，完成患者后枕部供区毛囊单位的提取。其肿胀液的药物配比为 0.9% 氯化钠注射液 50ml+2% 盐酸利多卡因注射液 5ml+0.1% 盐酸肾上腺素 0.25ml（其肾上腺素稀释浓度为 1 : 20 万）。注射肿胀液一定要足量，使注射区头皮饱满、手感发硬，这样有利于 FU 的提取，实现以最小的麻醉剂量达到最佳的麻醉效果，避免麻醉快速反应和利多卡因中毒的风险（图 13-5）。

25. 如何对受区（种植区）进行局部麻醉？

良好的麻醉是手术成功的前提，自体毛发移植受区（种植区）的局部麻醉需要根据种植的不同部位选择相应的麻醉方式，可使用一种或多种麻醉方式。对于大面积雄激素性脱发，可先行眶上神经阻滞麻醉，使额部皮肤麻醉，再行前额发际线区半环形带状封闭麻醉，然后在受区注射肿胀液。其药物配比同供区（取发区）的配比。如果是种植眉毛、睫毛，可在受区进行高浓度的局部浸润麻醉（图 13-6）。

本书作者乔先明主任的做法是注射肿胀液一定要足量，使注射区头皮饱满、手感发硬，这样有利于 FUG 的种植，实现以最小的麻醉剂量达到最好的麻醉效果。

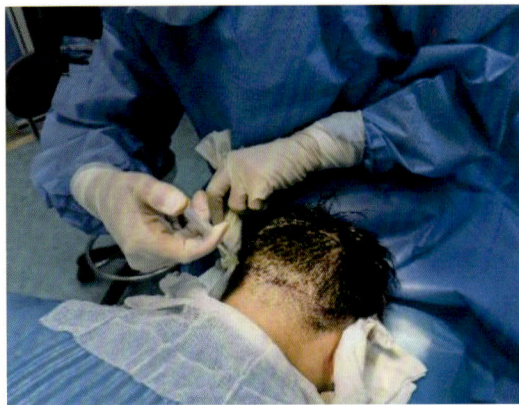
▲ 图 13-5　对供区（取发区）进行半环形带状局部封闭麻醉

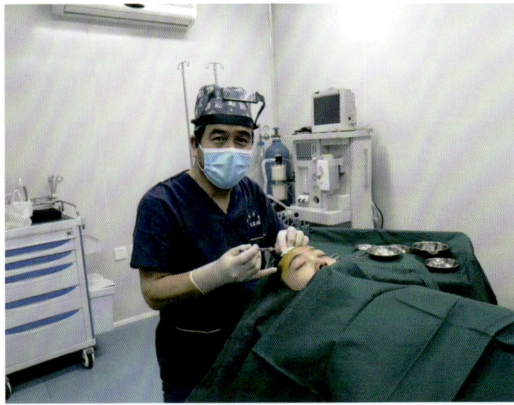
▲ 图 13-6　对受区（种植区）进行局部麻醉

26. 在供区（取发区）注射肿胀液有哪些优点？

本书主编乔先明主任认为在供区（取发区）注射肿胀液有以下优点。

(1) 在后枕部供区注射肿胀液可使头皮组织变硬并抬高头皮增加头皮面积，从而增加了相邻 FU 之间的距离，减少 FUE 钻取过程中对周围 FU 损伤的风险。也方便拔出 FU。我们的经验是注射肿胀液后指压头皮，头皮的硬度类似鼻尖的硬度就是比较合适的注射量。

(2) 供区注射肿胀液后，头皮和毛囊相对稳定，可以应对环钻解剖游离 FU 时向下的冲压造成头皮、毛囊的移位变形，从而确保环钻解剖游离 FU 的成功率，减少对 FU 的损伤。

(3) 提取 FU 结束，肿胀液吸收，提取 FU 后留下的孔径缩小，使得术后遗留的点状瘢痕不明显。

(4) 术中出血少：因头皮血管被大量的肿胀液压缩，加之肾上腺素收缩血管的作用，从而使供区头皮渗血减少，方便医师快速操作。

(5) 术中补液量少：肿胀液的主要成分为 0.9% 氯化钠注射液，大剂量注射于头皮相当于头皮下输液，可减少静脉血管的输液量或者不需要输液。但为安全起见可以输液，这样为治疗和抢救提前建立静脉通道。

27. 在受区（种植区）注射肿胀液的好处有哪些？

本书主编乔先明主任认为在受区（种植区）注射肿胀液的好处有以下四点。

(1) 受区注射肿胀液可使受区的头皮组织变硬并抬高头皮增加头皮面积，有利于毛发种植医师在受区打造种植孔、进行 FUG 的种植。

(2) 术后肿胀液消失后头皮收缩，受区面积缩小，可增加单位面积内种植毛发的密度。

(3) 术中出血少：因头皮血管被大量的肿胀液压缩，加之肾上腺素收缩血管的作用，从而使头皮出血量减少，有利于医师提高 FUG 种植的速度。

(4) 术中补液量少：肿胀液的主要成分为 0.9% 氯化钠注射液，大剂量注射于头皮相当于头皮下输液，可减少静脉血管的输液量或者不需要输液。但为安全起见可以输液，这样为治疗和抢救提前建立静脉通道。

28. 种植区注射局麻药和肿胀液时加入 0.1% 盐酸肾上腺素注射液过多会影响成活率吗？

种植区注射局麻药和肿胀液时能不加 0.1% 盐酸肾上腺素注射液最好不加，主要是怕影响种植区血供，进而影响种植毛囊的成活率。但有的患者种植 FUG 时出血多影响种植视野的清晰度，需要在局麻药和肿胀液里加入 0.1% 盐酸肾上腺素注射液，其肾上腺素稀释浓度应控制在 1 : 20 万左右。

在头皮瘢痕上种植 FUG 时，注射局麻药和肿胀液时建议不加 0.1% 盐酸肾上腺素注射液。

第 14 章
解剖游离、提取毛囊单位的问与答

自体毛发移植手术操作过程分为毛囊的提取、分离、种植三个环节。其中毛囊提取方法有两种：一种是毛囊单位头皮条切取技术，另一种是毛囊单位提取技术（follicular unit extraction，FUE）。因为毛囊单位头皮条切取技术创伤大、需要切取头皮条缝合头皮、毛囊分离复杂、术后条状瘢痕明显，已逐渐被微创的、并发症少的 FUE 毛囊单位提取技术所取代。本章旨在对 FUE 技术毛囊单位的解剖游离、提取进行详细解答。

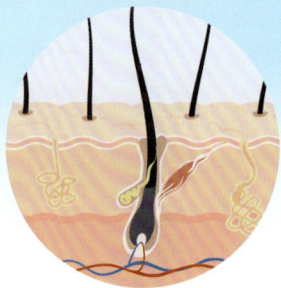

一、用电动毛囊单位钻取机解剖游离 FU

1. 用电动毛囊单位钻取机解剖游离 FU 时患者可采取的体位有几种？

关于患者体位的选择，既要方便医生进行 FU 解剖游离、提取，又要使患者感到舒适不易疲劳。依据这样的原则患者通常可采取以下体位。

（1）俯卧位：即患者趴在手术床上，面部置于手术床头的呼吸孔上，医生位于患者头顶部，在患者后枕部环钻解剖游离 FU。环钻解剖游离两侧颞部的 FU 时患者可采取侧卧位（图14-1）。

（2）坐位头低位：患者取坐位，低头趴在手术床头上，医生位于患者对侧，在患者后枕部环钻解剖游离 FU。环钻解剖游离两侧颞部的 FU 时患者可采取侧头位。

（3）坐位头高位：患者取坐位，前额靠在手术床缘上，医生位于患者后方，在患者后枕部环钻解剖游离 FU。

（4）仰卧位：环钻解剖游离胡须部的 FU 时患者应采取仰卧位。

2. 医师用电动毛囊单位钻取机环钻解剖游离 FU 时需要佩戴放大镜吗？

人的视力是有限的，会随着年龄的增大而减退。用电动毛囊单位钻取机环钻解剖游离 FU 时，建议毛囊提取医师佩戴两倍以上的头戴式放大镜进行 FU 的解剖游离和提取，这样可最大化地增加可视度，减少对邻近毛囊的医源性损伤，提高解剖游离 FU 的精准度，进而加快提取 FU 的速度（图14-2）。

3. 如何正确使用电动毛囊单位钻取机环钻解剖游离 FU？

毛囊单位提取术（follicular unit extraction，FUE）是通过高速旋转的手柄带动适配的空心环钻针头，沿毛囊单位生长方向旋转切割毛囊周围皮肤后获取毛囊。

患者头部不同部位毛发的生长方向是不同的，医师用电动毛囊单位钻取机在患者后枕部环钻解剖游离 FU 时，要随时挪动患者头部的方向、还要随时变换自己的体位以方便操作。本书主编乔先明主任通常是在患者后枕部自右向左、自下向上分区域进行 FU 的环钻解剖游离，然后拔出 FU。分区环钻解剖游离 FU 时，先在此区域注射肿胀液，使头皮组织变硬（防止环钻解剖游离 FU 时头皮组织变形），医师左手向上用力绷紧头皮，右手握持环钻手柄，用环钻针头套住每个 FU 的毛干，顺着毛发生长方向向下施加压力，对头皮进行冲压环钻，要像"蜻蜓点水"似的快进快出，分散性地解剖游离 FU 使其形成游离圈（图 14-3）。良好的 FU 钻取状态是 FU 位于游离圈的中央，稍微高出头皮表面。

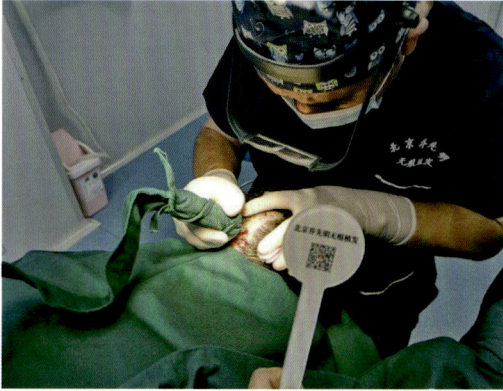

▲ 图 14-1 患者俯卧位，医师用电动毛囊单位钻取机环钻解剖游离 FU

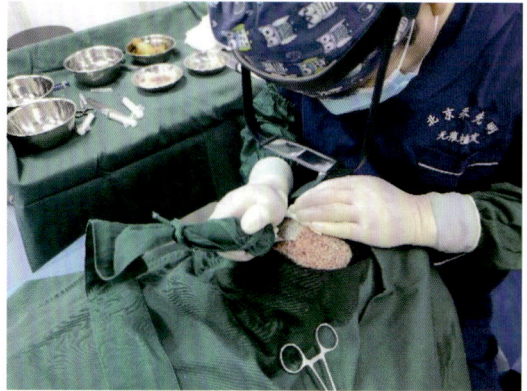

▲ 图 14-2 医师佩戴放大镜用电动毛囊单位钻取机环钻解剖游离 FU

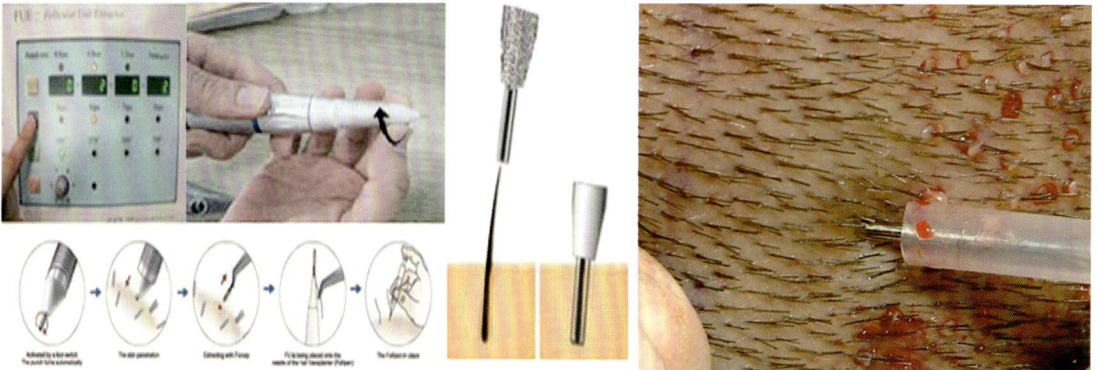

▲ 图 14-3 用电动毛囊单位钻取机环钻解剖游离 FU

要选择适合环钻针头直径的、健康的 FU 进行解剖游离。因为在头皮内是盲视下操作，医师一定要反复练习摸索，正确预判毛囊的生长方向和深度，随时调整进针的角度、深度，要选择锋利的环钻针头，及时更换磨损严重的环钻针头，保持高度的专注力，防止离断损伤 FU，也要避免对周围的 FU 造成损伤，努力使供区损伤最小化。

4. 环钻解剖游离 FU 时如何选择环钻针头的转速和锋利度？

电动毛囊单位钻取机是用钢制的锐性的空心的环钻针头进行 FU 的环钻解剖，需要根据医生的提取习惯和熟练程度及受区头皮的厚度和韧度选择合适的转速（通常控制在 3000～8000 转 / 分）和不同外形和锐利程度的环钻针头。对于卷发患者建议选择喇叭形环钻针头进行 FU 的钻取。

转速低或者钻头不锋利，环钻解剖游离 FU 时阻力大、头皮易受压变形导致 FU 挤压弯曲，容易横断损伤 FU。

转速高或者钻头锋利，环钻解剖游离 FU 时阻力小、头皮不易受压变形，容易环钻解剖游离 FU，但不易把控钻取的深度，对提取 FU 的医师技术要求高。

5. 环钻解剖游离 FU 时如何选择环钻针头的孔径?

毛干直径通常是 60～90μm，毛囊的直径要大于毛干的直径，毛囊是以毛囊单位的形式在头皮里面生长的，通常一个毛囊单位含有 1～5 根头发，如果用太小的口径提取含 3～5 根头发的毛囊单位，无疑会对毛囊造成损伤。所以，要根据每个人头发的粗细和毛囊单位含有毛囊的数量选用环钻针头的孔径。通常使用环钻针头的内径规格有 0.6mm、0.8mm、1.0mm、1.2mm，其管壁厚 0.05mm。推荐使用内径 0.8～1.0mm 的 FUE 环钻针头钻取头皮毛囊，内径 0.6～0.8mm 环钻针头钻取胡须、眉毛、胸毛、发迹缘毛发或会阴部毛发等单根毛囊。

如果环钻针直径小，对头皮的损伤就小，头皮出血就少，术后头皮遗留的点状瘢痕就小。但对医师提取毛囊的技术要求高，毛囊损伤的风险就大，同样会影响毛囊的成活率。

如果环钻针直径大，意味着更大的头皮创伤，头皮出血多，留下的针孔大，术后容易留下明显的点状瘢痕，同时钻取的 FU 周围会带有过多的组织，对后续的毛囊分离带来不便，增加了毛囊离体时间，间接影响毛囊成活率。

6. 环钻解剖游离 FU 时其进针角度如何把控?

头皮外毛干的角度是可见的，但头皮内毛囊的角度是不可见的，通常头皮外毛干的角度和头皮内毛囊的角度相差 15° 左右。用电动毛囊单位钻取机环钻解剖游离 FU 时，医师需要根据毛发生长的方向和角度及时调整环钻针头的方向，使环钻针头顺着毛干的生长方向套入毛干，钻入头皮快进快出，使 FU 解剖游离。

一个优秀的毛囊提取医师需要经过长时间的实践，才能准确预判毛囊的生长方向和角度，随时调整进针角度，提高 FU 提取的质量和速度，从而降低毛囊的离断率。

7. 环钻解剖游离 FU 时其进针深度如何把控?

不同的患者的头皮厚度、韧度、毛囊长度不尽相同，同一个患者不同部位毛囊的长度也不同，通常毛囊的长度是 5mm 左右，头皮致密层（表皮 + 真皮）的厚度是 2～3mm。环钻针是一个钢制的壁薄的中空的锐性钻头，用来切开毛囊单位周围头皮组织，应将环钻针进入头皮的深度把控在 2～3mm，即突破表皮、真皮达到皮下组织层，握持手柄的右手有一种突破感，达到恰好解剖游离 FU 周围紧密的结缔组织又不至于横切 FU 下端分叉的毛囊组织为宜。钻取深度直接影响获取毛囊的难易程度和毛囊离断率，为最大程度维持毛囊结构的完整性以提高术后成活率，建议每个区域均应根据毛囊离断率和拔出难度适时调整钻取深度，一开始提取 FU 时可先试验性钻取 10～20 个 FU，然后用无齿镊试着拔取 FU，看是否能够轻松拔出，从而探索合适的进针深度，医师控制好这一进针深度即可采用连续模式环钻解剖FU，同时助手用无齿镊顺着毛发的生长方向拔取 FU，这样可以加快 FU 提取的速度。

　　如果环钻针头钻入头皮过浅，毛囊单位与头皮周围组织分离不彻底，则无法轻易从头皮拔出 FU，需要借助更大的外力或通过双镊法才能拔出 FU，最终增加毛囊脱鞘、离裂及毛球部损伤的风险。

　　如果环钻针头钻入头皮过深，毛囊横断损伤的风险就会加大，因为 FU 上端在头皮出孔处的直径是 0.6~1mm，FU 下端在毛球处的直径是 1~2mm，FU 里束状的毛囊在头皮深层是张开分叉的。另外，容易将 FU 虹吸进入环钻针的管腔从而堵塞环钻针（图 14-4），使头皮出现空洞样外观，也无法进行下一个 FU 的钻取。

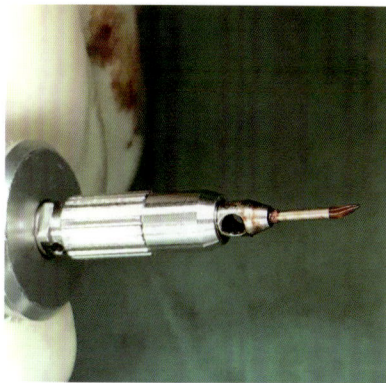

▲ 图 14-4　FU 虹吸进入环钻针头的管腔堵塞环钻针头

8. 环钻解剖游离 FU 时其密度如何把控？

　　对正常黄种人而言，枕部供区头皮 FU 的密度为 40~80FU/cm²，所以在后枕部供区（取发区）提取 FU 的密度应控制在 20~30FU/cm²，应在供区分散性地跳跃式地间隔提取 FU，避免连续提取相邻的毛囊单位，使供区剩余的毛发密度均匀，防止发生术后供区应激性斑秃，防止出现供区毛发密度下降与周围毛发密度不协调的现象。

　　环钻解剖游离 FU 时的密度，可根据预先确定要提取 FU 的数量，在供区合理计算每平方厘米 FU 的取出量。所以在给患者进行术前设计时要寻找一个平衡点，兼顾种植区术后的效果与取发区的美观。另外，医师在患者后枕部提取 FU 时，要根据每个患者后枕部 FU 的具体情况综合决定提取数量，如果后枕部毛发较密，就可多提取一些，使种植区的术后效果更好；如果后枕部毛发较稀，就可少提取一些，使种植区的术后效果较前有所改善即可。

9. FUE 毛囊单位钻取术从患者后枕部提取毛囊后会影响后枕部的美观吗？

　　人们通常喜欢把自体毛发移植比喻成"拆东墙补西墙"的手术，这样很容易让患者误认为被"拆"的地方会空空如也，从而影响美观，其实不是这样的。

　　自体毛发移植手术的前提是不能改变供区（后枕部）的美观，不能出现术后受区（额顶部脱发区）头发生长了，而供区（后枕部）头发不美观的现象。

　　人的头发大约有 10 万根（约 5 万个 FU），枕颞部入发际 6~8cm 的范围为优势供区，约有 1 万个 FU。进行 FUE 毛囊钻取时最大的获取数量应该是 5000FU，防止造成供区毛发稀疏，一般提取 FU 的数量不超过 4000FU，人的肉眼是不易察觉到供区头发数量的减少（图 14-5）。FUE 毛囊单位钻取

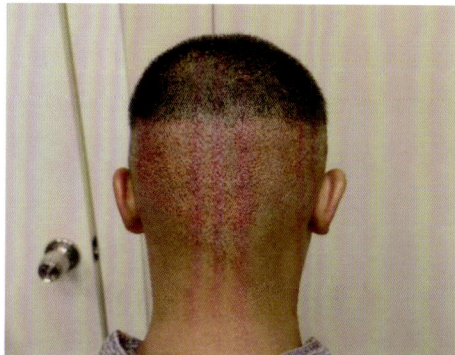

▲ 图 14-5　术后即刻后枕部取发区

术从患者后枕部提取毛囊有严格限制，需要根据头发的分布情况，在保证供区（后枕部）美观度的前提下分散性、跳跃式、均匀地钻取毛囊单位，确保术后后枕部的美观（图14-6）。

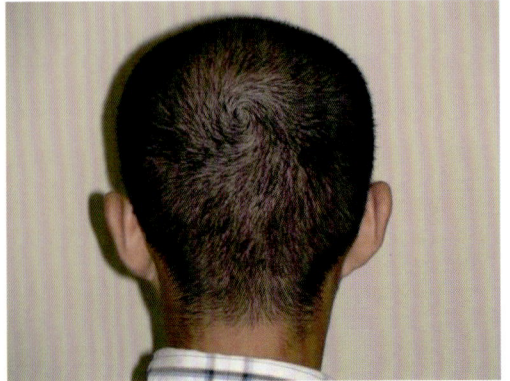

▲ 图14-6 术后10天后枕部取发区

10. 为什么不提倡超大数量提取FU？

超过5000FU的提取可认为是超大数量的FU提取。超大数量提取FU，缺乏医学的严谨性和科学性，是不可取的，需要谨慎对待。

(1) 超大数量提取FU，手术时间长，医师和患者的体力难以支撑。

(2) 毛囊离体后时间长，成活率下降。

(3) 术后供区白色点状瘢痕过于密集明显。

(4) 术后供区毛发稀疏无法遮盖供区的瘢痕，与供区周围毛发密度不协调。

(5) 不能完全获取优势供区的FU，提取了大量非优势供区的FU，一旦患者非优势供区的毛发脱落，先前提取FU留下的白色点状瘢痕就会暴露无遗。

11. 环钻解剖游离提取FU时，医师的操作速度通常是怎样的？

环钻解剖游离FU时医师的操作速度与医师的临床经验、熟练程度和患者毛囊的质量有密切的关系。本书主编乔先明主任认为，应用电动毛囊单位钻取机一个小时能钻取1000~2000FU（包括从头皮拔出FU的时间）就是技术比较熟练的FU提取医师。当然，速度的快慢只是衡量一个医师技术优劣的一个方面，最重要的是要获取优质的FU，尽可能用最小孔径的环钻针头解剖游离FU，使单位时间内提取FU的数量最大化，对FU的损伤率（毛囊横断）最小化，使术后形成的点状瘢痕最小化，确保移植后患者的满意度最大化。

12. 环钻解剖游离FU时如何降低FU的损伤率？

本书主编乔先明主任认为，环钻解剖游离FU时的损伤率与医师对患者FU自然生长的角度及深度的把控、患者毛囊的质量、毛囊提取机的性能有关。要想降低环钻解剖游离FU时的损伤率，必须选择技术熟练的医师、具有手术适应证的患者、性能好的毛囊钻取机。医师在取发过程中佩戴适当倍数的放大镜可以提高环钻解剖游离FU的准确率，如果手术时间过长，建议中途休息缓解疲劳。

在采用FUE环钻解剖游离FU时，毛囊可能会遭受脱鞘、离裂、真皮乳头层和毛球部损伤等。通常认为3%~5%的离断率是较低的，超过5%离断率是较高的。如果毛囊的离断率超过10%，建议主刀医师及时分析原因并做出调整，如调整FUE毛囊提取机的参数和稳定性、环钻针刺入皮肤角度和深度、更换不同直径或不同类型的环钻针头等。必要时更换技术娴熟的医师来完成，尽可能保证毛囊的完整性以提高移植毛囊的成活率。

13. 如果患者头部供区毛囊资源有限，能否提取胡须毛囊种植头发?

对于头部供区毛囊资源有限、而胡须资源丰富的男性雄激素性脱发患者，采用 FUE 技术钻取胡须毛囊种植头发是一种既安全又有效的治疗方法。

其胡须毛囊单位提取的方法是嘱患者术前 2 天不剃须。提取胡须毛囊时，患者平卧、肩部垫高约 10cm、头部后仰。面颈部常规消毒铺巾，供区用含盐酸肾上腺素 1：20 万的 0.5% 利多卡因行局部浸润麻醉。麻醉后，于真皮层及紧贴真皮层的皮下组织内注射肿胀液以固定皮肤、减少创伤。采用分区域注射和钻取的方式进行手术，即先把将要钻取的胡须进行分区（通常依照约 200 根胡须毛囊为一个分区），先肿胀麻醉一个区域，该区域内的胡须钻取结束后，再进行另外一个区域的肿胀麻醉和操作。选用内径为 0.8mm 的 FUE 毛囊钻取锐针，以 2500～3000r/min 的转速顺着胡须生长方向钻取毛囊（图 14-7）。胡须毛囊一般较头发毛囊短而粗，与皮肤夹角也变化较大，因此钻取针进针的角度与皮肤间的夹角也处于变化之中，并需根据不同部位的夹角进行调整。FUE 进针深度一般在 2mm 左右，以刚好有真皮层的突破感即可。为了避免进针过浅时无法拔出胡须毛囊的现象，一般在手术时先试验性钻取 5～10 个胡须毛囊并拔出，再根据拔出时的难易程度调整进针深度。在钻取下颌缘附近胡须毛囊时，注意胡须钻取的边界要呈参差不齐。胡须毛囊钻取结束后，用盐水浸湿纱布覆盖。将提取的胡须存放在盛有低温生理盐水的培养皿里备用（图 14-8），采用常规种植方式将胡须毛囊移植于 AGA 患者的头顶部或除发际线以外的秃发区域。术毕，供区采用纱布适当加压包扎，受区暴露。术后 24～48 小时清洗血痂，根据情况拆除纱布。术后 2～5 天提取胡须毛囊的供区每天涂抹莫匹罗星软膏 2～3 次，每次适量。胡须的平均直径为 0.12mm（头发的平均直径为 0.07mm），比头发的毛干粗壮、毛质偏硬，不宜种植在发际线区。

14. 环钻解剖游离 FU 时有哪些注意事项?

本书主编乔先明主任认为，环钻解剖游离 FU 时的注意事项有六点。

(1) 用电动理发推子在后枕部备皮，保留毛干长度 1mm，有利于提取 FU。

(2) 提取的环钻针头内径选择 0.8mm，按毛发生长方向套入毛干，可避免术后后枕部供

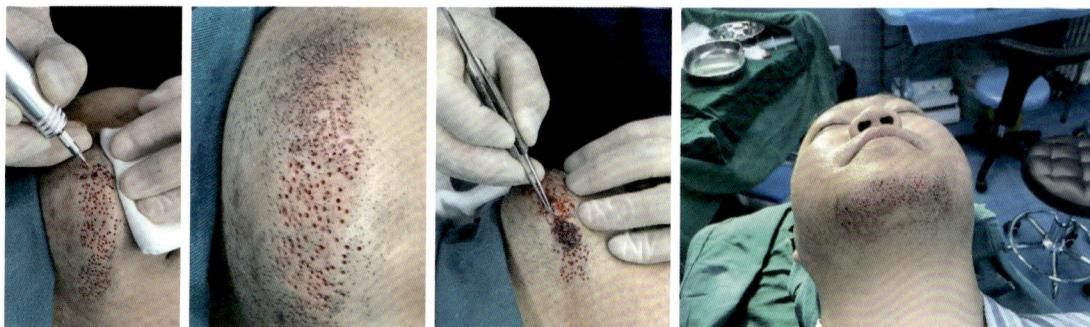

▲ 图 14-7　用电动毛囊单位钻取机环钻解剖游离胡须

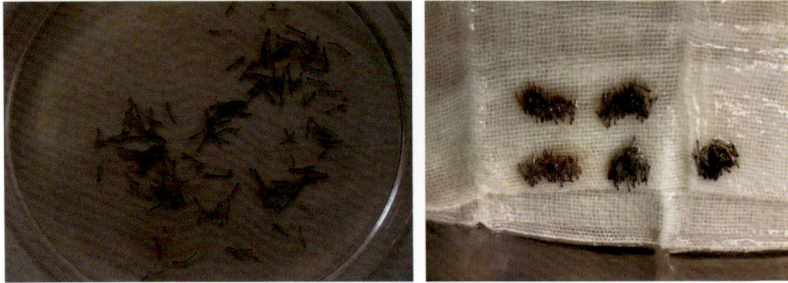

◀ 图 14-8 将提取的胡须存放在盛有低温生理盐水的培养皿里备用

区遗留点状瘢痕。

(3) 环钻钻入头皮的深度 2～3mm，可轻松从头皮拔出 FU。

(4) 使用同轴度＜0.01mm 高性能的电动毛囊单位钻取机游离 FU，可提高 FU 游离成功率。

(5) 取发时必须掌握好环钻的密度、角度和深度。

(6) 操作医师需佩戴 2 倍以上的放大镜提取。

二、提取 FU

15. 如何拔出已经环钻解剖游离的 FU？

从头皮表面拔出环钻解剖游离的 FU 时要双手协同温柔操作，通常医师左手拿无齿直镊夹持住 FU 毛干与毛囊的交界处，顺着头发生长方向向上牵引，右手用无齿弯镊协助无齿直镊拔出 FU（图 14-9）。提取 FU 时用力不可过大，避免粗暴操作，如感到阻力过大可放弃提取，这是由于环钻解剖游离 FU 过浅导致 FU 与头皮组织粘连紧密造成的，要严防提出脱鞘的毛囊，造成毛囊资源的浪费。

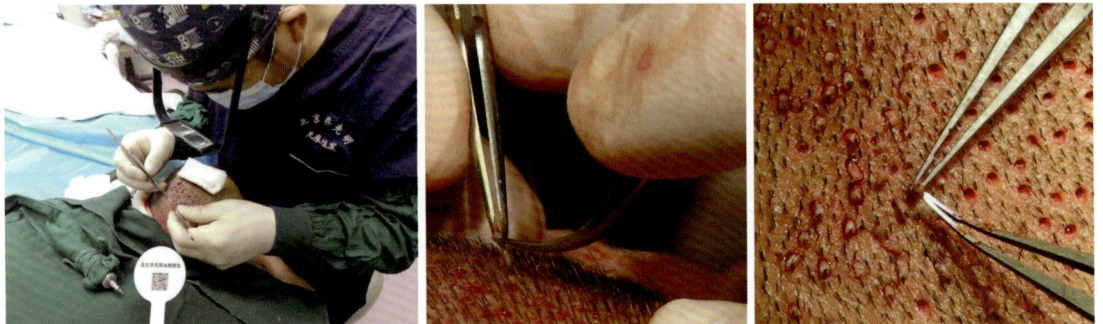

▲ 图 14-9　用镊子提取已经环钻解剖游离的 FU

16. 提取 FU 结束后供区的创面如何处理？

提取 FU 结束后，供区的创面用 0.9% 氯化钠注射液冲洗，用 0.5% 碘伏溶液消毒，在创面涂抹红霉素软膏，用无菌纱布和棉垫包扎固定。让患者由俯卧位更换为仰卧位，开始进入毛发单位的种植环节。

三、保存离体的 FU

17. 如何正确保存提取出来的 FU？

提取出来的 FU 通常有含单根毛发的 FU 和含 2～5 根毛发的 FU（图 14-10）。应立即将提取出来的离体的 FU 存放在盛有 1～4℃低温生理盐水的毛囊碟里的纱布上（图 14-11），以供毛发分离医师分离加工进行"瘦身"处理，制备成含单根毛发的 FUG 和含 2～3 根毛发的 FUG，以方便 FUG 的种植，使其更好地成活。

干燥是对毛囊最大的伤害，干燥对毛囊的损伤要比压挫、折曲、拉长等产生的损伤更为严重。FU 离体后在干燥的环境下仅能存活 3 分钟，在湿润的常温（20～25℃）下可存活 3～4 小时，在湿润的低温（5℃以下）下可存活 6～8 小时，所以对离体的 FU 一定要低温水化保存。

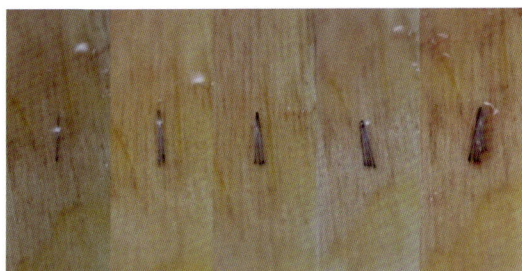

▲ 图 14-10 提取出来的含单根毛发的 FU 和含 2～5 根毛发的 FU

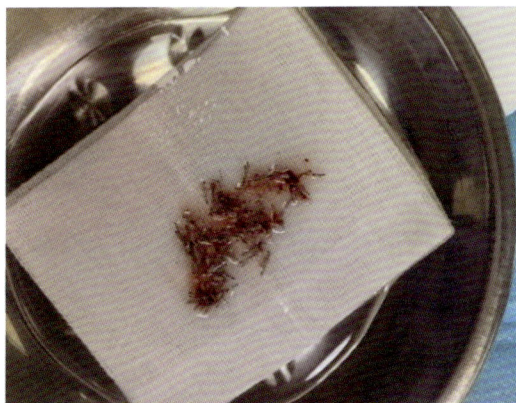

▲ 图 14-11 将提取出来的 FU 存放在盛有低温生理盐水的毛囊碟里的纱布上

第 15 章
制备和保存毛囊单位移植体的问与答

　　制备和保存毛囊单位移植体（follicular unit grafting，FUG）是自体毛发移植手术的一个重要环节。制备 FUG 的目的是为了方便种植，一定要顺势而为，自然分离，最大限度地减少对毛囊的损伤。保存 FUG 的目的是为了充分维持 FUG 的活力，确保 FUG 的顺畅种植。要把从供区提取的 FU 快速制备成 FUG 并低温、湿润保存。

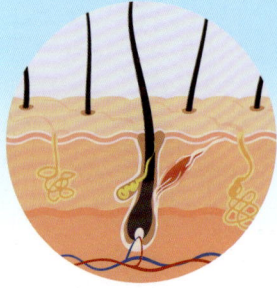

一、分离制备 FUG

1. 为什么要对提取出来的 FU 进行分离？

进行自体毛发移植手术，为了方便 FU 的种植，提高 FU 种植速度，增加术后种植区的美观度，从供区钻取的 FU 通常需要经过规范的分离、修剪后再重新植入到受区。分离过程极易损伤毛囊及毛囊结构的完整性（尤其是毛球部和隆突区结构的完整性），因此需要对毛囊分离人员进行规范化培训，让其熟知毛囊解剖和分离标准后再进行操作，以减少对毛囊的损伤。

在毛发移植术中如果将未行去皮处理的毛囊植入较浅使得皮肤组织位于受区皮肤之上，术后即刻美观度差，从而降低患者术后即刻满意度，同时未行去皮处理的移植毛囊受到外力导致毛囊脱出的风险增加。如果将未行去皮处理的移植毛囊植入受区皮下，可导致表皮囊肿。此外含有皮肤组织的移植毛囊体积较大，种植密度较高时易将周围移植毛囊挤出。术后 7 天，未行去皮处理的移植毛囊皮肤会因缺少血供而发生坏死，患者需返院清洗受区以去除无活性的皮肤，增加了患者的时间成本。如果移植毛囊的皮肤组织存活，可导致术后远期的"鸡皮疙瘩"外观。

在皮脂腺开口以上去除皮肤组织，不会损伤隆凸区，不影响毛囊干细胞和毛囊的活性，不影响毛囊的存活率。移植去皮的毛囊时不需要与受区皮肤边缘精确对齐，也不用担心种植过深，不会引起囊肿或"鸡皮疙瘩"外观。

2. 为什么要在显微镜下分离制备 FUG？

人的视力是有限的，会随着年龄的增大而减退。在分离制备 FUG 时要求毛囊分离医师必须在显微镜下分离制备 FUG，也可在 2 倍的头戴式放大镜下分离制备 FUG（图 15–1），这样可最大化地增加可视程度，有利于医师清晰准确地辨别 FU 与周围皮肤组织和脂肪组织的分界，以便医师更好地分拣和去除 FU 周围多余的皮肤组织和脂肪组织，提高分离制备 FUG 的准确性、顺畅度和速度，获得适合种植的 FUG。

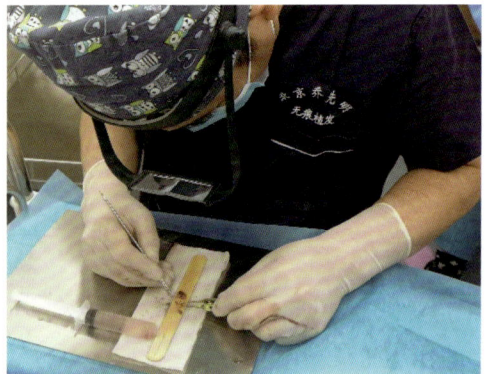

▲ 图 15–1　在显微镜下分离制备 FUG

3. 如何正确分离制备 FUG？

(1) 建议在光线充足的视野下使用手术刀片切除毛囊周围多余的脂肪组织及皮脂腺开口以上的皮肤组织（距表皮 1.0～2.0mm）。

(2) 毛发分离医师要在低温湿润的毛囊分离板上对提取的 FU 进行切割分离制备 FUG。通常左手用无齿弯镊轻轻夹持固定毛囊，右手持分离刀切除毛囊周围妨碍种植的表皮、真皮及毛乳头周围多余的脂肪组织，尽量将毛囊与毛干交界处的表皮组织去除，应将刀刃与分离板成垂直方向进行 FU 的切割分离，制备成含单根毛发的 FUG 和含 2 根毛发的 FUG（图 15-2）。严禁使用手术刀片刮除表皮组织。在毛发分离时为了操作稳定，也可以将毛囊分离板放置在 20cm×30cm 的毛发分离垫板（钢板或塑料板）上。

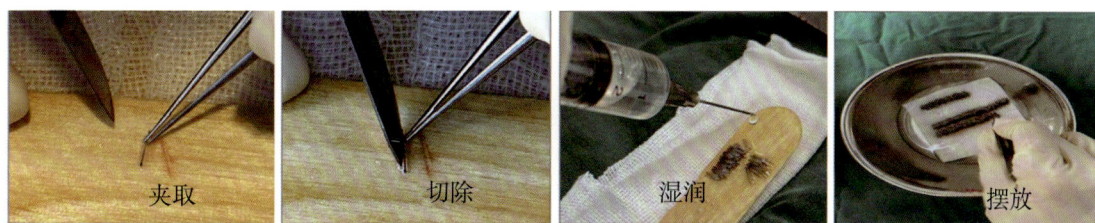

| 夹取 | 切除 | 湿润 | 摆放 |

▲ 图 15-2 分离制备 FUG 的操作过程

(3) 分离过程建议在 2～8 倍视野下操作，确保毛囊分离全程处于低温、湿润状态。

4. 使用压舌板作为毛囊分离板的优、缺点有哪些？

在分离制备 FUG 的过程中，通常使用压舌板作为毛囊分离板，其优点是压舌板价廉易得，易灭菌，软硬适当，吸水。其缺点是易掉木屑。所以每分离一定数量的毛囊后要及时更换，压舌板上要保持一定的低温湿润状态，也不要在压舌板上堆放过多的毛囊。

5. 在分离制备 FUG 的过程中如何确保 FU 的活性？

在分离制备 FUG 的过程中，一定要确保毛囊结构的完整性和维持毛囊处于低温湿润状态。去除皮脂腺开口以上的皮肤组织，并不会损伤隆突区，不仅不影响毛囊活性和成活率，还能有效降低术后"鸡皮疙瘩"外观的发生率，提高患者满意度。隆突区通常位于皮肤表面 1.0mm 以下的位置，故建议从距离表皮层 0.5～1.0mm 的位置去除毛囊表皮，这与毛囊成活率密切相关。

6. 制备 FUG 时为什么提倡对提取的 FU 进行自然分离？

本书主编乔先明主任提倡对提取的 FU 进行顺势而为的自然分离，这样可以缩短分离时间，减少分离时对毛囊的损伤率，也有利于增加种植毛囊的密度。如果提取的 FU 含一个毛囊就分离制备成含一个毛囊的 FUG，如果提取的 FU 含两个毛囊就分离制备成含两个毛囊的 FUG，如果提取的 FU 含三个毛囊就分离制备成含三个毛囊的 FUG，如果提取的 FU 含四个毛囊就分离制备成各含两个毛囊的 FUG，如果一个毛囊单位里的两个或三个毛囊粘贴得很紧就不必要分离，如果一个毛囊单位里的两个或三个毛囊间距比较大，就可以进行分离，分离的目的就是方便种植，一定要"稳、准、快"。

7. 如何把控分离制备 FUG 的大小?

分离 FU 制备 FUG 的大小不仅影响移植毛囊的成活率，还与毛发种植的密度息息相关。但具体毛囊外根鞘周围保留多少厚度至今尚未有一个定量标准。通常认为毛囊的外根鞘周围留有 0.3mm 厚度的保护组织就可以保证其成活，也可以增加单次的种植密度。由于 0.3mm 的厚度很薄，因此该厚度不适合在裸视下分离毛囊，一定要在显微镜和放大镜下分离。

在进行毛囊分离时，不要分离得太干净，防止浪费了含有干细胞的毛囊周围组织。一个完美的毛囊单位移植体应具有很少的表皮、足够的皮下脂肪、完整的毛囊结构，呈梨形或泪滴状。

8. 分离 FU 制备 FUG 的关键点有哪些?

(1) 分离 FU 时镊子不可夹取毛囊皮脂腺开口以下的部位，分离 FU 的整个过程中镊子和刀片触碰的部位仅限皮脂腺开口以上部位，更不能伤及毛球。

(2) 只需要用刀片切除 FU 皮脂腺开口以上部位过多的皮肤组织及毛球部过多的黄色油脂。

(3) 在分离过程中，若遇到包含双根毛囊的 FU 中有一根毛囊的毛球部或毛根部折断受损，为避免损伤另外一个完整的毛囊，不用分开毛球部或毛根部折断受损的毛囊，因为种植到头皮后有存活的可能。

9. 分离 FU 制备 FUG 时的注意事项有哪些?

(1) 在分离板上分离 FU 制备 FUG（图 15-3）时，每次夹取 FU 数量不宜过多，以 10 分钟内能完成分离制备为宜。

(2) 压舌板要保持湿润，应定时向压舌板和压舌板上的毛囊添加 0.9% 氯化钠注射液。不能将压舌板掉下的木屑混进 FUG 放入毛囊碟里，一旦木屑被植入头皮就会引发毛囊炎。当发现压舌板表面不光滑或有木屑时应立即更换。

(3) 左手横握分离镊夹持固定毛囊，右手以握笔方式持分离刀，手指与刀片保持一定距离，选择正确着力点，切分 FU 周围多余的皮肤组织和脂肪组织时一定要稳准利落，准确掌握方向及力度，确保毛囊的完整性。

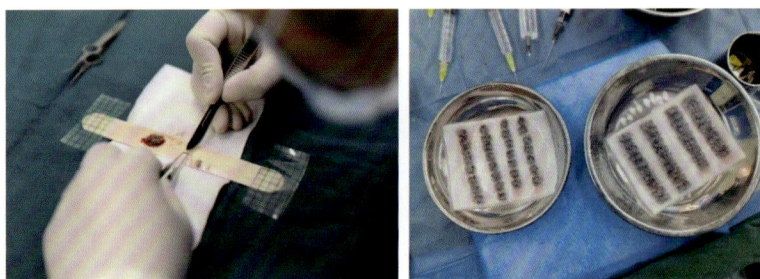

◀ **图 15-3** 在分离板上分离 FU 制备 FUG

(4) 提倡自然分离。在将含多个毛囊的 FU 进行分割时，可将其分割成含单根毛发的 FUG 和含 2 根毛发的 FUG，这样可提高种植密度。不要刻意地把一个含 2 根毛囊的 FU 分割成两个含单根毛发的 FUG，含单根毛囊的 FU 正常分离即可，注意在分离过程中要确保毛囊的完整度。

(5) 分离 FU 的过程中避免多次翻动 FU，尽可能减少对 FU 的损伤。

二、保存 FUG

10. 为什么要对 FU 和 FUG 进行低温保存?

通常一台自体毛发移植手术需要 4～8 个小时才能完成，在分离制备 FUG 的全过程中必须将离体的 FU 和分离好的 FUG 浸泡在低温（1～4℃）的 0.9% 氯化钠注射液（或林格液）的毛囊碟里的方形纱布上。在毛囊碟下面放置冰盒，并反复更换冰盒，以维持毛囊碟内 0.9% 氯化钠注射液维持在（1～4℃）的低温状态。手术室的温度也要控制在 21℃ 以下。这样可以减缓毛囊的代谢速度，降低毛囊的耗氧量，增强毛囊耐受缺血缺氧的能力，从而维持其活性。

11. 为什么要对 FU 和 FUG 进行湿润保存?

脱水是 FU 和 FUG 存活率下降最常见的原因，干燥对毛囊的损伤要比压挫、折曲、拉长等产生的损伤更为严重。FU 离体后在无水干燥的状态下仅能存活 3 分钟，在湿润的常温（20～25℃）下可存活 3～4 小时，在湿润的低温（5℃以下）下可存活 6～8 小时，所以对离体的 FU 和分离好的 FUG 一定要低温水化保存。

在自体毛发移植手术的全过程中必须时刻保持 FU 和 FUG 处于湿润状态，加工制备 FUG 时的分离板也要保持湿润，要定时向分离板上的毛囊添加低温的 0.9% 氯化钠注射液，防止毛囊干枯变性坏死，确保在低温湿润的状态下对 FU 进行切割分离。当分离板表面不光滑或发现有木屑时应立即更换。毛囊单位分离后，要将分离好的 FUG 迅速浸泡在低温（1～4℃）的 0.9% 氯化钠注射液（或林格液）的毛囊碟里的方形纱布上。必须让毛囊单位始终处于低温、湿润和有营养的状态，确保毛囊单位从提取到种植的全过程保持活性，以防毛囊干枯死亡。

12. 制备好的 FUG 如何保存和计数?

我们的做法是将毛囊碟放置在冰盒上，在毛囊碟里放置一块方形纱布，添加低温（1～4℃）的 0.9% 氯化钠注射液至纱布平面上 3mm 左右，过少会使毛囊营养不良而失活，过多会使毛囊漂移，确保毛囊低温水化保存。要将制备好的 FUG 快速放进毛囊碟中，将含单根细软的 FUG、单根粗的 FUG、双根的 FUG 分开摆放，分开计数，各次以 100 个 FUG 为一行，按制备的顺序从上往下整齐地摆放在毛囊碟里的方形纱布上（图 15-4），这样便于统计毛囊单位总数和毛囊总数，也方便医师种植时选择最先制备好的 FUG 种植，确保制备好的 FUG 离体时间大致相同。要尽可能在 4 小时内种植完毕，以提高其成活率。制备好的

FUG 要始终低温水化保存，直至植入受区。要与患者确认制备好的 FUG 数量（毛囊单位总数和毛囊总数）并拍照，做到数量透明，消除患者顾虑。

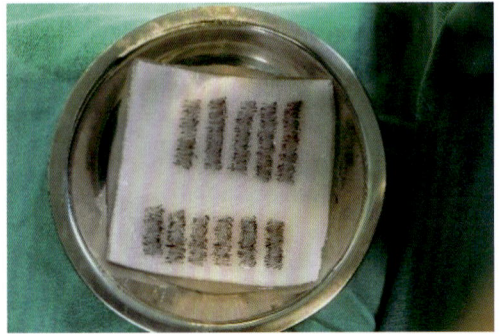

▲ 图 15-4　按制备的顺序将 FUG 从上往下整齐地摆放在毛囊碟里的方形纱布上

13. 维持体外毛囊活性的因素有哪些？

维持毛囊在体外的活性是提高毛囊成活率的核心问题。保存温度、保存时间和保存液类型是维持体外毛囊活性的三个重要因素。

在保存温度方面，有研究证实，低温可以降低毛囊内细胞的代谢活动而减少细胞死亡，因此建议毛囊在体外应低温保存。

在保存时间方面，有研究证实，离体毛囊会随着体外保存时间的延长而活性逐渐降低，体外保存时间最好控制在 6h 内。为减少毛囊的离体时间，建议依照取出毛囊的顺序进行分离和种植，即优先分离和种植拔出较早的毛囊，尽可能地减少毛囊在体外的保存时间。

在保存液方面，目前已有较多关于毛囊保存液的研究，但在临床中最易于获取的保存液中，0.9% 氯化钠注射液和林格液是最佳的选择。

14. 如何才能成为一个合格的 FUG 的制备医师？

FUG 的制备是自体毛发移植手术最关键也是最辛苦的环节，制备 FUG 花费的时间越短种植毛囊的成活率就越高。一个好的 FUG 制备医师，必须要有良好的视力、精细的分离技巧及耐心细致的工作精神。

第 16 章
种植毛囊单位移植体
的问与答

　　种植毛囊单位移植体是自体毛发移植手术最关键的环节。目前种植毛囊单位移植体的方法有三种：微针即插即种种植法、缝隙切开种植法、毛发种植笔种植法。医师打造种植孔时，一定要把控好种植孔的密度、方向、角度、深度，确保毛囊单位移植体无阻力种植，努力保障毛囊种植的高成活率、高密度、高自然度和患者的高满意度。

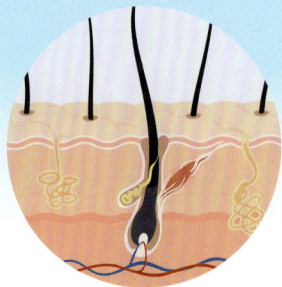

一、毛囊单位移植体的种植方法

1. 种植 FUG 时需要佩戴放大镜吗?

人的视力是有限的,会随着年龄的增大而减退。在进行 FUG 种植时,为了提高种植医师种植 FUG 的准确性和顺畅度,要求种植医师必须佩戴两倍以上的头戴式放大镜进行 FUG 的种植操作,这样可最大化地增加可视度,进而提升毛发种植的速度(图 16–1)。

2. 种植 FUG 时患者采取的体位和麻醉是怎样的?

种植前额头顶区的患者可取仰卧头高位,为防止手术灯光刺激眼睛,术中可用多层纱布遮盖双眼。种植头旋的患者可取坐位。种植眉毛、睫毛、胡须、鬓角时通常采取仰卧位。用 0.5% 碘伏溶液消毒种植区及周围皮肤、铺盖无菌巾单,然后用含有少许肾上腺素的 0.5% 利多卡因注射液沿着种植区外围行局部环形封闭麻醉,待麻醉满意后,向种植区内注入适量肿胀液,以扩大种植区的面积,减少种植区的渗血。

3. 种植毛囊时为什么要让患者戴上眼罩?

(1) 种植毛囊时术中要使用无影灯,灯光刺激患者的眼睛,会对患者的眼睛造成不同程度的伤害。

(2) 种植毛囊术中要用 0.9% 氯化钠注射液冲洗种植区,液体会溅到患者的眼睛,影响患者睁闭眼。所以种植毛囊时需要用眼罩遮挡患者的眼睛。

4. 目前种植 FUG 的方法有几种?

目前种植 FUG 的方法有三种。

(1) 微针即插即种种植法(边打孔边种植)。

(2) 缝隙切开种植法(先统一打孔再统一种植)。

(3) 毛发种植笔种植法(打孔和种植同步完成)。

5. 微针即插即种种植法如何操作?

微针即插即种种植法(边打孔边种植),是医师左手持种植针在受区头皮打造种植孔(圆形切口),同时右手持直镊夹持毛囊与毛干交界处,迅速将 FUG

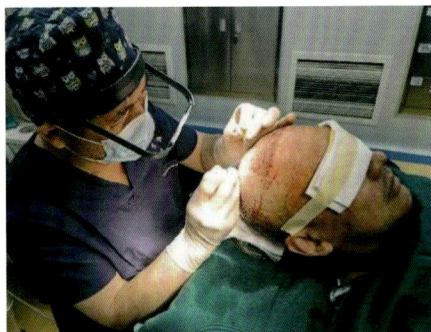

▲ 图 16–1　种植医师佩戴放大镜进行 FUG 的种植

顺势植入种植孔。种植的全过程须保持毛囊处于湿润状态，避免夹取毛球部及隆突区，植入毛囊时避免反复插入。

- 操作要点

（1）针头斜面朝向内侧（医师），将针头斜面完全刺入头皮，其深度应控制在 5~10mm，在拔出针头并向前扩孔的瞬间，迅速将 FUG 顺势植入种植孔。动作要准确迅速，如此重复操作完成受区头皮 FUG 的种植。

▲ 图 16-2　打造种植孔的方向和角度应与头发的自然生长方向一致

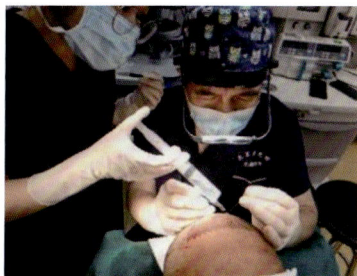

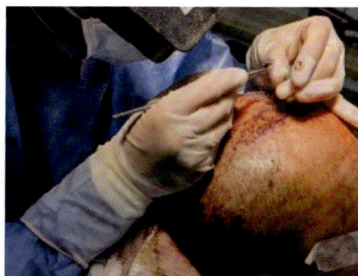

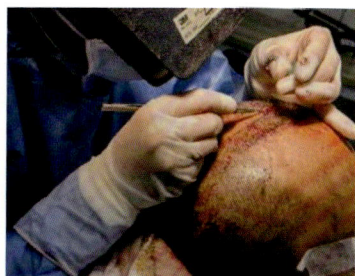

（2）其打造种植孔的方向和角度应与头发的自然生长方向一致（图 16-2），其密度应间距 1~2mm。

（3）根据毛囊单位移植体的大小选择针头孔径和进针深度。要精准控制种植深度，防止毛囊插入头皮时在底部受到挤压和歪曲。如果种植含单根毛发的 FUG 则选用 22G（7 号）针头，如果种植含 2~3 根毛发的 FUG 则选用 20G（9 号）针头（图 16-3）。移植毛发时通常发际线前两排采用含单个毛发的 FUG 进行种植，其余部分采用含 2 个毛发的 FUG 进行种植。

（4）为了提高种植速度，一般取少量待种植的 FUG 放在患者种植区的头皮或者种植医师左手拇指的指套上，助手用装满低温的 0.9% 氯化钠注射液的注射器反复冲洗种植区创面的血渍以保持创面干净，并给待种植的 FUG 不断加液以使 FUG 保持在低温和湿润的环境中，以维持 FUG 活力，避免 FUG 脱水干瘪，方便种植医师快速连贯地完成操作。

6. 微针即插即种种植法的优点有哪些？

关于微针即插即种种植法的优点，本书主编乔先明主任总结如下。

（1）单人操作，方便掌控毛囊种植的密度、方向、角度、深度，术后效果更自然、更均匀。

（2）即插即种，针头打孔，即刻种植，方便快捷，一气呵成。

（3）可以见缝插针，精准定位，种植时不会遗漏种植孔，种植密度高。

（4）种植 FUG 一次完成，可避免单株毛发种植笔种植时对毛囊造成的二次损伤。

（5）更适合受区不剃发的加密种植和长发毛囊单位种植。

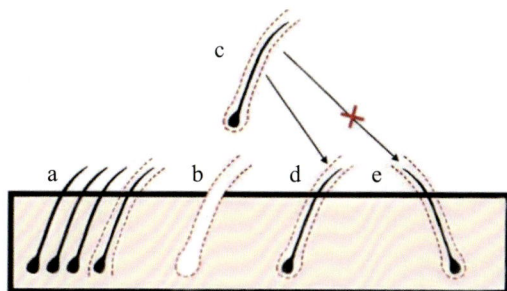

▲ 图 16-3　微针即插即种种植法

(6) 针头可弯折出需要的弧度和角度，有利于成弧度成角种植，更有利于眉毛和睫毛种植。

(7) 在微针种植过程中，由于打造的种植孔径小，并产生更适合头发形状的圆孔，植入后移植体不易脱出，还可降低对原生发的损伤。

(8) 创伤小、出血少，术后血痂少，创面干净，美观度高，恢复快。

(9) 一次性器械，无交叉感染风险，医疗安全性高。

(10) 针头成本低，可频繁更换，以保持其锋利度。

本书主编乔先明主任认为，微针即插即种种植法是目前最理想的毛囊种植方式，值得在临床中推广应用。

7. 微针即插即种种植法的不足有哪些?

关于微针即插即种种植法的不足之处，本书主编乔先明主任总结如下。

(1) 技术培养难度大。

(2) 微针易磨损变钝，消耗量大。

(3) 微针针体细长，深度和稳定性不易把控。

(4) 微针孔径小，需要对提取的 FU 进行精细分离，对毛囊分离师的技术要求高。

8. 缝隙切开种植法如何操作?

缝隙切开种植法（先统一打孔再统一种植），是在受区先统一做缝隙切开制备位点，然后将 FUG 依次植入缝隙中。

• 操作要点

(1) 打孔医师用宝石刀在受区头皮先统一做缝隙切开制备种植缝隙（图 16-4），一般采用矢状切口（这样种植的毛发自然，没有台阶的感觉），也可采用冠状切口。其打造种植缝隙的角度和方向应与原生发的角度和方向一致，其深度应控制在 5~10mm，其密度应间隔 1~2mm。种植医师左手持弯形分离镊撑开已制备好的头皮缝隙（扩孔），右手持直形种植镊夹持 FUG 毛干与毛囊交界处，在左手撤出已撑开的弯形分离镊时，右手将 FUG 无阻力顺畅地植入头皮缝隙中，使毛干露出头皮表面，如此反复完成所有缝隙的种植。种植 FUG 时决不可强硬地将 FUG 塞入头皮缝隙中，这样会对毛囊造成损伤，影响毛囊的成活率。

(2) 用宝石刀在发际线处做缝隙切开制备种植缝隙时，发际边缘一定要做成不规则锯齿状，用宽度 1.0mm 宝石刀在距离发迹前缘 1~3cm 处的头皮上制备单根缝隙，密度在

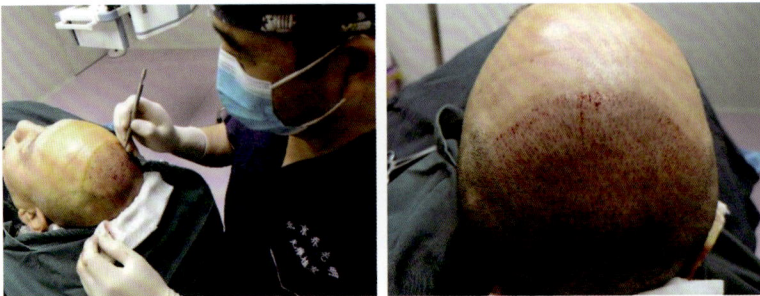

◀ 图 16-4　用宝石刀在受区头皮制备种植缝隙

$30\sim60FU/cm^2$。用宽度1.2mm宝石刀在头顶区的头皮上制备双根缝隙，密度在$20\sim40FU/cm^2$，这样术后会自然美观。缝隙切开用的宝石刀其宽度规格有1.0mm、1.2mm、1.5mm。厚度0.2mm。如果种植含单根毛发的FUG则选用宽度规格为1.0mm宝石刀，如果种植含2~3根毛发的FUG则选用宽度规格为1.2mm的宝石刀或1.5mm的宝石刀。

(3) 为了提高种植速度，一般将待种植的FUG放在患者种植区的头皮或者种植医师左手拇指的指套上，助手要反复给待种植的FUG添加低温的0.9%氯化钠注射液，保持FUG活力，避免FUG脱水干瘪。也可以两个种植医师在患者头部左右两侧同时进行种植。

9. 缝隙切开种植法的优点有哪些?

(1) 缝隙切开种植法常用的宝石刀刀片锋利，打造种植缝隙时速度快，刀片长度可调整固定，方便种植缝隙深度的把控。

(2) 不需要对提取的FU进行精细的分离（即做FU的自然分离）就可以顺利种植，种植FUG的速度快，可缩短毛囊离体时间，从而提高移植毛囊的成活率。

(3) 可多人同时种植，大大提升了手术效率。

10. 缝隙切开种植法的不足有哪些?

(1) 打孔和种植分步进行，增加了种植流程，延长了种植时间。

(2) 缝隙切开种植法常用宝石刀打造种植孔，其宝石刀材质较脆，容易折断，若术中断裂很难寻找。

(3) 宝石刀打造种植缝隙是直线切口，口径大，创伤大，易损伤种植区残留的原生发毛囊。

(4) 打造种植缝隙后，由于头皮弹性使得缝隙闭合，扩孔种植FUG时难以寻找缝隙，需要花费时间寻找，加大了操作难度，容易造成漏植和重叠植入。

(5) 镊子扩孔会造成头皮二次损伤，术中渗血多，术后血痂多，影响存活率，较大伤口术后会引起瘢痕隆起。

(6) 无法实现精密种植，不适合受区不剃发的加密种植和长发毛囊单位的种植。

(7) 宝石刀不能成角弯曲，无法根据需求调整种植孔内的弧度和角度，不适合眉毛、睫毛种植。

(8) 缝隙切开种植法常用的宝石刀价格贵、成本高、非一次性器械，重复消毒使用，存在交叉感染风险。

11. 毛发种植笔种植法如何操作?

毛发种植笔种植法（打孔和种植同步完成），是将含单根毛发的FUG插入毛发种植笔前端针头的侧缝内，再将针头刺入头皮，按压单株毛发种植针针芯末端的推杆将毛囊植入头皮内，然后拔出毛发种植笔的针头，如此循环操作完成整个FUG的植入。

• 操作要点

(1) 直接将FUG植入头皮内，而不需预先打造种植孔。

（2）毛发种植笔的钢制针头针芯其规格有粗细之分，0.6mm 适用于眉毛、睫毛的种植，0.8mm 适用于发际线、体毛的种植，1.0mm 适用于头顶部和胡须的种植（图 16-5），要根据毛囊单位移植体的大小选择适宜型号的种植笔。

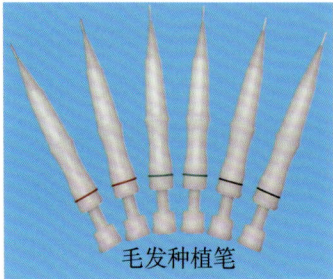

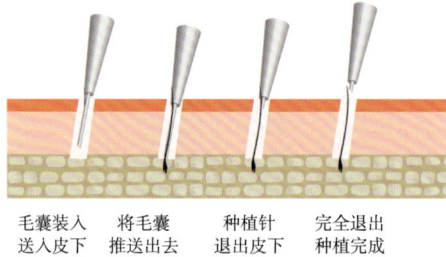

毛发种植笔

毛囊装入　　将毛囊　　种植针　　完全退出
送入皮下　　推送出去　　退出皮下　　种植完成

◀ 图 16-5　毛发种植笔种植法

（3）在装入毛囊和种植毛囊时一定要轻柔快速，防止操作时对毛囊造成损伤。

12. 毛发种植笔种植法的优点有哪些？

关于毛发种植笔种植法的优点，本书主编乔先明主任总结如下。

（1）打孔、种植一步完成，种植时不会遗漏出错，不需预先打造种植孔。

（2）适合受区不剃发的加密种植。

（3）创伤小、术中出血少，术后血痂少，美观度高。

（4）主要用于发际线、眉毛、睫毛的种植，能体现更完美的毛发走向。

13. 毛发种植笔种植法的不足有哪些？

关于毛发种植笔种植法的不足之处，本书主编乔先明主任总结如下。

（1）毛发种植笔针尖易变钝，需要不断更换，消耗量大，成本高。

（2）毛发种植笔孔径小，种植速度慢，需要对提取的 FU 进行精细分离加工制备 FUG，需要多名医师将含单根毛发的 FUG 插入到种植笔前端针头的侧缝内，增加了人力成本。

（3）在毛发种植笔内安装含单根毛发的 FUG 时和用毛发种植笔在头皮植入含单根毛发的 FUG 时都有可能对 FUG 造成损伤，有降低种植毛发成活率的风险。

（4）种植笔针头不能弯曲，难以实现成弧度、成角种植。不适合眉毛、睫毛移植。

（5）非一次性器械，器械重复使用，存在交叉感染风险。

14. 种植 FUG 结束后，如何清理种植区创面上的血渍？

种植 FUG 结束后，可用 10ml 注射器安装 26G（5 号针头），先抽吸 0.75% 过氧化氢 40ml（3% 过氧化氢 10ml 与 0.9% 氯化钠注射液溶液 30ml 按 1：3 的比例混合）冲洗种植区创面的血痂，再抽吸 0.9% 氯化钠注射液 100ml 继续冲洗种植区创面残留的血渍，也可将 0.9% 氯化钠注射液装在喷壶里（图 16-6），用喷壶冲洗种植区创面残留的血渍。冲

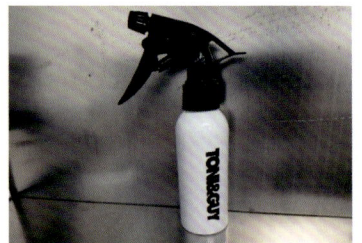

▲ 图 16-6　用喷壶盛 0.9% 氯化钠注射液进行冲洗种植区创面残留的血渍

洗时动作要轻柔，直至创面清洁无血渍，确保种植区创面干净，防止术后移植区发生感染。然后用纱布轻轻按压，检查种植的 FUG 是否有过浅和脱出，种植孔是否有遗漏，再做进一步调整，最后请患者照镜子观看发际线及种植区的密度，确认满意并签字。

15. 毛囊种植结束后，能否用 3% 过氧化氢冲洗毛囊种植区创面上的血渍？

过氧化氢别名"双氧水"，通常浓度为 3%，有杀菌除臭除污的功效，可用于清洗创面、溃疡、脓窦的脓液血块及坏死组织并产生气泡。

有的医师为了使术后毛囊种植区创面干净无血渍，常使用 3% 过氧化氢冲洗创面，这是不正确的，因为 3% 过氧化氢有腐蚀作用，会顺着种植孔向下渗透到毛囊，会对刚种植进去的毛囊造成一定程度的损伤，所以不可以使用 3% 过氧化氢冲洗毛囊种植区创面上的血渍。也不可以使用 0.5% 碘伏、75% 乙醇消毒毛囊种植区创面。

16. 术后取发区的创面如何处理？

自体毛发移植术后受区（种植区）无须包扎。后枕部供区（取发区）可再次涂抹红霉素软膏，用无菌纱布和棉垫包扎固定，然后用宽胶带绕额头加压包扎 1～2 天（图 16-7），达到压迫止血、防止水肿向面部扩散的作用。女性也可以在后枕部取发区覆盖无菌纱布后扎马尾辫（图 16-8）。一般术后 24～48 小时可以去除包扎的敷料。去除包扎后，如果戴帽子或者睡觉，需要用无菌纱布隔离，以免在 72 小时内供区创面接触不洁物品。通常术后 3～5 天后枕部供发区的取发针孔可自行愈合，无须特殊护理。

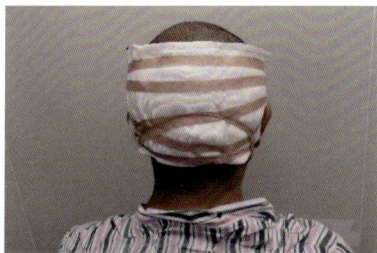

▲ 图 16-7　在后枕部取发区用无菌纱布和棉垫覆盖，然后用宽胶带绕额头包扎

二、毛囊单位移植体的种植要点

17. 种植 FUG 的原则是什么？

以毛囊单位进行移植的优点是能够减小种植创口的孔径，同时也能最大限度地增加移植毛发的数量。毛发种植医师在患者秃发区打造种植孔、植入 FUG 的过程中要努力使创伤最小化，实现 FUG 的无阻力种植。

无阻力种植是指种植医师在种植 FUG 的过程中，把 FUG 推送到人工打造的种植孔时要顺畅无阻力并且一次到位，不能撞击毛球部，不能弯曲折叠毛囊，这样可以大大提高种植毛囊的成活率。

18. 种植 FUG 最常见的错误有哪些？

(1) 使用镊子夹持移植体时操作不当，导致移植体撕裂和挤压损伤，从而降低移植体的成活率。

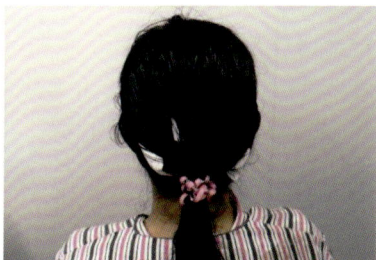

▲ 图 16-8　女性也可以在后枕部取发区覆盖无菌纱布后扎马尾辫

(2) 受区打造的种植孔与移植体不匹配（种植孔相对于移植体太小、种植孔的深度小于移植体毛囊的长度），导致重复进行种植操作，进而导致移植体挤压损伤。

(3) 移植体植入的角度与受区打造的种植孔的角度不一致。

19. 如何把控 FUG 种植时的方向和角度？

每根毛发的生长都有着各次不同的方向和角度。方向是指毛发的朝向，即偏左或偏右，朝前、朝上或朝下，一般左前顶部的毛发生长方向向左前方倾斜约 30º，前顶部中央区的头发向前倾斜约 30º，右前顶部的头发向右前方倾斜约 30º。角度是指毛发与头皮间的夹角，通常发际线边缘呈 15°～20° 夹角，向后逐渐增大至 30°～45° 夹角，在颞点附近毛发呈 10°～15° 夹角。打造种植孔时一定要把控好原生发的生长方向和角度，确保与原生发的方向和角度一致，也可以参考脱发区域附近头发的生长方向和角度打造种植孔。

20. 种植 FUG 时如何把控种植孔的孔径？

打造种植孔的孔径要与植入的 FUG 的直径相符（合身），使受区的孔隙能够将 FUG "适合地怀抱"在合适的位置，实现最大程度的接触，以便植入的 FUG 快速地重获养分，另外也减少了无效腔，加速了创口的愈合。

如果打造种植孔的孔径太小，会造成毛囊挤压，有可能导致多次种植因种不进去使毛球损伤，从而降低毛囊的成活率，还有可能出现种植到头皮的 FUG 弹出。

如果打造的种植孔孔径太大，可能导致种植的 FUG 移位、滑出或被包埋，使得种植毛发的方向和角度不一致。也可能损伤头皮的大血管，破坏头皮的微循环，增加术后感染、头皮坏死及头发不能生长或生长不佳的发生率。

紧缩在一起的 FUG 是非常理想的移植体，能够以最小孔径的种植创口移植最多的移植体。在微针即插即种时，如果种植含单根毛发的 FUG 则选用 22G 针头打造种植孔，如果种植含 2～3 根毛发的 FUG 则选用 20G 针头打造种植孔。在采用缝隙切开种植时，如果种植含单根毛发的 FUG 则选用宽度规格为 0.8mm 宝石刀打造种植孔，如果种植含 2～3 根毛发的 FUG 则选用宽度规格为 1.0mm 的宝石刀或 1.2mm 的宝石刀打造种植孔。

21. 如何把控 FUG 种植的深度？

深度包括打造种植孔的深度和毛囊植入种植孔的深度。根据皮肤层次吻合原则，FUG 的种植深度，要把包有外毛根鞘部分的毛囊全部植入种植孔皮内，这样可以更快的愈合。种植 FUG 时一定要测量提取出来的毛囊长度，一般为 5mm 左右。打造种植孔的深度和种植 FUG 的深度要与毛囊的长度相符，应将毛球部置于皮下组织层内，使植入的 FUG 与受区建立血供关系。最合适的种植深度是将 FUG 种植到孔隙中后，毛囊与毛干交界处正好平齐于头皮，即种植的 FUG 表皮略高出种植区皮肤表面，这些暴露在皮肤表面的表皮组织呈现出白色珍珠样外观，继而在术后 24 小时变为棕色痂皮，术后 10 天左右痂皮完全脱落。如果种植过深，可能出现种植的 FUG 被包埋入头皮内。如果种植过浅，会出现头皮处的毛干有小的突起或种植的毛囊不成活。

22. 如何把控 FUG 种植的密度？

很多患者深受脱发困扰，在植发前存在"报复性"植发心理，要求医生在其脱发区大数量、高密度种植，但这是不切实际的要求，医师要明确告知患者这样做有毛囊成活率降低的风险。种植 FUG 前需要用针头或刀片在受区打造种植孔，这种操作会不同程度地破坏秃发区局部的血液循环。如果打造的种植孔过密，就会对局部的血液循环造成破坏，导致皮肤组织缺血，影响种植 FUG 的营养供给，导致 FUG 的成活率下降，进而浪费了宝贵的毛囊供体资源。那么头发种植的间距究竟以多少为宜，诸多学者认识不一，本书主编乔先明主任认为：既不能过疏也不能过密，以种植下一个 FUG 时不将种植的上一个 FUG 挤压出为原则，两个 FUG 间距应保持在 1mm 左右。种植密度并非固定数值，关于 FUG 种植的密度要根据每个患者的具体情况决定（图 16-9），推荐种植密度为 30～60FUG/cm²。首先要测量患者的脱发面积，根据需要种植的密度计算出需要种植的总数量，再根据从供区真实提取的 FU 数量合理协调好每个部位的种植密度，还要考虑与脱发区周边毛发密度的自然衔接过度。从而保证良好的术后效果。

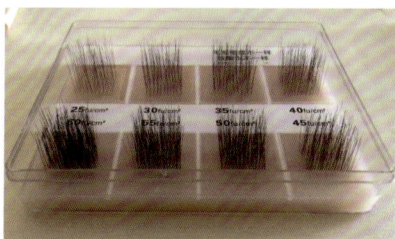

▲ 图 16-9　头发种植密度对照表

23. 发际线种植的密度如何选择？

发际线由前往后是从稀到密的层次过渡，因此在种植发际线时，通常分为 3 个区域进行种植。

(1) 边缘区：作为发际线的最边缘，这里的毛发密度比较低，密度分布在 30～40FUG/cm²，需要种植含单根毛发的 FUG，如果有绒发资源的建议使用绒发。

(2) 中间区：衔接原生发和边缘区的区域，毛发密度偏高，需要有浓密感和递进的层次感，密度在 50～60FUG/cm²，需要种植含 2～3 根毛发的 FUG。

(3) 过渡区：即种植的头发和原生发衔接过渡的区域，要灵活掌握，不局限于设计画线内，使其融合自然，衔接到位，密度在 30～40FUG/cm²，需要种植含 2～3 根毛发的 FUG（图 16-10），防止出现明显的断层。这样术后可获得良好的"视觉密度"。如果患者要求更高的"自然毛发密度"，则在术后一年需要进行二次加密种植。

24. 种植的密度是不是越高越好？

种植毛发的密度要依据脱发区周围原生发的密度来决定，与原生发保持相似的密度则会呈现颇为自然的效果，并不是密度越高越好。

如果脱发面积过大，后枕部毛囊资源有限，强行将提取的毛囊移植到脱发的某个特定区域，就会出现某些部位浓密，某些部位稀疏，显得杂乱不堪。

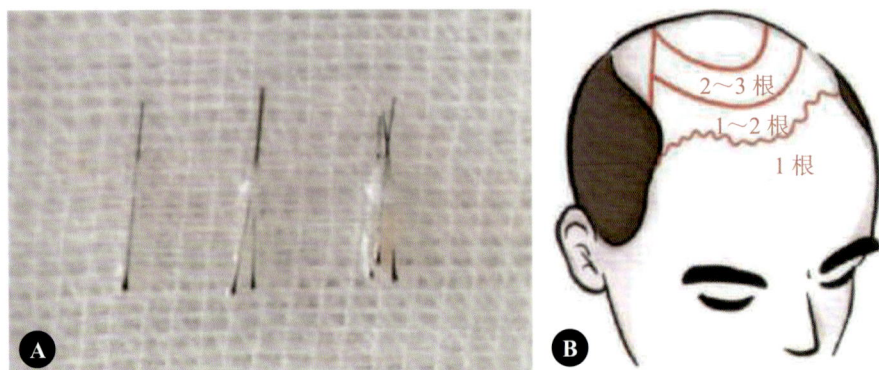

▲ 图 16-10　毛囊单位移植体的分布
A. 单个毛囊单位移植体；B. 毛囊单位移植体分布（1~2 根在前缘及顶部，2~3 根在中央）

25. 为什么不同的脱发患者，种植的密度不一样？

不同的脱发患者其供区的头发情况是不同的（包括毛囊单位的密度、每个毛囊单位所含毛发的数量、每个毛干的直径），秃发区域的面积是不同的，加密区域原生发的密度是不同的，所以不同患者种植的密度是不一样的，术前一定要根据每个患者的秃发情况个性化设计其种植密度，以实现术后整体的美观。

26. 为什么一次种植头发的密度达不到原生发的密度？

自体毛发移植的成活率一般在 90% 以上，种植区一次种植头发的密度达不到原生发的密度，但可以达到整体美观的效果。一般一次种植头发的密度可达到正常密度的 30%~50%，二次加密种植可达到正常密度的 70%~90%。其原因有以下五点。

(1) 供区一次提取头发的数量是有限制的。

(2) 头皮有一定的弹性，移植头发的密度要在头皮弹性限度内进行。

(3) 无论头皮愈合还是毛发生长，均需血液循环供应营养，若一次移植毛发过密，移植的毛囊存在营养不足的问题，会影响其成活和生长。

(4) 手术时间也不宜过长，通常手术时间超过 8 小时，医师和患者的体力都无法承受。

(5) 对脱发面积大而供区有限的患者，需要进行合理的分配布局，不能只考虑在某一个区域种植过密，这样反而不利于整体的美观。

所以大多数患者要达到满意效果和正常的密度一般需要进行两次以上的自体毛发移植手术。

27. 为什么有的植发患者术后还需要进行第二次加密种植？

患者植发术后是否需要进行第二次加密种植，这要根据每个患者的具体情况而定。

(1) 第一次植发术后效果不理想，密度不佳（稀疏或者密度不均匀），生长方向不佳，需要进行二次加密种植。

(2) 植发术后原生发的继续脱落，需要进行二次加密种植。自体毛发移植手术是提取后枕部长寿毛囊来弥补脱发部位毛发不足的微创手术，通常移植的头发是不会脱落的，但雄激素性脱发患者的原生发还有可能会继续脱落。所以术后在保护种植区头发的同时，也要防止原生发的继续脱落。

(3) 通常我们在提取后枕部毛囊时是采用分散性跳跃式均匀提取，既要保证术后种植区的效果，也要保证术后后枕部取发区的美观，必须面面俱到。对于脱发面积过大、后枕部的资源不足的患者，一次手术满足不了脱发区的需求，需要一年后进行二次加密种植。

28. 自体毛发移植术后的成活率和移植毛发的密度是一回事吗?

自体毛发移植术后的成活率和移植毛发的密度是两个不同的概念，没有直接的关系，大部分患者容易把这两个概念混为一谈。

自体毛发移植术后的成活率 = 术后 12 个月移植区生长的毛囊单位数 / 术中移植区移植的毛囊单位数 ×100%。采用毛发镜计数，通常自体毛发移植术后种植区毛发的成活率在90% 以上，血供良好的头皮瘢痕上毛发的成活率在 70% 左右。

毛发的密度是指每平方厘米头发的数量。正常枕部头发的密度为 40～80FU/cm²，移植头发的密度通常是 20～60FU/cm²。所以，一次种植头发的密度最高可以达到正常头发（原生发）密度的 30%～50%，二次加密种植可达到正常密度的 70%～90%。

为了防止术后不必要的误解和纠纷，医师术前和患者签订自体毛发移植手术知情同意书时，一定要将毛发的成活率和毛发的密度给患者做详细解释并清楚告知。

29. 如何把控移植毛发的自然度?

自然度是医患双方共同的愿望，如何让移植的毛发能无限接近自然生长的毛发，必须掌握以下三大要素。

(1) 移植毛发的方向和角度。方向即毛发的朝向，指毛发朝哪个方向生长。人体不同部位的毛发生长方向是不同的，一定要按照正常的毛发生长方向来种植。角度即毛发与皮肤所呈现的夹角（方向角度相辅相成，角度决定方向）。种植的毛发角度太小呈现趴贴感，种植的毛发角度太大容易上翘，都不能很好地与原生发融洽。

(2) 要根据种植部位的不同，选择粗细适合的 FUG 进行种植。如发际线、颞角、鬓角、眉毛、睫毛、胡须、体毛应在单体毛囊中挑选相对细软的含单根毛发的 FUG 种植，可增加发际线的自然度。

(3) 移植毛发的密度和排列。就是在一定的种植面积和一定的毛囊数量的前提下，合理均匀分布。分布时注意鱼鳞式或者屋顶盖瓦式分布，保证即不规则又能均匀分布。打造种植孔时应上下交错，避免整齐排列，防止出现移植的头发排列过于整齐而显得生硬呆板人工化。

30. 如何把控手术时长和种植 FUG 的数量?

本书主编乔先明主任认为，自体毛发移植的手术时间应控制在 8 小时之内，一次种植的毛囊单位数量应控制在 2500～3500FU。不提倡一次性长时间、大数量、高密度移植。建议少量多次移植。

单次移植超过 4000FUG 属于超大数量毛发移植。因为单次种植 FUG 的数量过多，手术时间就会延长，手术时间延长就会导致移植毛囊的成活率下降，同时医师和患者的体力也难以支撑，还有后枕部供区提取毛囊过多会降低后枕部的密度进而影响美观，加大了手术的风险。

31. 为什么医师要努力提高种植毛发的速度？

毛囊的下端膨大，周围包裹着皮肤和脂肪组织。人的皮肤柔软富有弹性，打造种植孔后皮肤裂隙很快就会闭合，使植入毛囊单位移植体难度加大，这就要求医师植入毛囊时要快速准确，尤其是超大数量的毛发移植，医师种植速度的快慢将直接关系到种植毛发的成活率。本书主编乔先明主任认为：医师每小时能达到 800FUG 以上的种植速度就是一个技术娴熟的毛囊种植医师。

通常种植顺序是从前往后种植，依次是单根细毛发、单根粗毛发、2～3 根毛发。头皮血供丰富，种植区创面渗血使种植医师的可视性变差，速度减慢，为了减少术中创面渗血，可以适量加大肿胀液中肾上腺素的浓度，或者采用压迫止血，还可以用 0.9% 氯化钠注射液反复冲洗清理血痂，保持术野清晰。如果有出血，快速将毛囊植入孔中是最好的止血方法。

32. 如何才能提高种植毛发的速度？

(1) 根据种植医师习惯，把毛囊放在种植医师左手拇指手套合适的位置，毛球朝向种植医师，方便种植医师夹取，应夹取毛囊与毛干交界处进行种植，以减少对毛囊的损伤。

(2) 借助辅助工具：进行女性不剃发加密种植时，可以借助辅助工具（发贴、小抓夹等），把后面长头发压制住，将加密区的头发间隔 2～3mm 分出发缝，在暴露的发缝处进行种植。

(3) 种植重点部位（如核心区位置）或渗血严重的位置应选取粗壮且完整的毛囊，可减少种植医师的操作难度。有粗细不均匀或轻微损伤或切断的毛囊，应种植在加密或边缘衔接的位置，这样可获得更好的术后效果。

33. 如何统计种植毛囊的数量？

由于每个毛囊单位所含有的毛囊根数是不一样的，所以毛囊单位数无法准确反映实际种植的毛囊数量和最终效果，相同的毛囊单位数，不同患者最终的术后效果相差很大，所以统计毛囊根数才是精准衡量术后效果的标尺，也是学术交流的基础。在门诊病历既要记录毛囊单位数，同时也要记录毛囊根数。如单根 FUG1000 个、双根 FUG1500 个，即毛囊单位 2500 个，毛囊根数 4000 个。

第 17 章
自体毛发移植围术期护理的问与答

对自体毛发移植手术的患者进行术前、术中、术后护理是保证手术成功的前提。护士应密切观察患者的病情变化，积极配合医师进行处理，手术全过程都要关心体贴爱护患者，减少患者的紧张焦虑，促使患者安全顺利完成手术。

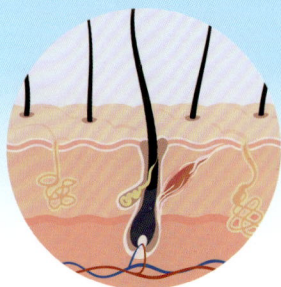

一、自体毛发移植的术前护理

1. 门诊护士如何对患者进行术前心理护理？

脱发患者因病变部位暴露，显老、自卑、多疑，又对自体毛发移植手术缺乏充分了解，渴望获得最佳治疗效果给自身带来彻底改观，同时对手术过程感到恐惧，对术后效果心存疑虑，担心手术不成功，恐惧、焦虑心理严重。为此门诊护士在言谈举止方面应力求稳妥、轻快、沉着、娴熟，以增强患者的安全感，要针对患者的年龄、受教育程度、既往手术史和心理承受能力，用通俗易懂的语言介绍手术过程及相关注意事项，以及可能出现的问题及处理措施，与患者进行有效的沟通，让患者观看手术前后照片，减轻患者的心理负担，消除其恐惧不安的心理和不切实际的期望，以平和的心态接受手术。

2. 术前门诊护士要告知患者做哪些术前准备？

门诊护士应以和蔼可亲的态度和言语与患者进行深入细致的沟通交流，询问患者有无用药史，有无药物过敏史。带患者进行血常规、凝血四项、传染病四项（乙肝、丙肝、梅毒、艾滋病）、肝肾功能、心电图、血压的检查。告诉患者术前三天要禁烟酒、禁食刺激性饮食，嘱咐患者术前三天每天要洗头一次，告诉患者手术当天必须穿棉质宽松前面开襟的上衣，不要穿套头衫，避免穿脱不便损伤移植的毛发。女性患者必须避开月经期，停用活血药物。对于精神过度紧张者，术前一天睡前口服地西泮 5mg，以保证充足的睡眠和休息。

3. 术前门诊护士要做哪些准备工作？

门诊护士要在术前准备室放置好电推刀、测量尺、画线笔、牙签、甲紫、碘酊等用于设计画线的物品。术前用电动理发器给患者理发，仅留毛干长度 1～2mm，以便医生在取发时辨别头发方向，然后洗头，更换病号服，进行医学摄影。

4. 术前手术室护士要做哪些准备工作？

手术室护士术前一天应准备好自体毛发移植所需的无菌敷料包、无菌器械包、毛囊提取设备和耗材，细致认真地检查术前所需的物品是否齐全，性能是否良好。提前调节好手术室的温度和湿度，按手术室标准进行空气消毒。

二、自体毛发移植的术中护理

5. 术中巡回护士要做哪些工作？

(1) 巡回护士要使手术室的环境温馨、宁静、柔和、轻松，可根据患者的喜好播放一些抒情、舒缓、令人愉快的音乐，以分散患者的注意力，使患者轻松地度过手术期。

(2) 患者进手术室后，巡回护士要协助患者摆好体位，调整灯光，充分暴露手术视野。

(3) 自体毛发移植手术时间较长，一般需要 4～8 个小时，患者易出现疲劳、烦躁和不安的情绪，巡回护士要加强术中巡视，密切观察患者的生命体征、血氧饱和度和肤色，发现有异常情况及时向医师汇报，以便医师及时对症处理。

(4) 供区提取 FU 时，患者通常采用俯卧位，面部处于受压状态，可放置软枕及无菌纱布以吸附液体。种植 FUG 时，患者采取仰卧位，腰部、低尾部、颈部等部位易出现疲劳、疼痛、血供障碍等不良症状，应定时协助患者更换体位，可用体位垫缓冲压力，必要时进行局部按摩，促进血液循环。

(5) 加强与患者交流沟通，认真倾听患者的主诉，做好患者的安抚解释工作，缓解患者的紧张情绪，增强患者的安全感和信任感。

6. 术中毛囊分离护士要做的工作有哪些？

毛囊分离护士一定要在经生理盐水浸泡的木质压舌板上进行毛囊单位移植体的制作，要保持刀片锋利，刀片的切割方向要与毛发的走向相平行，避免机械性的压挫、折曲、拉长等，分离毛囊时不要求剔除得非常干净，使毛囊周围带少许脂肪和皮肤组织，确保毛囊完整，避免夹持毛囊，防止对毛囊造成机械性损伤，根据医嘱将供区毛发分成不同规格的毛囊单位移植体，按规格摆放于低温（1～4℃）的 0.9% 氯化钠注射液（或林格液）的毛囊碟里的方形纱布上，确保对毛囊的低温湿润保存。

7. 术中医生、护士、患者三方有效的沟通技巧有哪些？

(1) 为患者做自体毛发移植手术的全过程由医生负责，医护人员要默契配合，细化手术操作流程，对毛囊的提取、分离、种植要分工明确，定岗定人，衔接自如。术前要向患者介绍手术流程和参与手术的医护人员及其分工、麻醉方式及术中的注意事项，询问患者的特殊要求和建议。

(2) 手术中医护人员的交流及医护人员与患者的交流一定要轻声细语，温和礼貌，严禁谈论与本次手术无关的话语，严禁大声交流，工作中尽量采用眼神、手势等肢体语言进行沟通。

(3) 医生护士在整个手术过程中要时刻关心体贴患者，如您现在感觉怎么样？哪里不舒适？可以聊一些患者感兴趣的话题，播放患者喜欢的歌曲和音乐。

(4) 手术中要及时告知患者手术的进展情况，及时安排医护人员和患者的用餐、休息。手术结束后，要用赞美的语言感谢患者的配合，祝福患者早日康复。

三、自体毛发移植的术后护理

8. 术后门诊护士要做的工作有哪些？

手术结束后，巡回护士要护送患者走出手术室，防止患者跌倒，将患者移交给门诊护士。门诊护士在医学摄影室给患者进行术后照相，护送患者去留观室休息，给患者术后口服抗生素罗红霉素片、消肿药草木樨流浸液片（消脱止 –M）、去痛药芬必得（布洛芬缓释胶囊），告知患者术后注意事项和恢复过程，告知患者术后来院换药时间及定期来院复诊并进行头皮健康养护，最后与前台导医友好护送患者离院。

9. 如何对毛囊提取区进行护理？

术后对毛囊提取区涂抹红霉素软膏后用纱布棉垫加压包扎。术后 24～48 小时，可拆除后枕部供区（取发区）的敷料，用碘伏棉球消毒创面后使其处于暴露状态。

10. 如何对毛囊种植区进行护理？

术后对毛囊种植区采用暴露，可戴一次性手术帽保护种植区，避免灰尘污染种植区。术后 3 天不要触碰种植区，尤其是睡觉时注意睡眠姿势，防止无意中与枕头被褥等摩擦造成移植区毛发脱出。指导患者加强自我保护，保持种植区清洁干燥，避免挤压碰撞种植的毛发。严禁用手抠挠种植区的小血痂。术后第 5 天指导患者温水淋浴头部，冲洗时间可以稍长一些，使移植头发周围的血痂浸软，促其自然脱落。

第 18 章
自体毛发移植细节把控的问与答

　　合理安排自体毛发移植的手术流程、每个环节的操作时间，把控自体毛发移植手术的细节，严格低温、湿润、快速、全过程对毛囊无损伤，是实现自体毛发移植高成活率、高密度、高自然度的关键。

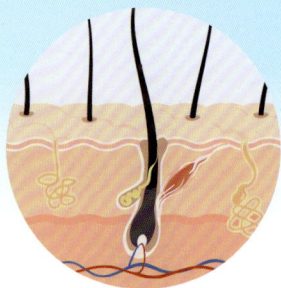

一、自体毛发移植手术与其他头面部美容手术的关系

1. 接种疫苗后多久可以做自体毛发移植手术？

疫苗是指用各类病原微生物制作的用于预防接种的生物制品。接种疫苗（图 18-1）是预防和控制传染病最有效的公共卫生干预措施。

自体毛发移植手术本身不是疫苗接种的禁忌证，不过术中需要使用麻醉药物及术后需要应用抗生素预防感染，对男性雄激素脱发患者还需要服用非那雄胺片，手术也可能导致患者免疫力下降。刚注射疫苗的患者机体内的抗体还没有完全形成，或者形成量相对不足，这时候做自体毛发移植手术有可能会影响疫苗的效果，为确保患者平稳度过术后恢复期和疫苗注射后的不适期，建议注射疫苗两周后再施行自体毛发移植手术。

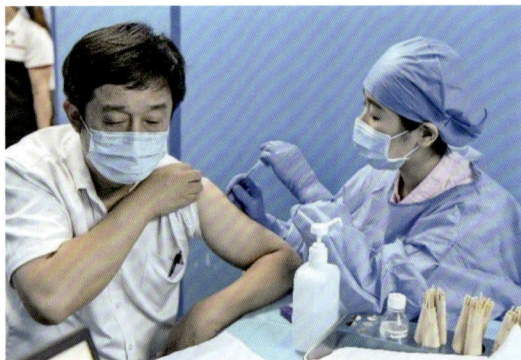

▲ 图 18-1　接种疫苗

2. 做完美容手术以后，多久可以做自体毛发移植手术？

这个要根据具体的美容手术项目确定。

(1) 术后 1～3 个月可以做自体毛发移植的美容手术有：肉毒素注射美容、光电美容、双眼皮成形术、眼袋整容术、隆鼻术、丰下颌术、隆胸术、吸脂术等。因为术后 1～3 个月上述美容手术处于恢复期，做植发手术会影响其效果。

(2) 术后 3～6 个月可以做自体毛发移植的美容手术有：玻尿酸填充额颞部、颅顶部，自体脂肪填充额颞部、颅顶部。因为早期头皮血供没有完全建立，做植发手术会影响种植毛囊的成活率。

(3) 术后 6～12 个月可以做自体毛发移植手术的美容手术有：各种原因导致的头部瘢痕性脱发。因为早期头皮瘢痕硬、血供差，会影响种植毛囊的成活率。

3. 自体脂肪（或玻尿酸）填充额颞部（或颅顶部）后多久可以做自体毛发移植手术？

如果额颞部（或颅顶部）刚填充完自体脂肪（或玻尿酸），不建议立即进行自体毛发移植手术，建议 3～6 个月后再进行自体毛发移植手术。

自体脂肪（或玻尿酸）填充是一种常见的美容手术，通常用于填充面部、头部等部位。自体毛发移植手术则是将毛囊植入头皮，以增加头发的密度。虽然这两种手术都是美容手术，但它们的操作部位和方法不同。额颞部（或颅顶部）做完自体脂肪（或玻尿酸）填充，通常需要 3～6 个月的恢复期，如果在此期间进行自体毛发移植手术，因为此时头皮部位的血液循环和创伤尚未完全恢复，可能会影响术后效果。

二、手术时间的合理安排

4. 自体毛发移植的手术流程是怎样的？

自体毛发移植的手术流程可以归纳为：术前毛囊检测，术前方案设定，提取毛囊，分离毛囊，种植毛囊，术后护理（图 18-2）。

5. 如何合理安排自体毛发移植的手术时间？

自体毛发移植手术时间长，一般需要 4～8 小时才能完成。如果把自体毛发移植手术比做一场球赛，其手术过程可分为"上半场""中场休息""下半场"。

提取毛囊单位为"上半场"，在提取毛囊单位时，患者通常需要保持俯卧位 2～3 小时以暴露后枕部优势供区，面部成为主要着力点，要用泡沫敷料贴于额部，避免压伤面部。

提取毛囊单位结束后，对患者的后枕部毛囊提取区进行无菌纱布棉垫包扎，以保护术区、防止污染。带患者离开手术室去留观室用餐（图 18-3）为"中场休息"，在患者"中场休息"期间，医务人员也可以交替用餐。

种植毛囊单位为"下半场"，在种植毛囊单位移植体时，患者通常采取仰卧头高位 3～4 小时以方便医师种植，要及时给患者在颈部和腰部垫软枕，防止因手术时间过长造成疼痛及活动受限。

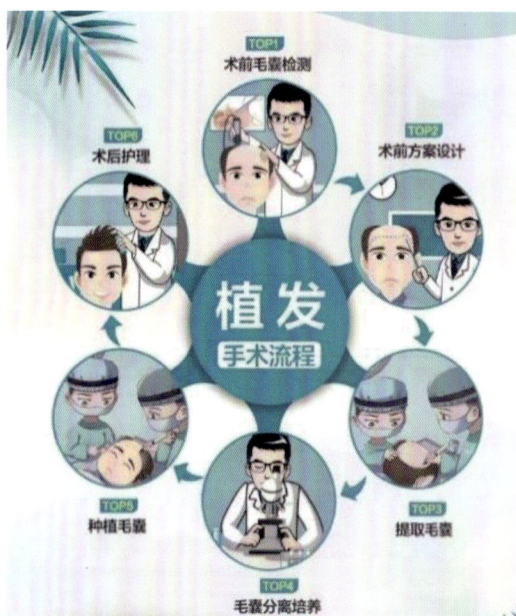

▲ 图 18-2　自体毛发移植的手术流程

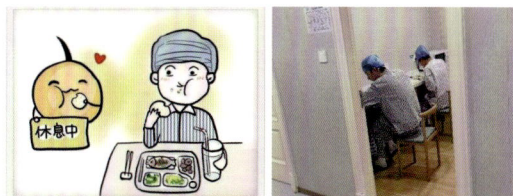

▲ 图 18-3　"中场休息"患者离开手术室用餐

三、自体毛发移植手术细节把控

6. 自体毛发移植手术需要把控哪些环节？

要做好一台自体毛发移植手术，医师需要把控以下环节。

(1) 确保患者的生命安全：为了防止患者在施行自体毛发移植手术时发生"次生灾害"，引发其他疾病的发生，危及患者生命，对患者行自体毛发移植手术前必须询问病史、进行体格检查、测量血压、做心电图和必要的化验检查，确保患者在没有重大疾病的前提下施行自体毛发移植手术。

(2) 确保手术全过程的无菌原则：严格手术室和手术器械的消毒，医师术前要穿消毒洗手衣裤、戴口罩帽子，手消毒、戴无菌手套，对患者手术区域严格消毒，谨防引起患者手术部位的感染和医患之间交叉感染。

(3) 确保手术全过程麻醉的安全有效：自体毛发移植多采用头皮环形封闭麻醉，注射局部麻醉药物是手术中的一个重要环节，不能过量，要严防麻药过敏和中毒，其中肾上腺素的添加一定要恰到好处。

(4) 严格维护毛囊在手术全过程的旺盛生命力：对毛囊组织的保护是整个手术安全系统的核心，既要确保提取和种植的毛囊不损伤和高成活率，也要确保取发区和种植区原有毛囊的安全。毛囊资源不可再生，一定要珍惜患者的每一个毛囊，避免毛囊资源浪费。

(5) 确保术后供区头皮和毛发的美观度：术后后枕部供区不能留下明显的白色点状瘢痕，不能出现可见的头发明显稀疏或花斑现象。

(6) 确保术后受区毛发的高成活率、高密度、高自然度：要确保移植头发的高成活率、高密度、高自然度，必须把控好种植毛发的密度、方向、角度、与原生发的衔接度，尤其是发际线的形态要自然。

7. 为什么提倡使用放大镜和显微镜进行自体毛发移植的手术操作？

自体毛发移植需要熟练的技术、精细的操作和良好的显微设备，所以放大镜及显微镜的全程使用是必需的。

为了在提取 FU，加工制备、植入 FUG 的过程中更加准确而不损伤毛囊，在提取 FU、种植 FUG 时医师要在头上佩戴 2～4 倍放大镜，在分离制备 FUG 时医师要在放大 2～4 倍的台式显微镜下操作。

8. 为什么自体毛发移植全过程要严防对 FU 和 FUG 造成机械性损伤？

在供区提取 FU、在制备 FUG 和种植 FUG 的过程中，如果操作不慎都有可能对毛囊造成机械性损伤。精细、准确、快速、耐心、熟练的操作能最大限度地保护毛囊不受损伤。

(1) 在施行自体毛发移植手术时，要减少局麻药中加入肾上腺素的含量，防止毛囊缺血坏死，要减少肿胀液的注射量，避免毛囊受压水肿。

(2) 在供区用毛囊单位钻取机解剖游离 FU 时，一定要了解毛囊的生长方向和角度，防止环钻针头对毛囊造成横断损伤，在拔出毛囊时一定要顺势而为，严禁暴力拔出毛囊。

(3) 在分离制备 FUG 时要避免分离镊、分离刀片、FU、分离板之间产生摩擦，减少毛囊翻滚次数，防止毛囊变得软弱无力。夹持 FU 的无齿弯镊应为前端较钝的弯形无齿镊，必须弹性好、夹持功能好，要能固定毛囊，左手持分离镊应夹持毛囊与毛干交界处以上，严禁夹持触碰毛囊下 1/3 的部分，严防触碰毛球部，严防对毛球造成损伤。在进行毛囊分离时通常选用 3 号刀柄 10 号刀片，刀片安装在刀柄上必须牢固，不能有松动现象，如发现刀柄和刀片之间有松动现象必须更换或加以固定。加工制备 FUG 时刀片一定要锐利，以便有力快捷地对 FU 周围多余的皮肤组织和脂肪组织进行切割分离，制备成含单根毛发的 FUG 和含 2～3 根毛发的 FUG。如果发现切割 FU 周边的皮肤和脂肪时 FU 有滚动现象，就提示刀片已变钝，必须及时更换刀片，防止对 FU 进行机械性压挫、折曲、拉长等。

(4) 在植入毛囊的过程中要求夹持在毛干与毛囊的交界处，避免对毛球进行任何挤压，一定要无阻力种植。

9. 为什么要快速地对 FU 进行提取、分离、种植？

毛囊中包含许多持续增殖的细胞，新陈代谢非常活跃，需要大量的营养物质才能满足头发不断生长的需要，这些营养物质都是通过血液循环运送给毛囊细胞的，所以毛囊对于缺血非常敏感，缺血会导致毛囊坏死。毛囊离体后必须预防缺血性坏死，在供区提取 FU 后，毛囊暂时中断了与人体的血液循环，离体后的毛囊十分脆弱，需要尽快移植，如超过一定时间，毛囊就会因缺血、缺氧、缺水、缺电解质而坏死，其表现为毛球干瘪、拉长、扭曲、坏死。从供区头皮提取 FU 到种植 FUG 的每一步，毛囊都有可能因为缺血而坏死，因此移植的毛囊必须在尽可能短的时间内植入秃发区，从秃发区吸取营养才能成活，整个手术时长（提取毛囊 + 种植毛囊）最好不要超过 8 小时。一定要控制毛囊离体时间，缩短毛囊缺血缺氧状态，确保毛囊活性。

在医生环钻解剖毛囊的同时，助手可将毛囊拔出交给分离医师进行分离，通过 FUE 技术提取的毛囊仅仅需要修去多余的表皮组织和毛球周围的脂肪组织。术中将 FUG 保存在盛有 0.9% 氯化钠注射液（或林格液）的毛囊碟里的方形纱布上，使其处于低温湿润（1～4℃）环境中，可增加毛囊耐受缺血、缺氧的能力。多人（2～4 人）同时熟练地进行手术操作可大大加快手术的进程，从而缩短毛囊缺血、缺氧的时间，进而增加 FUG 种植成活率。为了呵护毛囊，我们要求医师要做到：毛囊离体进液 3 秒，毛囊分离 3 刀，种植 50 个毛囊单位 3 分钟，按照先提取、先分离、先种植的原则。

10. 为什么要珍惜患者的每一个毛囊？

因为毛囊资源不可再生，医生必须认真对待患者的每一个毛囊，绝不可浪费患者宝贵的毛囊资源。患者珍惜自己的每一根头发，医生必须珍惜患者的每一个毛囊。手术中保持高度的责任心，是保证移植毛囊成活的关键因素。

11. 影响自体毛发移植成活率的因素有哪些？

影响自体毛发移植成活率的因素有很多。局麻药中加入肾上腺素的多少；提取毛囊单位时夹持的力度；分离毛囊单位过程中对毛囊的切割、挤压、干燥、存储；种植毛囊单位时移植器械对毛囊的夹持、种植孔对毛囊的挤压等，都会影响到移植毛囊的成活率。

12. 自体毛发移植手术有什么局限性？

自体毛发移植手术是目前解决患者毛发缺失的最佳方法，但也存在以下不足之处，亟须关注并寻找解决办法。

(1) 供区毛囊资源不足：自体毛发移植是自体毛发资源的重新再分布，并不能给患者增加新的毛发数量，手术的前提是患者自身供区拥有充足的毛囊。对于大面积毛发缺失，甚至毛发完全缺失的患者，自体毛发移植将无法进行，这是其最大的限制因素。如何解决供区毛囊资源不足的问题，是毛发移植进一步发展需要突破的课题。

(2) 手术耗时长：自体毛发移植需要人工方式从供区获取毛囊单位，再将分离制备好的毛囊单位移植体移植到受区，整个手术过程操作细致且无法进行批量操作，其手术过程耗时较长，需要进一步改进提高。

(3) 手术恢复时间长：自体毛发移植手术的最终效果需要一个较为漫长的时间。根据毛发生长的特性，自体毛发移植术后大部分毛发都会经过一个脱落期，期间整个发际线状态会非常接近于治疗前的效果，随后移植的毛囊会逐渐进入生长期，毛发移植的效果在术后9～12个月最终呈现，增加了患者对治疗效果的焦虑和担忧，需要进一步探索。

13. 有哪些因素影响自体毛发移植的术后效果？

影响自体毛发移植术后效果的因素有四个方面。

(1) 后枕部（供区）有足够的可做移植的毛囊，且提取后不影响供区美观：俗话说"巧妇难为无米之炊"。后枕部头发粗的患者，植发后就会显得头发比较浓密；后枕部头发密度高的患者，相同面积提取的毛囊数量就多，提取后就不会影响供区美观。

(2) 秃发区（受区）的面积及头皮的血供状况：脱发级别超过5级的患者，属于脱发面积比较大的患者，往往存在"供不应求"的现象，需要根据后枕部头发的情况判断能提取的最大毛囊数量，对秃发区域进行改善。受区头皮血供良好，有较丰富的血供，以保障移植的毛囊成活。

(3) 植发手术中使用的设备和器械：只有使用优质精细的毛囊钻取机和器械，才能把毛囊的损伤降到最低，才能使头皮的创伤最小化，实现高密度种植。

(4) 植发医师团队的手术经验及协同能力：在同等的条件下，有高度责任感、分工明确、配合默契的、技术精良的医师团队可以使手术尽善尽美，一台植发手术的最终效果与医师团队的手术经验及细心程度密不可分。

14. 如何判断自体毛发移植的术后效果？

本书主编乔先明主任认为，应从以下几方面判断自体毛发移植的术后效果。

(1) 看种植区头发的成活率和密度：选择自体毛发移植手术的目的就是要增加种植区头发的密度。影响头发密度的原因有很多，主要是看患者从后枕部能提取出多少毛囊数和移植毛囊的成活率。

(2) 看种植区头发的生长状态：如果头发生长方向和角度不一致，就会造成"杂草"似的效果，从而影响美观。

(3) 看种植区头发与原有头发是否自然无缝衔接：有无衔接不佳，有无断带现象。患者术后与久别重逢的朋友会面，如果朋友发现患者头发茂密了，却发现不了患者做过自体毛发移植，这就是最好的效果。

第 19 章
患者术后注意事项的
问与答

　　毛发移植的术后护理对于毛囊生长至关重要，自体毛发移植术后恢复期长，通常需要1年左右的时间，医师要定期随访，告知患者术后注意事项及恢复过程，针对患者的情绪波动，向患者做解释安抚工作，以消除患者焦虑不安、担心害怕的心理。

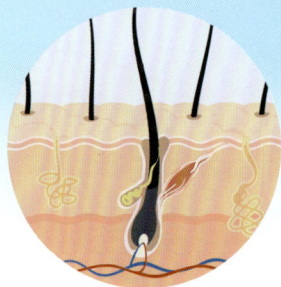

一、术后注意事项

1. 自体毛发移植术后注意事项有哪些？

关于自体毛发移植患者的术后注意事项，本书主编乔先明主任总结为以下十四条。

(1) 门诊手术：自体毛发移植为门诊微创手术，手术时间一般需要 4～8 个小时。术后不需要住院，患者经 30～60 分钟门诊留观即可回家（可乘汽车、火车、飞机），不建议自行驾车。

(2) 供区处理：患者后枕部供区（取发区）可涂抹红霉素软膏，用无菌纱布和棉垫覆盖，再用宽胶带缠绕额头包扎 1～2 天。术后 24～48 小时需来院复诊换药，去除或更换后枕部包扎的敷料（不能来院者可自行去除）。术后 3～5 天后枕部供发区的小针孔可自行愈合。

(3) 受区处理：受区（植发区）无须包扎，但要保持创面清洁干燥。为防止被周围空气污染，可佩戴医院配发的防尘帽（禁止触碰到移植的毛发）。

(4) 术后受区创面渗血处理：术后当天种植区会有少许渗血，可使用消毒棉签轻轻压迫渗血处 3～5 分钟即可止血，渗血会逐渐凝固形成小血痂，禁止患者用手抠掉小血痂，否则会导致血痂连带移植的毛囊被抠脱，一般术后 5～7 天洗头后血痂会自行脱落。

(5) 术后休息：术后三天患者后枕部取发区会有少量液体渗出，应采取仰卧位睡姿，也可头向两边倾斜或采取侧卧位睡姿，但时间不能过长，防止一侧面部水肿。睡觉时要在枕头上多放几层无菌巾单和棉垫并随时更换渗湿的无菌巾单和棉垫，防止渗液污染枕头。可选择较窄的软枕，软枕能避免后枕部过度压迫缺血导致应激性脱发，还可避免枕头下陷蹭到种植区的头发，可适度垫高枕头。术后七天要小心谨慎保护好种植区，如果是头顶及发旋种植，睡觉时头部要远离床头板或头部朝向床尾，避免触碰种植部位。

(6) 术后口服药物：可以根据个体情况口服消炎、消肿、镇痛药物。

① 抗生素：术后应常规口服抗生素 3～5 天预防感染。

② 镇痛药：术后 10 天之内，部分患者取发区和植发区有轻微疼痛、发痒、紧绷感，一般不需要特殊处理，对疼痛耐受性差的患者可口服镇痛药物。

③ 消肿药：术后 2～7 天患者前额、两颞、上下眼睑、鼻根部有水肿、发红、瘀青现象，通常术后 7～10 天可以完全消退恢复正常。术后 48 小时之内可以在额头处做冰敷，减少站立、不剧烈运动、不长时间坐着看电视或低头看手机，必要时口服消肿药或激素类药物，可

以减轻肿胀。

(7) 术后着装：患者术后一周应穿宽大、舒适、柔软、前面系扣或带拉链的开衫衣服，避免穿套头衫或毛衣等不便脱穿的上衣，防止脱穿衣服时触碰拖拽植发区，更不能触摸、挤压、磕碰种植区。在室内不要戴帽子，更不能戴帽子入睡，防止渗液与帽子粘贴。佩戴假发的患者，术后 10 天方可继续佩戴假发。

(8) 术后饮食：患者术后一个月内应清淡饮食，忌食海鲜、牛羊肉及辛辣刺激性食物，以免发生过敏反应和对伤口产生刺激。禁止抽烟、喝酒，忌喝浓茶、咖啡，避免口服阿司匹林、维生素 E 等影响凝血机制的药物，避免口服活血化瘀的药物。

(9) 预防并发症的发生：术后受区局部头皮坏死、感染、毛囊炎等并发症都有可能影响毛囊成活和生长，故术后应注意科学护理，如果出现头皮血供不足或感染指征，应及时就诊，选择针对性治疗方式加以干预。

(10) 心态和运动：患者在术后恢复期要保持乐观的心态，充足睡眠。在室内工作的患者术后第二天即可正常上班，但是当患者从事特殊工作（如需要戴头盔的高空作业、工作在尘土飞扬的工地或厂房和体育运动等）需要一周后才能恢复正常工作，术后 1 周避免剧烈运动或体力劳动，避免梳头，避免佩戴较紧的帽子，避免种植区暴力摩擦或受力。

(11) 术后头皮麻木：部分患者术区有轻度麻木感，有的持续 3～5 天即可消退，有的持续 1～3 个月才能恢复。这可能是末梢神经损伤导致的，可以进行局部热敷、按摩，口服甲钴胺片促进末梢神经恢复。

(12) 术后防脱固发：对男性雄激素性脱发的患者，行自体毛发移植手术后一个月（受区发红不明显时）可外用（在种植区喷涂）米诺地尔溶液、口服非那雄胺片，进行 PRP、低能量激光和中胚层疗法治疗，以促进种植毛发的生长，防止原生发的继续脱落。

(13) 自体毛发移植种植眉毛、睫毛、胡须、体毛等的术后注意事项，可参考种植头发的术后注意事项。

(14) 患者术后应和医护人员保持密切联系，建议患者在术后 24 小时、5 天、1 个月、3 个月、6 个月、9 个月、12 个月来院复诊，并对患者进行专业医学摄影留存资料。这样有利于医师及时了解患者的恢复情况，消除患者的顾虑，发现问题及时处理，以免延误治疗造成不良后果。

2. 自体毛发移植术后需要口服消炎药吗？

自体毛发移植手术是在无菌的状态下实施的微创手术，术后种植区是不能包扎的，所以需要口服抗生素 3～5 天预防感染。

3. 自体毛发移植术后后枕部的纱布什么时候去除？

通常让患者术后 24～48 小时来院复诊换药，由医师去除或更换患者后枕部包扎的敷料。如果患者不能来院，也可以在家里自行去除。

具体方法：用剪刀剪除弹力绷带，先去除外面的棉垫，将粘在头皮的内层纱布从上向下慢慢揭下。拆纱布的时候如遇创面有渗血，可用无菌纱布或用揭下的没有被污染的接触头皮面的纱布按压1~3分钟，即可止血。

4. 睡觉时不小心碰到种植区毛囊，但是没有出血，也没有看到毛囊脱落，会影响植发效果吗？

种植的毛囊只要没有滑脱移位，就不会影响植发效果的。所以术后一周内注意不要碰到种植区，因为刚移植的毛囊经不起触碰哦！

5. 术后医院配送的一次性隔离垫单（治疗巾）如何使用？

自体毛发移植术后3天之内，后枕部毛囊提取区会有渗液现象，这是注射局麻药和肿胀液出现的排出代谢过程。术后3天内患者要将医院配送的一次性隔离垫单平铺在枕头上并采取平卧位，这样可以有效隔离污染源，防止创面感染，进而减轻前额、鼻根、眼睑处的水肿。

6. 术后医院配送的隔离帽如何使用？术后多久可以戴自己的帽子？

患者术后4天内如果外出，可以佩戴医院配送的隔离帽，可以有效隔离外界的污染源，但一定要避免触碰种植区的毛发，在家休息和睡觉的时候就不需要戴隔离帽了。

术后四天可以戴棒球帽、网球帽，但还是要注意千万不要剐蹭到种植区。像安全帽一类的帽子，一般建议术后一月再戴。

7. 术后医院配送的气枕如何使用？

医院配送的气枕一般用于头顶种植和特殊部位种植术后使用，目的是避免碰触种植区。

8. 自体毛发移植术后头皮疼痛、刺痒、麻木是怎么回事？多久能恢复？

自体毛发移植属于休表微创手术，手术过程中会损伤于术区域内的末梢神经和毛细血管，术后末梢神经和毛细血管需要重新建立，一般1~3个月会逐渐恢复正常，在恢复的过程中，会产生轻微疼痛，晚上睡觉的时候会长时间压迫取发区，更容易使疼痛加重，有的患者会有头皮麻木的感觉。出现这种情况不要担心，可以采用热敷的方式，促进血液循环，缓解头皮紧张程度，帮助头皮快速恢复，对疼痛耐受性差的患者可口服镇痛药物，如布洛芬缓释胶囊。对头皮刺痒、麻木可以口服神经营养药如甲钴胺。

9. 自体毛发移植术后，种植区和取发区皮肤发红，什么时候才能恢复？

植发手术是表皮微创手术，是需要时间恢复的，所以手术后一段时间内，部分患者的术区皮肤会比正常皮肤颜色稍红，红色持续时间因人而异，通常三个月内可恢复正常。

10. 自体毛发移植术后，为什么禁止患者抽烟、喝酒？

自体毛发移植术后一个月，禁止患者抽烟、喝酒。因为香烟中的尼古丁会导致血液循环不良，降低血氧浓度，影响伤口愈合，刺激头皮血管神经，引起头皮疼痛。喝酒可以加速血液循环，增加术区出血。

11. 术后 7 天内可以吃海鲜、鱼类、牛羊肉及辛辣刺激的饮食吗?

不可以。以免发生过敏反应或对伤口产生刺激。

12. 术后 7 天内可以做剧烈运动吗?

不可以。因毛囊种植区域没有恢复好，术后 7 天内剧烈运动会影响恢复。建议术后一个月可参加运动，运动时避免撞击头部及植发区。

13. 为什么有的患者术后 7 天内，面部会出现水肿的现象?

自体毛发移植术后 2～7 天患者前额、两颞、上下眼睑、鼻根部有发红、瘀青、水肿现象，通常术后 7～10 天可以完全消退恢复正常。这是因为自体毛发移植手术需要在手术区域内要注射局麻药和肿胀液，其术后代谢需要一定的时间，这些液体可随地心引力沿组织间隙下移，而形成沿途的水肿，所以术后要求患者平躺两天，使代谢较慢的液体流向后枕部，这样就可以避免引起面部水肿。

14. 自体毛发移植术后多长时间可以洗头? 如何清洗头皮血痂?

(1) 术后 3 天，非种植区的头发可以正常清洗。

(2) 术后 5 天，取发区和植发区的伤口初步愈合，在种植头发的周围会有少许血液和组织液渗出形成血痂，需要来院进行头皮血痂清理，不能来院者可自行进行头皮血痂清理。需要说明的是：自体毛发移植早期，种植的头发（毛囊）是"卡在"头皮里的，不会轻易掉出来，但也不是很牢固，所以在清洗头皮血痂时需要细心、认真、轻柔。清洗方法：让患者平躺，先对头皮植发区的血痂用温水毛巾湿敷软化 30 分钟，然后用流动的温水自额头向下冲洗种植区的发茬，避免用指甲揉搓、抓挠、抠除植发区的血痂（也可用 0.75% 的过氧化氢冲洗种植区），如血痂仍不能去除，不建议强行去除，可等待种植区的血痂自行脱落。清洗完后待头发自然变干或用毛巾轻轻蘸着头皮吸干水分，切不可用毛巾擦抹植发区，也不可用吹风机烘干。

(3) 术后 7 天，植发区的血痂已大部分脱落，此时取发区和植发区的伤口基本愈合，应来院再次进行头皮血痂清理，不能来院者可自行进行头皮血痂清理。清洗方法：先对头皮植发区的血痂用温水毛巾湿敷软化 30 分钟，然后用流动的温水自额头向下冲洗种植区的发茬，将洗发水（建议选用中性或弱酸性无刺激的洗发水）挤在掌心，两手掌相互搓揉出泡沫，然后将泡沫涂抹于植发区域，用指腹顺着头发的生长方向轻轻揉搓血痂部位，必要时把纱布包在手指上增加摩擦力，不要用手指抠抓，让其自行脱落，然后用清水冲洗干净，冲洗后待头发自然变干或用毛巾轻轻蘸着头皮吸干水分，注意动作轻柔，勿抓挠揉搓，不可用毛巾擦抹植发区，也不可用吹风机烘干。

(4) 术后 10 天，可以像平时一样正常清洗种植的发茬。清洗方法：让患者平躺，先对头皮植发区的血痂用温水毛巾湿敷软化 30 分钟，待血痂软化松动后，用带有洗发水泡沫的纱布按摩头皮，逐步清洗血痂，反复几次，直至血痂清洗干净，但不要用力搓揉发茬，等待种植区的血痂自行脱落，然后用流动的温水自额头向下冲洗种植区的发茬。建议 2～3 天洗头一次。

15. 自体毛发移植患者种植区的痂皮和头屑什么时候脱落？

自体毛发移植手术后种植区的痂皮和头屑通常是由渗血和术前碘伏消毒刺激头皮引起的。术后 7～10 天移植区的痂皮和头屑随着正常洗发的过程会自然脱落，术后一个月会完全消失。在每次洗发前可用湿毛巾在植发区湿敷 30 分钟，然后去除毛巾用淋浴冲洗头皮，用指肚轻轻揉搓促使痂皮脱落。

16. 为什么有的患者术后 7 天内种植区的头皮会有干裂现象？

这是由于手术时消毒液刺激、术中表皮的损伤等造成种植区的头皮表皮细胞坏死、脱水而出现角质层裂纹（有如干旱土地的外观），这属于术后正常的现象，不影响术后效果。

17. 移植的毛囊多久才能与受区完全建立血供？

有研究表明，自体毛发移植术后 6 天，移植的毛囊才能与受区完全重新建立血供。因此，为避免摩擦影响血供重建，受区无须包扎，且应避免外部触碰。为了促进受区恢复，建议术后 7～10 天再清理受区痂皮。术后注意事项，旨在避免毛囊因受外界因素干扰而影响其生长。

18. 植发术后患者多久可以正常上班？

植发术后 2～7 天，患者前额、两颞、上下眼睑、鼻根部会有水肿、发红、瘀青现象，剃发植发手术种植区还有短发茬的尴尬和血痂，对患者的外观形象有一定的影响，通常术后 7～10 天可以恢复正常，建议患者植发术后最好能休息一周再上班。

19. 自体毛发移植术后多久可以理发？多久可以烫发和染发？

自体毛发移植术后一个月移植区域和非移植区域内的头发均可任意修剪。

自体毛发移植术后一年内不建议烫发和染发，也不提倡以后烫发和染发，因为烫发和染发会损伤头皮环境和发质。如果患者术后强烈要求烫发和染发，最好在术后三个月进行。

20. 患者手术后感觉发际线种植区左右两侧不对称，会影响将来的美观度吗？

正常人的发际线都不是完全对称的，恢复后如果偏差不大不会影响美观度。

二、术后移植毛发的生长规律

21. 自体毛发移植术后，新移植的毛囊是如何生长出头发的？

医师和患者都必须清楚地知道，自体毛发移植的术后效果并非立竿见影。术后新移植的毛囊通常进入退行期和休止期，术后 1～3 个月会有大部分毛干脱落（狂脱期），术后 4 个月开始逐渐长出，术后 4～6 个月是种植头发的快速生长期，术后 9～12 个月是种植头发的稳定生长期，术后 12 个月才能看到本次植发的最终效果。

关于新移植的毛发的生长规律按时间可分为以下三个阶段（图 19-1）。

第一阶段：术后 1～3 个月是脱落期。种植的毛发经过离体后暂时的缺血缺氧，术后初期的毛根仅靠体液循环维持生存，毛发处于营养匮乏期，大部分进入休止期，一般在生长 2～4 周后（毛干约 1cm），种植的毛发会出现正常的生理性脱落（狂脱期），移植头发的毛干会大部分脱落，有的患者甚至会脱落到术前的状态，仅在头皮内留下移植的毛囊，这个时期毛囊已在"新家落户"，这就犹如栽的树苗会掉叶子一样，其实树根已在土壤里成活。这时有的患者会产生恐慌心理，所以在术前咨询时一定要明确告知患者，使之有充分的心理准备，并有足够的耐心等待新的毛干长出。建议患者定期来院做头皮健康管理，以促进毛发的生长。

第二阶段：术后 4～6 个月是移植头发的快速生长期。经过 3 个月的休止期后，新的毛发沿着原有通道会逐渐生长出来。术后 4 个月植发区开始逐渐有新的毛发长出，发量明显增多。术后 6 个月植发区移植的毛发大约有 50% 长出，此时可以梳理出发型，可以看到移植头发的初步效果。

第三阶段：术后 7～12 个月是移植头发的稳定生长期，术后 12 个月种植的毛囊基本上可以完全长出新发，头发的粗细、颜色及密度都较好。这时可以看到植发后的最终效果。这些新长出来的毛发继承了后枕部优势供区毛囊的特性，以正常的毛发周期生长，不会变性坏死脱落，可长期存活生长，可以和正常头发一样进行烫发、染发、吹发和修剪。可进行植发区内头发的二次加密移植。

自体毛发移植术后，医师要定期随访患者，针对患者的情绪波动（图 19-2），向患者做解释安抚工作，消除患者焦虑不安、担心害怕的心理。

22. 术后 2 个月了，种植的头发 70%～80% 都掉了，正常吗？

正常。大部分患者术后都会经历脱落换茬的过程，术后 4 个月就会逐渐生长的。

23. 术后 2 个月了，种植的头发几乎没怎么掉，直接生长了，正常吗？

正常。每个毛囊都是一个独立的个体，如果种植的毛囊处在生长期的较多，头皮生长环

植发后头发生长曲线示意图

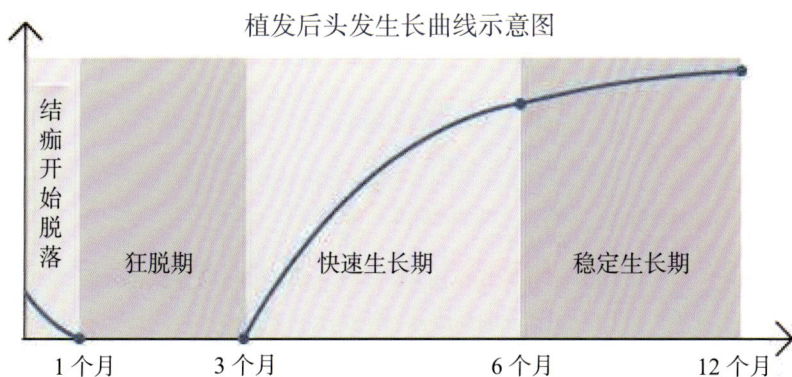

◀ 图 19-1　植发后头发生长曲线

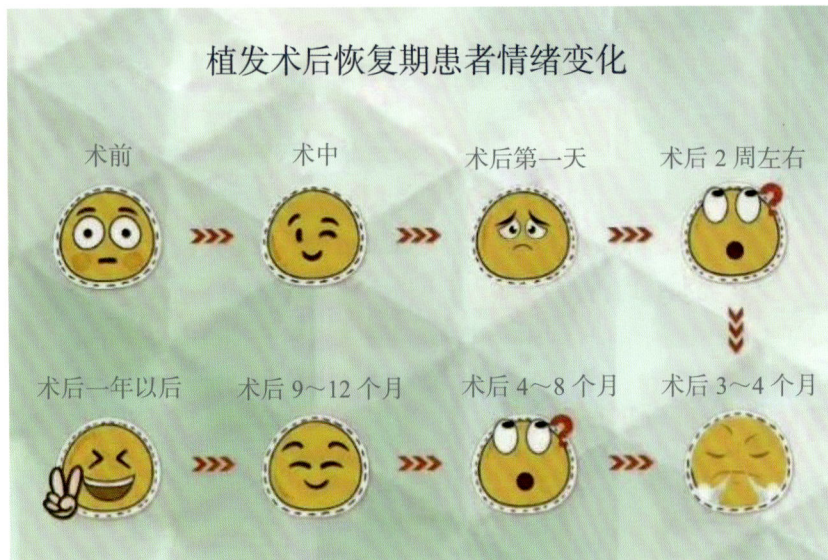

◀ 图 19-2　术后恢复期患者情绪的变化

境又很好，可能就不怎么掉，会直接进入生长期。

24. 种植的头发掉了很多，怎么连个毛孔都看不见，不会不长吧？

毛囊是生长在头皮下面的，它的开口是非常小的，肉眼是看不见的。会生长出来的，不用过分担心。

25. 术后 2 个月，种植的头发不怎么掉了，脱落了的头发也没有生长迹象，正常吗？

正常毛发都是有生长周期的，具体可分为生长期、退行期、休止期。成人的头发生长期约为 3 年，退行期约 3 周，休止期为 3 个月。所以每根头发从脱落到长出一定要经历 90 天的时间，然后才进入生长期。

26. 掉了的头发什么时候开始长出来？

一般是从术后 4 个月后开始陆陆续续地生长，先脱落的先长出，后脱落的后长出。

27. 术后第 4 个月了，还是比较稀疏，正常吗？

术后第 4 个月才开始逐渐进入生长期，后面还有 9 个月的时间，还会陆陆续续生长，所以现在看起来稀疏是正常的。

28. 感觉长出的是一些小绒毛，正常吗？

逐渐会变粗的，种植的头发长出来之后会保持其原有特性。

29. 种植的头发长出来之后不是很顺直，将来会改善吗？

种植的头发长出来之后不是很顺直，是因刚移植的毛囊营养不充足，毛囊功能还没有完全恢复好，造成毛鳞片排列不整齐所导致的，一段时间后会恢复正常的。

30. 术后 6 个月，效果出来一些了，但是还是感觉不够密，正常吗?

术后 6 个月只是一个初步外观效果，后面还会有 6 个月的生长恢复期，还会再继续生长，请耐心等待。

31. 种植的头发多久可以长出来?

完全生长出来需要 1 年左右的时间。

32. 如何让患者顺利度过脱落期?

要想让患者顺利度过脱落期，必须让患者做到以下四点。

(1) 保持平和的心态：有不少患者在术后看到有毛干脱落就焦虑不安、担心害怕、夜不能寐、心理压力大，这对术后的恢复是很不利的。一定要保持平和的心态。

(2) 保证充足的睡眠：要劳逸结合，早睡早起，不要熬夜。睡眠不足，体内的激素水平、内分泌等都会发生变化，长期如此便会影响头发健康，不利于术后恢复，使头皮出油和脱发量增加。一定要早睡早起不熬夜。

(3) 补充营养物质：头发的生长需要丰富的营养物质，如蛋白质、维生素、微量元素铁、锌等，术后可以适当补充这些营养物质，脂溢性脱发可以适当吃一些维生素 B_2、维生素 B_6，来改善头皮出油情况。

(4) 遵照医嘱坚持用药：对雄激素性脱发的患者，术后还要坚持外用米诺地尔，口服非那雄胺，促进头发生长，减少原生发的脱落。

33. 新移植的毛发与自然生长的毛发有什么区别?

新移植的毛发保持其本身的生长特性，发际线处移植的毛发与先天生长的毛发相比会略显粗硬。移植后的眉毛、睫毛也会略显粗硬并且需要定期修剪。

34. 自体毛发移植术后多久可以做二次加密种植?

通常植发区一次移植毛发的密度可达到正常头发密度的 30%～50%，二次加密移植毛发的密度可达到正常头发密度的 70%～90%。

术后要在原种植区进行加密种植，最好是在术后一年。因为种植的头发完全生长出来需要 1 年左右的时间，这样再进行加密种植时，就不会损伤到未长出毛干的毛囊。

如果是在另外的区域种植，一般半年后就可以了。因为术后半年后枕部皮肤组织和末梢神经都已经恢复，再次提取毛囊不会有影响。

脱发面积较大的患者，由于供区毛发资源有限，一次提取毛囊单位的数量不能满足移植面积的需要，可能无法达到患者理想的效果，只是较前有所改善，患者要有充分的思想准备。建议患者一年后进行二次加密种植。

35. 自体毛发移植术后有哪些美学原理?

自体毛发移植术后患者受区（额顶部脱发区）通常可以取得良好的美观效果，这主要基于以下美学原理：①正常的头发密度远大于肉眼可辨的密度，如果在少于正常毛发数量而合理分布的情况下，仍可达到自然的外观效果；②前额发际线的种植调整，对于脱发患者正面观的改善具有重要作用；③对于受区面积较大的脱发患者，偏重一侧的不均衡移植，术后高密度移植区毛发向低密度区的遮盖，可以弥补供区毛发量相对不足的缺憾。

36. 自体毛发移植术后是否还需要药物治疗？

自体毛发移植术后需要不需要用药，取决于患者的脱发类型。

如果患者是由先天原因引起的发际线过高、鬓角缺如、外伤引起的瘢痕性秃发，术后是不需要用药的。

如果患者是雄激素性脱发，建议术后继续药物治疗。因为雄激素性脱发是持续性、渐进性的脱发疾病，尽管移植上去的头发不脱落，但原生发还有可能继续脱落，需要药物治疗来预防和延缓原生发的进一步脱落。

第 20 章
自体毛发移植并发症防治
的问与答

本章主要解答 FUE 技术自体毛发移植并发症的防治。FUE 技术自体毛发移植虽然是相对安全的门诊表浅微创手术，但也会有各种并发症的发生，为此毛发移植医师必须引起高度重视，认真分析并发症发生的原因并进行积极的预防和治疗，使患者获得满意的术后效果。

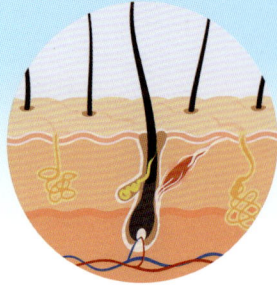

一、供区和受区共有的并发症

1. FUE 技术自体毛发移植供区和受区共有的并发症有哪些?

FUE 技术自体毛发移植供区和受区共有的并发症通常有:术中和术后疼痛;术中和术后创面渗血;术后肿胀、瘀斑;术后创面感染;术后头皮毛囊炎;术后应激性脱发;术后头皮发红、感觉麻木;术中和术后打嗝;术中晕厥等。

2. 术中和术后疼痛应如何防治?

患者进入手术室后,尽管有医护人员对其关怀照顾,手术室环境也安静舒适,但对疼痛还是有一定的恐惧心理。为了减轻术中注射局麻药时的疼痛,术前应给患者口服镇静药,术中可选择细的注射器针头注射局麻药,速度要慢,也可以局部使用振动来减轻注射时的不适。对供区和受区进行膨胀液注射也是必需的,这样可以更好地止痛和控制出血。

术后由于局麻药作用的消失,有的患者毛囊提取区和种植区创面会有轻微疼痛,一般都是可以忍受的,无须口服镇痛药物,对疼痛耐受性差的患者可适当口服镇痛药物,如芬必得(布洛芬缓释胶囊),一次 1 粒(每粒含主要成分布洛芬 0.3g),一日 2 次(早晚各一次)。

术后一个月之内,个别患者有取发区疼痛,尤其在晚上睡觉的时候明显。这是由于手术过程中损伤了毛细血管和末梢神经,术后微循环和神经系统会重新建立,在恢复的过程中,会产生轻微疼痛,由于晚上睡觉的时候会长时间压迫取发区,更容易出现这种情况。可以采用热敷的方式,促进血流循环,缓解头皮疼痛。

3. 术中和术后创面渗血应如何防治?

头皮血供丰富,术中创面渗血是正常的现象,为了防止术中创面渗血过多妨碍医师进行手术操作,术前要停用活血化瘀的药物,常规检查患者出凝血时间,如发现出凝血时间有异常者不能施行手术。注射局麻药时加入少许肾上腺素可以起到止血的作用。术中可用纱布压迫止血,或者用浸有生理盐水肾上腺素的纱布湿敷。手术结束后,也可将少量 3% 过氧化氢稀释后冲洗创面,以达到止血和清除血凝块的作用。术后种植区创面的点状渗血,可用无菌棉签压迫止血。一般不需要服用止血药物。

4. 术后肿胀、瘀斑应如何防治?

自体毛发移植术后第 2 天,部分患者(尤其是做发际线种植的患者)前额、两颞、上下眼睑、鼻根部会出现肿胀、发红现象（图 20-1），这是由于在手术中前额头顶种植区注射的肿胀液未被吸收，由于重力的作用通过组织间隙向下蔓延导致的一过性水肿，是正常的术后反应，一般在术后 3～4 天达到高峰，5～7 天就可以完全消退。由于个人体质不同，头皮发红现象通常在 1～2 个月会逐渐淡化。

术后医师要与患者保持密切沟通，让患者术后 7 天之内多平卧、少站立、不要剧烈运动，让代谢较慢的液体从后枕部吸收、排出。前额冷敷将有利于水肿的消退（注意冷敷时要将冰袋放在额头上，不要放置在种植区），必要时口服消肿药或激素药物以减轻术后的肿胀不适。

5. 术后创面感染应如何防治？

自体毛发移植是在无菌状态下实施的体表微创手术，由于头部血液循环丰富，其供区和受区发生感染的比例低于 0.1%，只要术前严格消毒，术中无菌操作，术后应用抗生素预防感染，术后创面感染一般是可以避免的。但因术后种植区创面暴露、患者免疫力低下、糖尿病、戴假发后出汗过多或者术后头皮的卫生状况差都可能引发感染，一旦发现伤口有红肿溢脓现象，就必须进行局部换药，全身抗感染治疗（图 20-2）。

在选择不剃发技术提取毛囊时，对后枕部的消毒要更严格，术前先让患者用碘伏洗头。然后医师再进行常规手术消毒，用碘伏纱布反复揉搓头皮和头发，以达到严格的消毒要求，防止感染的发生。

6. 术后头皮毛囊炎应如何防治？

(1) 毛囊炎是细菌或真菌侵犯毛囊口局限于毛囊上部的炎症，分为化脓性与非化脓性两种。毛囊炎初起为红色充实性丘疹，中心有毛发贯穿，周围有炎性红晕，之后迅速发展成丘疹性脓疱，大多分批出现，互不融合，脓疱破溃后，排出少量脓血，结成黄痂，痂脱即愈，一般不留瘢痕，不影响毛发的生长。自觉瘙痒或有轻度疼痛，一般没有全身症状。

(2) 自体毛发移植术后部分患者在术后 1～6 个月毛囊提取区（图 20-3）和毛囊种植区（图 20-4）会发生毛囊炎，有的患者可持续 9 个月左右。其原因可能是：①患者术后皮脂腺分泌旺盛，头皮油腻，堵塞毛囊毛孔，引发细菌滋生，出现头皮毛囊炎；②还可能与患者免

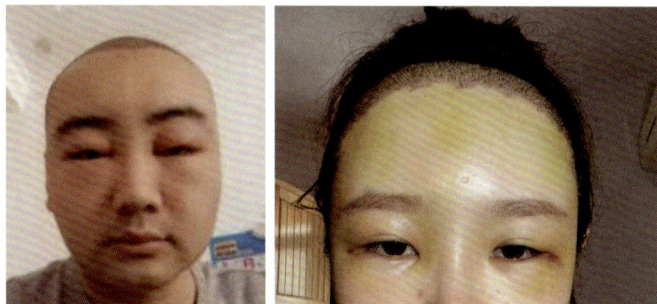

▲ 图 20-1　术后 2～5 天前额、两颞、上下眼睑、鼻根部水肿

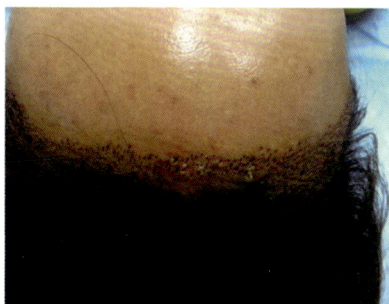

▲ 图 20-2　种植区毛囊感染溢脓

疫力低下有关；③医师在供区解剖游离 FU 时将小块皮肤组织或毛干挤压埋入头皮或者横切毛囊；④分离 FU 制备 FUG 时分离板上的木屑附着在毛囊上；⑤种植毛囊时将毛囊植入过深被包埋。

(3) 治疗方法

① 保持头皮清洁。不可用手搔抓患处，以防继发感染。勤洗头发，要用刺激性小的洗发水，最好是药物的。这类药物包括康王酮康唑洗剂、莫匹罗星创面消毒喷雾剂、葡萄糖酸氯己定溶液、0.5% 碘伏溶液等。碘伏对杀菌与抑制细菌的滋生有很好的作用，对细菌繁殖体、真菌、原虫和部分病毒都有杀菌效果。

② 外用抗生素软膏。针对细菌感染引起的毛囊炎，常用的外用抗生素有莫匹罗星软膏、夫西地酸软膏、复方多黏菌素 B 软膏、克林霉素凝胶、红霉素眼膏等。

③ 针对真菌感染引起的毛囊炎，常用的外用抗真菌药物有酮康唑乳膏 / 洗剂、益康唑乳膏、特比萘芬乳膏等。

④ 口服抗生素或抗真菌药物：针对细菌感染引起的毛囊炎，常用的口服抗生素有头孢呋辛、头孢氨苄、罗红霉素片等。针对真菌感染引起的毛囊炎，常用的口服抗真菌药物有伊曲康唑、氟康唑、特比萘芬等。

⑤ 手术治疗：如果毛囊炎出现成熟的白色脓头，可用碘伏消毒，用无菌针头扎破脓头排出脓液；如果毛囊炎发展为更大的疖或痈，可以在局部麻醉下切开病灶引出脓液。

⑥ LED 光谱治疗。

(4) 预防方法：术中严格无菌操作，术后加强头皮清洁。让患者保持心情愉悦，减少精神压力，不要进食辛辣刺激性食物，不要抽烟喝酒，注意休息和睡眠，适度锻炼身体，提高自身免疫力。

7. 术后应激性脱发应如何防治？

术后 1～3 个月个别患者在种植的头发处于脱落期的时候，毛囊提取区和其他部位会出现与组织损伤有关的原生发集中脱发的现象，即术后应激性脱发（图 20-5）。术后应激性脱

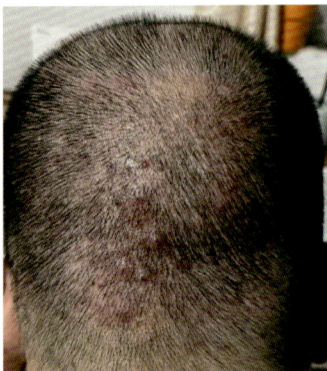

▲ 图 20-3　术后毛囊提取区毛囊炎

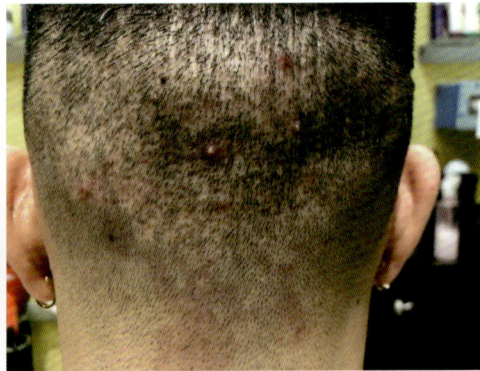

▲ 图 20-4　术后毛囊种植区毛囊炎

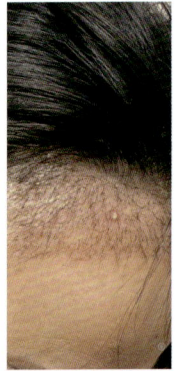

发可能是提取 FU 或种植 FUG 时过密对头皮组织造成创伤，导致毛囊周围神经及微循环系统受到刺激，头皮血液循环障碍、毛囊缺血缺氧，引起邻近处于生长期的原生头发突然脱落。这种脱发是暂时性的，一般脱落的毛发会在术后 4 个月左右开始逐渐生长，术后 6 个月左右重新生长出来，医师一定要安抚患者，消除患者担心害怕的心理。

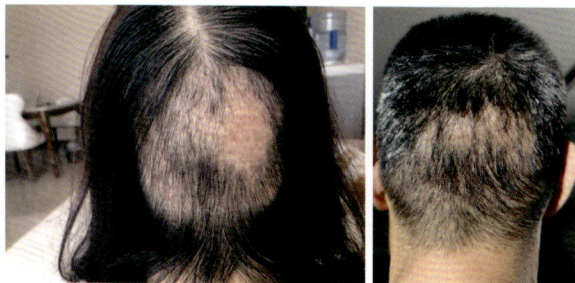

▲ 图 20-5 术后应激性脱发

其治疗方法如下。

(1) 让患者保持平和心态，乐观生活，减少精神压力。

(2) 生活作息应规律、要保持充足睡眠。不要熬夜，熬夜会加重脱发。

(3) 清淡饮食，忌食辛辣、油腻、刺激性食物（如煎炸食品、辣椒、烟、酒、咖啡）。

(4) 局部外用米诺地尔溶液涂擦头皮患处，可以加速毛发的生长。

8. 术后头皮发红、感觉麻木应如何防治？

自体毛发移植属于体表微创手术，手术过程中，手术区域内的毛细血管及末梢神经会受到影响或损伤导致术区头皮发红、感觉麻木，偶有针扎样疼痛，一般术后 3～6 个月会逐渐恢复正常，少数患者可能恢复的稍慢一些，可通过头皮按摩和热敷促进受损的微循环及末梢神经恢复。必要时可以口服营养神经的药物，如甲钴胺片、天麻丸、维生素 B_1 等。

9. 术中和术后打嗝应如何防治？

打嗝医学上叫"呃逆"，是膈肌和肋间肌突然收缩引起的一种现象，是自体毛发移植少见的并发症，一般发生在术中或术后短暂的时间内。打嗝一般是由于术前或术后吃了生冷食品，或者手术时间长、精神紧张等刺激膈肌痉挛引起的，建议患者转移注意力，按压耳屏或合谷穴（虎口），按到有疼痛感，使患者注意力分散，即可改善打嗝现象。

10. 术中晕厥应如何防治？

晕厥是指一过性广泛脑供血不足所致短暂的意识丧失状态。自体毛发移植是一项耗时费力的手术，需要患者长时间平卧配合医师实施毛囊的提取和种植，有的患者长时间平躺后突然坐起或站立时容易发生晕厥，其表现为：患者因肌张力消失不能保持正常姿势而倒地，一般为突然发作，迅速恢复，很少有后遗症。可伴有面色苍白，出冷汗，恶心，乏力等症状。

一旦发生晕厥，应让患者立即平卧头低位，以保证脑部供血，解开衣扣，并给予吸氧、静脉补液和相应的对症支持治疗。

预防措施：避免空腹手术，术中要让患者经常性地变换体位，适当进行腿部运动，也可以做短暂休息，给予流质饮食。

二、供区的并发症

11. FUE 技术自体毛发移植供区的并发症有哪些?

FUE 技术自体毛发移植供区的并发症通常有:术后供区(毛囊提取区)遗留点状瘢痕(小白点);后枕部毛囊提取区毛发稀疏、边界过于整齐(呈"田埂"现象);提取了优势供区之外(非永久性生长的)的毛囊单位等。

12. 术后供区(毛囊提取区)遗留点状瘢痕(小白点)应如何防治?

术后供区(毛囊提取区)遗留点状瘢痕(小白点)(图 20-6)是 FUE 技术自体毛发移植术常见的并发症。通常是由于毛囊单位钻取机性能不好(转速不稳定、同轴度不高、环钻针头孔径粗、不锋利)及在局部范围内提取 FU 过密,或者使相邻提取孔贯通引起融合性瘢痕。为了减少后枕部供区白色点状瘢痕的形成,我们的经验是使用高性能的电动毛囊单位钻取机、使用孔径在 0.6~0.8mm 的 Punch 环钻针头解剖游离毛囊单位,同时在大范围的优势供区采取分散性、跳跃式、均匀地提取 FU,减少供区取发的密度,防止小范围过密提取 FU,避免大数量的毛囊提取。目的就是为了使术后后枕部供区形成的点状瘢痕最小化、分散化、不易察觉,实现供区无痕的视觉效果。

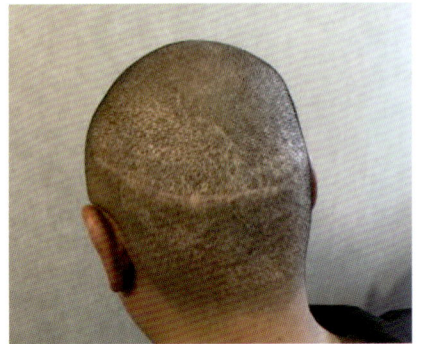

▲ 图 20-6 供区(毛囊提取区)白色点状瘢痕

一旦术后供区出现了点状瘢痕的并发症,补救办法是在点状瘢痕处进行自体毛发移植(图 20-7)或使用文发技术以遮盖点状瘢痕。

13. 后枕部毛囊提取区毛发稀疏、边界过于整齐(呈"田埂"现象)应如何防治?

从本质上说,自体毛发移植术后后枕部(供区)的毛发数量是减少的,毛发的间距是增大的,毛发的密度是降低的,只是人肉眼不易察觉罢了。这是因为人后枕部和两颞部的毛囊密度远高于其他部位,其数量是前额至头顶的 3~4 倍。施行自体毛发移植时,医师是用电

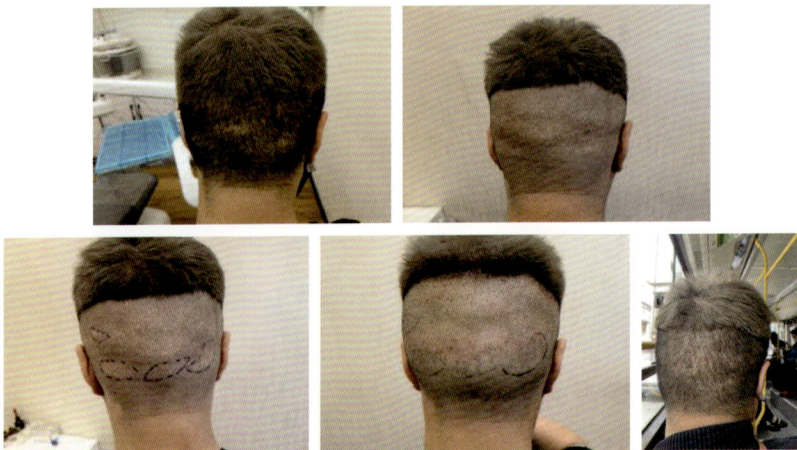

◀ 图 20-7 在点状瘢痕处进行自体毛发移植以遮盖点状瘢痕

动毛囊钻取机在患者后枕部和两颞部分散性、跳跃式、均匀地提取部分 FU，随后移植到头部秃发区，提取毛囊的数量不超过 4500FU（也就是说占头部毛囊总资源的 10% 左右），人肉眼是观察不到后枕部头发稀疏变少的，加之后枕部的毛发生长方向是朝下的，毛发长长之后从上向下遮盖，更不容易察觉头发的稀疏，也看不到提取毛囊后留下的点状瘢痕。所以自体毛发移植术后后枕部的外观是不会受影响的，更不会秃的。

脱发面积较大的患者存在毛囊资源匮乏的现状，医师在设计植发手术方案时，必须面面俱到，在满足毛囊种植区美观的前提下，还要考虑毛囊提取区的美观，根据患者后枕部的毛囊资源计划提取毛囊的数量，根据患者秃发范围合理分配毛囊种植的密度，要尽可能把供区有限的毛囊资源移植到患者最需要的秃发部位，如前额发际区。决不能顾此失彼，把后枕部的头发给取秃了。在提取毛囊时，还要注意与提取区外围毛发密度的自然衔接，最大程度地减小后枕部供区毛发稀疏的外观变化，确保术后供区虽然密度减低了，但人肉眼不易察觉，仍然不影响美观的效果。

如果在后枕部的优势供区小范围内钻取了大量的 FU，就会明显降低后枕部供区毛发的密度使头发变稀疏，覆盖度下降，甚至出现虫咬样外观和花斑样头皮外露，如果提取 FU 的范围过小，与周围头发缺乏疏密过度，就会出现边界过于整齐（呈"田埂"现象）的低密度外观（图 20-8）。

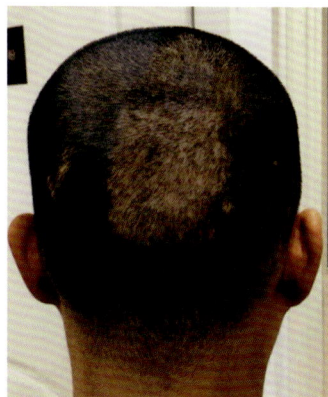

▲ 图 20-8　取发区边界过于整齐（呈"田埂"现象）的低密度外观

14. 提取了优势供区之外（非永久性生长的）的毛囊单位应如何防治？

随着时间的推移从优势供区和预计脱发区的分界线处提取的 FU 可能不是真正的永久性生长的 FU，导致移植的头发可能会有脱失。因为我们无法准确预测患者未来脱发的演变。为了防止提取到"不健康的毛囊单位"即非永久性生长的毛囊单位（一般存在于优势供区和预计脱发区的分界线），可采取以下几点措施。

(1) 术前毛囊检测可以帮助我们确定受脱发影响的区域，以便于"预测"患者未来的脱发趋势，重点要标注安全供区的边际线。选择脱发处于稳定期的患者。

(2) 患者剃光头发后也可以初步判定优势供区和预计脱发区的分界线，如果在未来脱发的边界提取的 FU 移植后脱落，也不会超过 10% 的移植量。

(3) 担心移植了交界区非"永久"FU，术后还可以配合应用防脱药物治疗。

三、受区的并发症

15. FUE 技术自体毛发移植受区的并发症有哪些？

FUE 技术自体毛发移植受区的并发症有：创面渗血和移植体被挤出；术后移植的毛发暂时性脱落；术后原生发继续脱落；发际线不自然、毛发生长方向不一致、种植区毛发与原有毛发分界线明显；内生毛发与表皮囊肿；新长出的毛发有卷曲现象；发根有凹陷和凸起性斑点；种植的毛发密度低、密度分布不均匀；受区（种植区）头皮坏死等。

16. 创面渗血和移植体被挤出应如何防治？

头皮血供丰富，术后种植区常有渗血和移植体被挤出的现象。为此，术前要让患者停用活血化瘀的药物，常规检查出血凝血时间，如发现出血凝血时间异常可暂缓手术。术中注射局麻药时加入少许肾上腺素可以起到止血的作用，这时再进行 FUG 的种植，出血和 FUG 的挤出会减少，但不会完全消除。手术结束后可用 0.9% 氯化钠注射液反复冲洗创面，用纱布垫适度压迫种植区，可达到止血和清除血凝块的作用。术后 5 天之内要防止种植区碰撞。

17. 术后移植的毛发成活后暂时性脱落应如何防治？

我们在日常生活中可以留心观察一下脱发的患者，即使头顶部的头发脱光了，后枕部的头发依然又黑又密地存活着。自体毛发移植属于组织器官移植，其原理就是将患者后枕部不受雄激素影响的毛囊完整地提取出来，再完整地移植到患者需要改善的秃发区，从而达到修饰秃发区外观的目的。

移植后的毛发经过短期离体组织缺血缺氧过程、接受区的营养供应重新建立血液循环而成活。术后移植的毛囊一般进入退行期和休止期，术后 1~3 个月移植的毛干会逐渐脱落，这是暂时性的脱落期，术后 4 个月移植的毛囊就会逐渐重新长出新发，再长出的新发保持原来毛发的所有生长特性，以正常的毛发周期继续生长，不会变性、坏死，可长期存活生长，是终身不脱落的。所以说自体毛发移植是永久性的毛发移植。

18. 术后原生发继续脱落应如何防治？

行自体毛发移植术后，患者都期望拥有满头秀发，但对于大部分患者而言这似乎有一些困难，特别是对一些年轻的男性雄激素性脱发患者，因为这类患者在施行自体毛发移植术后，移植的毛发旺盛生长是不会脱落的，但患者自身原有的毛发还有可能继续变细、变软直至脱落。因为雄激素性脱发是持续进展、不可逆的、伴随患者终身的毛发脱落疾病，目前没有特效的治疗方法。

年龄低于 30 岁的雄激素性脱发患者尚处于病情进展期，毛发移植术后随着病情的进一步发展，会出现植发区毛发较密，而由于脱发区继续扩大，从而形成植发区 – 秃发区 – 毛发区间隔分布衔接不自然的断层现象或岛状毛发分布外观（图 20-9）。为此，要保持术后效果，弥补以上不足，很多男性雄激素性脱发患者术后还需要配合药物治疗并进行头皮养护，以防止原生发继续脱落。植发术后配合使用米诺地尔 + 非那雄胺，植发区毛发的密度均较单独行植发手术或单独使用米诺地尔 + 非那雄胺治疗效果好。有的患者还需要再次增加自体毛发移植毛发的次数。

19. 发际线不自然、毛发生长方向不一致、种植区毛发与原有毛发分界线明显应如何防治？

术前发际线的设计对术后发际线的外形有重要作用，精致完美的发际线设计是决定良好手术效果的前提，发际线设计有其基本原则，而不是简单地进行方形设计和弧形设计，可以设计成锯齿状、有数个发尖、单根不规则等。如果发际线平直光滑，其外观会非常生硬不自然的。设计种植面积和种植毛囊时一定要考虑到种植区与原有毛发区衔接处的自然过渡。

发际线处一定要种植细软的含单根毛发的 FUG，一定要按原生发的方向和角度种植，防止平直生硬、缺乏自然的弧度，防止种植过粗过硬的毛发，防止种植含多根毛发的 FUG。

如果在发际线处种植了含多根毛发的 FUG，其修复办法是用环钻把含多根毛发的 FUG 取出（图 20-10），分离成含单根毛发的 FUG 重新植入，或者直接在发际线前方植入含单根毛发的 FUG 重建新的发际线。

术后外观是否自然是对自体毛发移植医师最大的挑战，有经验的医师在受区打造种植孔时，会随时根据原生发的生长方向和角度调整种植孔的方向和角度，以保证移植的头发和自然生长的头发方向和角度一致。如果没有以正确的方向和角度植入移植体，将会出现毛发生长方向杂乱不自然的外观（图 20-11）。

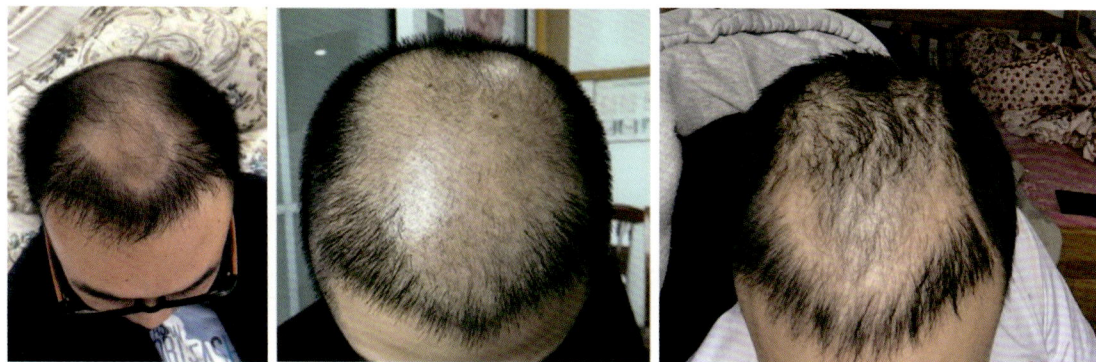

▲ 图 20-9 患者术后自身原有的毛发脱落

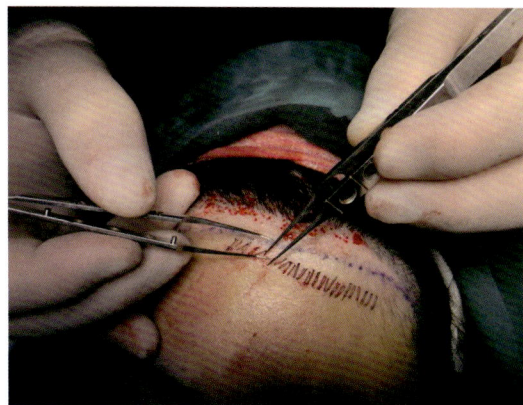

▲ 图 20-10 取出发际线处不自然的含多根毛发的 FUG

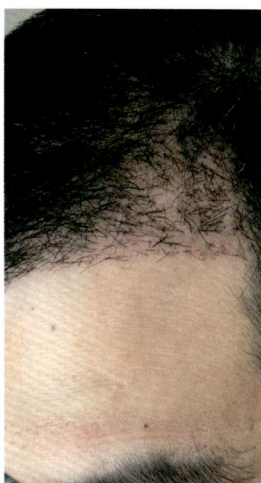

◀ 图 20-11 种植的毛发生长方向不一致

20. 内生毛发与表皮囊肿应如何防治?

内生毛发是因为在 FUG 制备过程中,毛干被切除,将仅含有毛囊部分的 FUG 植入头皮下,使毛发生长失去原有的上皮孔道,致使毛发在皮下强行生长,刺激组织产生异物反应,形成表皮囊肿,甚至形成脓疱。处理方法是局麻后,切开表皮囊肿,给予消炎治疗。

21. 新长出的毛发有卷曲现象应如何防治?

自体毛发移植术后 3~6 个月,移植的毛囊由于营养不充足,毛囊功能还没有完全恢复正常,造成毛干的毛鳞片排列不整齐,会出现不顺直、卷曲的现象,一般一年后毛发卷曲现象会逐渐缓解。

其原因可能是:①打造的种植孔太浅;②在把 FUG 插入种植孔时毛囊被弯曲折叠了;③毛囊在提取、分离、种植时毛囊尤其是毛球部被夹持或脱水受到不同程度损伤;④在 FUG 种植过程中,没有严格遵循"无阻力种植"原则。

22. 发根有凹陷和凸起性斑点应如何防治?

种植的头发在穿出头皮的部位,表皮发生倒置形成凹陷或者抬高形成凸起似帐篷状(图 20-12),如果很多的话会影响美观,尤其是在发际线处。这是由于 FUG 植入太深,则会引起表皮凹陷;FUG 植入太浅,又会引起表皮凸起,另外,如毛囊周围的表皮修剪不够也会发生凸起。对那些严重的表皮凸起可用激光处理,凹陷可以用环钻去除。预防方法是打造种植孔时应与 FUG 的直径和长度相匹配,避免埋藏 FUG,避免 FUG 周围有过多的皮肤残留。

23. 种植的毛发密度低、密度分布不均匀应如何防治?

术后毛发密度低、密度分布不均匀(图 20-13),这既是一个主观的问题,又是一个客观的问题。可能因患者期望过高引起,也可能是种植的毛发成活率低和不恰当的移植体分配及种植数量少导致的。

为了避免患者主观方面的认知,术前医师与患者签订自体毛发移植手术知情同意书时一定要如实告知患者的术后效果,要让患者清楚地知道,通常植发区一次移植毛发的密度可达到正常头发密度的 30%~50%,二次加密移植毛发的密度可达到正常头发密度的 70%~90%,

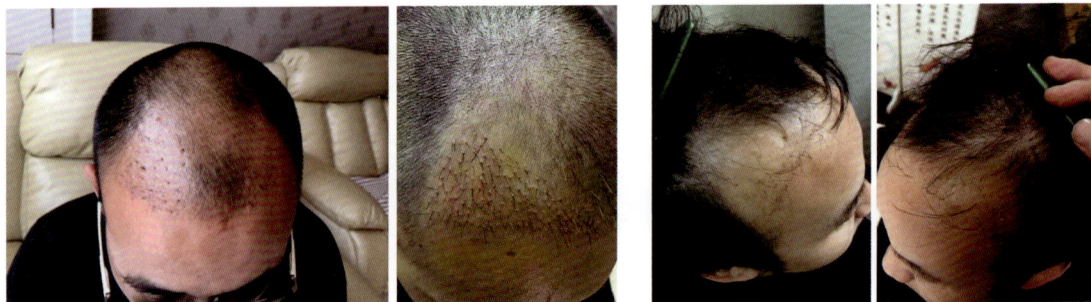

▲ 图 20-12 种植的头发在穿出头皮的部位,表皮发生倒置形成凹陷或者抬高形成凸起似帐篷状

▲ 图 20-13 术后种植区毛发密度低

降低患者不切实际的过高期望值。并进行术前、术后医学摄影以做对比。

排除患者主观因素的影响，如果术后一年依然毛发密度低、密度分布不合理，客观的因素可能是：①患者脱发面积过大，可提供的毛发资源不足；②术后原生发的继续脱落；③在瘢痕上种植毛发的成活率和密度会低于正常头皮组织；④种植毛发的成活率低导致术后密度低，常见的原因有：肿胀液中加入肾上腺素过多引起组织缺血、供区提取 FU 和制备 FUG 时操作不当、对制备好的 FUG 没有低温湿润保存、打造种植孔时密度过高破坏了受区血供、受区种植 FUG 时的夹持方法不当、在将 FUG 植入种植孔时过度挤压、手术速度慢导致毛囊离体时间过长、术后护理不当等。解决办法是做二次加密种植。

24. 受区（种植区）头皮坏死应如何防治？

毛发移植术后受区头皮坏死是一种非常罕见但严重影响毛囊成活率的并发症。主要容易发生在额顶部区域，由于血液循环障碍，早期出现紫黑色，后期皮肤呈干性坏死。其发生的原因可能是：①个体因素，糖尿病、高血压既往史，吸烟史，受区血供情况差等；②术中操作因素，术中注射肿胀液时肾上腺素含量过高，打造种植孔时过深、过密损伤血管等。

预防该并发症的发生主要通过术前详细询问病史，评估受区血供情况；术中规范操作，要尽量减少对头皮血管的损伤，要减少高浓度和大剂量肾上腺素的使用，打造种植孔时一定要注意深度，尽量要表浅一些，并且还要控制种植孔的密度，也可以在种植区头皮注射0.9%氯化钠注射液分离深部组织，保护深部的血管不被打孔针损伤，术中出现受区瘀斑、苍白等缺血征象时，应立刻停止手术并给予对症治疗；术后密切关注受区变化。

第 21 章
头发种植的问与答

　　脱发发病率高、就诊率高，保守治疗的效果常常很不理想，FUE 技术自体毛发移植术后供区不遗留条状瘢痕，能使脱发患者的外貌和面部轮廓得到明显改善，深受脱发患者的青睐。

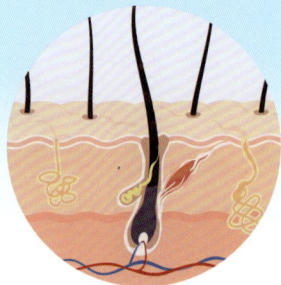

一、男性头发种植

1. 男性脱发的原因、临床表现和治疗方法是什么?

男性脱发最常见的是男性雄激素性脱发,科学研究认为 DHT 是导致男性雄激素性脱发的重要因素,它能使终毛毛囊进行性微型化。另外遗传因素、用脑过度、慢性疾病等与男性脱发也有密切的关系。

男性雄激素性脱发大多表现为发际线和额颞角后退,头顶部毛发稀少,毛发变细变软,影响容貌,使人显得苍老。Norwood-Hamilton 将男性型脱发分为七级,其中Ⅲ~Ⅵ级的男性雄激素性脱发患者适合施行自体毛发移植手术,术后效果好,患者满意度高。

2. 男性头发种植操作方法是什么?

应用 FUE 技术自体毛发移植施行男性头发种植,第一步为受区和供区的设计画线和术前准备,男性发际线应设计成 M 形或矩形,通常遵循高位、对称、颞部后折的原则。第二步为 FU 的提取,第三步为 FUG 的制备,第四步为 FUG 的种植(见本书第 14 章、第 15 章、第 16 章)。

需要强调的是:①要根据每个患者的脱发情况个性化设计发际线;②要按正常头发的生长方向和角度种植。

二、女性头发种植

3. 女性脱发的原因、临床表现和治疗方法是什么?

女性脱发的发病率较男性低,其确切病因尚未明了,可能与内分泌紊乱、使用避孕药、减肥节食过度、遗传因素、用脑过度、慢性疾病等有关。女性脱发大多表现为头顶部弥漫性毛发稀少,毛发变细变软,影响容貌,使人显得苍老。Ludwig 将女性型脱发分为三级:Ⅰ级为轻、中度中央弥散型秃发,前发际线保留;Ⅱ级为重度中央弥散型秃发,前发际线保留;Ⅲ级为重度中央弥散型秃发,前发际线消退,可以施行自体毛发移植术进行加密种植。近些年来,女性先天性高额头(大脑门)要求行自体毛发移植下移发际线的求美者越来越多。

4. 女性头发种植操作方法是什么?

应用 FUE 技术自体毛发移植施行女性头发种植,其操作步骤与施行男性头发种植基本相同。

需要强调的是：女性发际线种植，术前设计及发际线前排的毳毛移植、移植密度、过渡带的自然衔接是手术的关键，女性的前额中央发际线后方发缝处为重要的种植区域，要使该处的视觉密度达到最高。

5. 女性发际线种植术后容易出现哪些不良现象？

(1) 种植的头发早期有弯曲现象。

(2) 发际线种植区的头发与后面衔接的头发有色差，呈现前黑后黄的现象。

(3) 发际线平直僵硬，无锯齿和波浪，无小绒毛，有戴假发套的外观。

(4) 后枕部剃发区头发生长需要时间，不能扎丸子头，只能披头或扎马尾辫，术后早期有露风的感觉。

6. 为什么改善女性高额头（大脑门）首选自体毛发移植？

女性高额头（大脑门）常用刘海遮盖，不能随意梳理发型，通过自体毛发移植下移发际线，可以改善大脑门，调整面部轮廓，使发际线的外观接近自然，自体毛发移植是首选的治疗方法。

7. 如何才能种植出一个无限接近自然的女性发际线？

女性发际线不同部位毛发的方向、角度、密度和毛干的粗细软硬是不同的，从前往后通常是毛发密度由稀疏到浓密、毛干由细到粗、由软到硬；从中间往两侧通常是毛发密度由浓密到稀疏、毛干由粗到细、由硬到软。种植发际线时应参考原生发或邻近未脱落部位毛发的方向、角度、密度和毛干粗细软硬程度种植，这样方能自然逼真。要想种植出一个无限接近自然的女性发际线，必须注意以下五点。

(1) 毛发的排列。发际线设计定线后，在种植的时候要求在设计线上人为种植成均等或者不均等的小锯齿、小波浪、大波浪。

(2) 种植密度。种植的密度和单位面积种植的数量成正比。在发源允许的情况下，尽可能和原生发的密度一致，并与周围头发的密度衔接自然。要求种植的密度基本等同于或者略高于两侧颞部的密度。

(3) 种植方向和角度。打造种植孔的方向和角度必须与原生发的方向和角度一致。

(4) 美观度。要合理恰当分布单根粗细毛发、双根毛发在发际线处的种植位置，细发增加自然度，粗发提高密度。发际线处杜绝种植的太整齐，严防形成"假发套"的视觉冲击。发际线从前向后每个区域毛发粗细的分布通常采用五排分布法：前发际第一排种植绒毛，第二排种植单根细毛发，第三排种植单根粗毛发，第四排单根毛发和双根毛发间隔种植，第五排种植双根毛发，这样显得厚重自然。

(5) 成活率。与植发团队（取、分、种）的技术、工作态度、操作流程息息相关。

病例荟萃

1. 男性头发种植病例展示

病例 1

患者，男性，33 岁，头发进行性脱落 10 年，发际线和额颞角后退，额顶部头发稀疏，脱发区头发密度为 10FU/cm²，可见头皮外露，Norwood-Hamilton 分级为 V 级，应用 FUE 技术自体毛发移植术移植了 3000FU，移植密度为 45FU/cm²，术后一年，发际线轮廓正常，毛发密度及头皮覆盖增加，看不到外露的头皮，患者对术后效果满意（图 21-1）。

病例 2

患者，男性，36 岁，头发脱落稀少 12 年，发际线和额颞角消失，毛发变细，前额头顶部头皮外露，Norwood-Hamilton 分级为 Ⅳ 级，应用 FUE 技术自体毛发移植术移植了 2500FU，移植密度为 50FU/cm²，术后 18 个月，发际线轮廓正常，额颞角呈现，毛发密度及头皮覆盖增加，看不到外露的头皮，患者对术后效果满意（图 21-2）。

病例 3

患者，男性，42 岁，头发脱落稀少 16 年，发际线和额颞角消失，顶部头旋处仅留有毳毛，可见头皮外露，Norwood-Hamilton 分级为 Ⅵ 级，应用 FUE 技术自体毛发移植术移植了 3500FU，移植密度为 52FU/cm²，术后两年，发际线轮廓正常，额颞角呈现，毛发密度及头皮覆盖增加，看不到外露的头皮，患者对术后效果满意（图 21-3）。

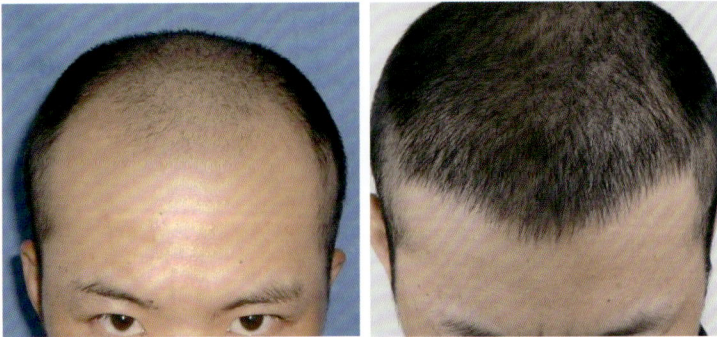

◀ 图 21-1 病例 1 术前术后对比

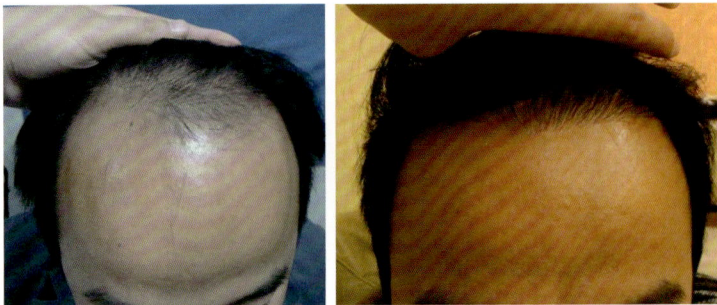

◀ 图 21-2 病例 2 术前术后对比

病例 4

患者，男性，38 岁，头发脱落影响美观 15 年，发际线和额颞角消失，脱发区向后超过头旋，顶部头旋处仅留有毳毛，头皮外露，Norwood-Hamilton 分级为Ⅵ级，应用 FUE 技术无痕毛发移植术移植了 3600FU，移植密度为 55FU/cm²，术后一年半，发际线轮廓正常，额颞角呈现，毛发密度及头皮覆盖增加，看不到外露的头皮，患者对术后效果满意（图 21-4）。

2. 女性头发种植病例展示

病例 5

患者，女，24 岁，因发际缘偏高影响美观 6 年，要求种植头发降低发际线，自诉有家族遗传史。应用 FUE 技术自体毛发移植术移植了 1500FU，术后当天种发区无明显渗血和血痂，发际线降至正常比例，患者对效果满意（图 21-5）。

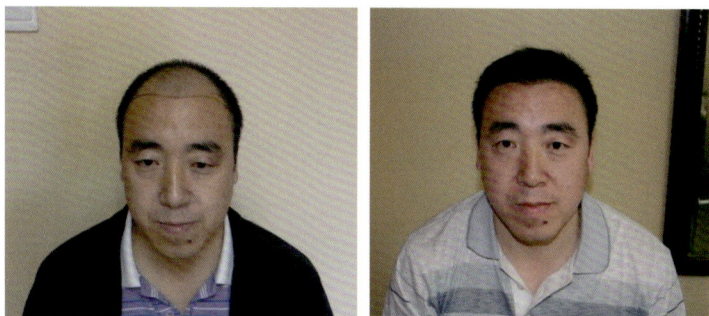

◀ 图 21-3　病例 3 术前术后对比

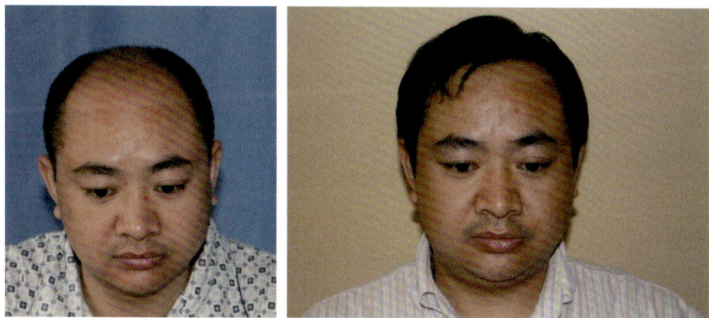

◀ 图 21-4　病例 4 术前术后对比

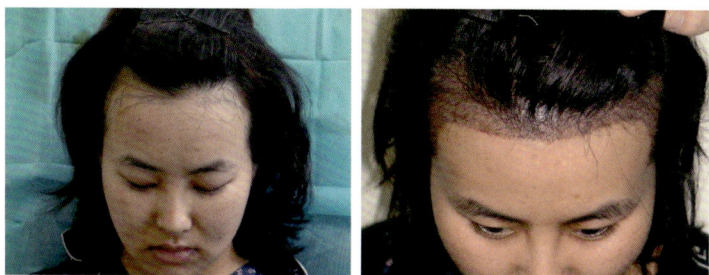

◀ 图 21-5　病例 5 术前术后对比

病例 6

患者，女，32 岁，因发际缘偏高显年老 8 年，要求种植头发降低发际线。应用 FUE 技术无痕毛发移植术移植了 1800FU，术后发际线下降，面部三庭五眼比例协调，术后一年患者对效果满意（图 21-6）。

病例 7

患者，女，40 岁，前额发缝区进行性脱发影响美观 14 年，有家族遗传史。前额发缝区毛发变细，头皮外露，Ludwig 分级为 Ⅱ 级，应用 FUE 技术自体毛发移植术移植了 1500FU，术后当天种发区无明显渗血和血痂，患者对效果满意（图 21-7）。

病例 8

患者，女，31 岁，先天性发际线高影响美观，要求施行自体毛发移植降低发际线。应用 FUE 技术自体毛发移植术移植了 1800FU，术后发际线下降，面部三庭五眼比例协调，患者对效果满意（图 21-8）。

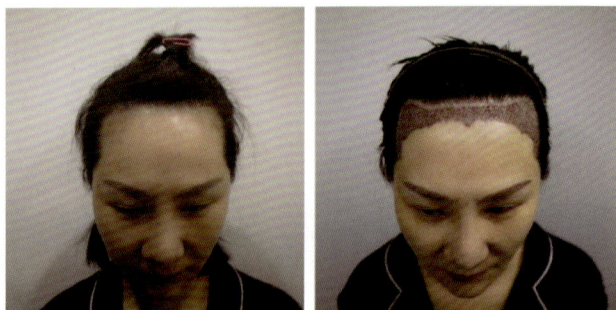

◀ 图 21-6 病例 6 术前术后对比

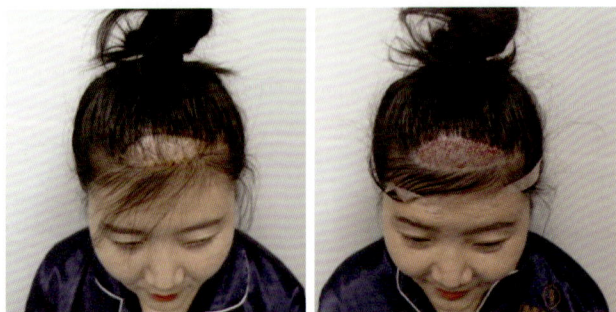

◀ 图 21-7 病例 7 术前术后对比

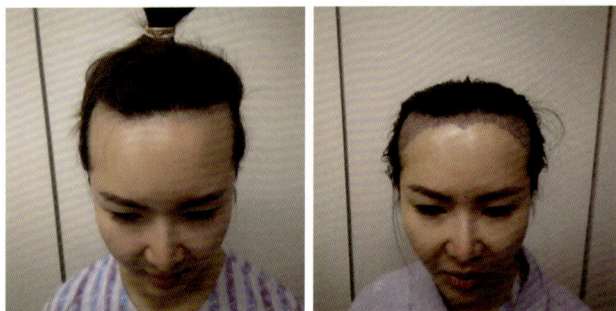

◀ 图 21-8 病例 8 术前术后对比

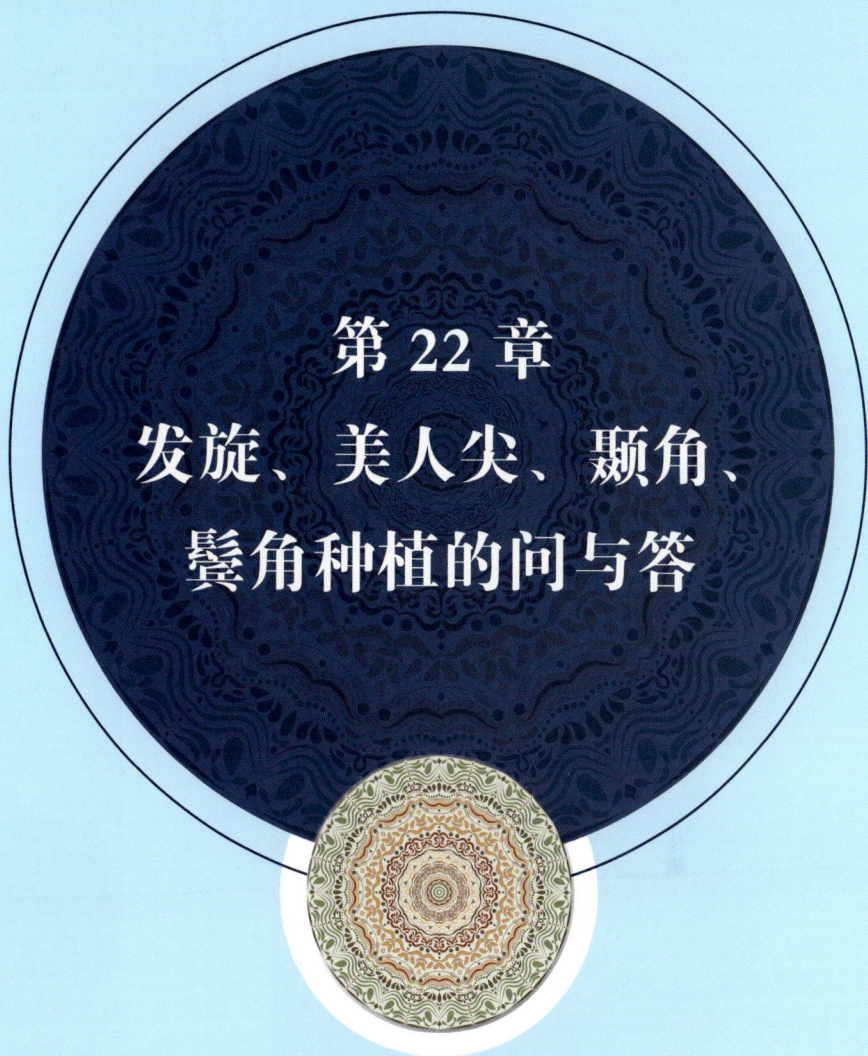

第 22 章
发旋、美人尖、颞角、鬓角种植的问与答

发旋、美人尖、颞角、鬓角种植能起到画龙点睛的作用，可以明显改善外观，使人呈现年轻态。

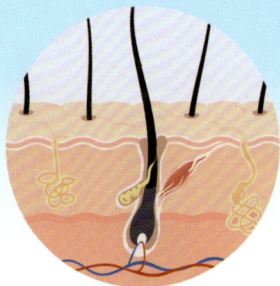

一、发旋种植

1. 什么是发旋?

发旋又称为头旋(图22-1),多位于头顶部,或偏左,或偏右,毛干从头皮长出后,围绕一个中点(发旋中点)以一定角度呈螺旋状向四周放射状生长。少数人有两个或三个发旋,亦有位于头前部的发旋,形成特殊的毛流。发旋的位置对梳理发型有一定的影响,发旋多的人头发难以梳理(图22-2)。

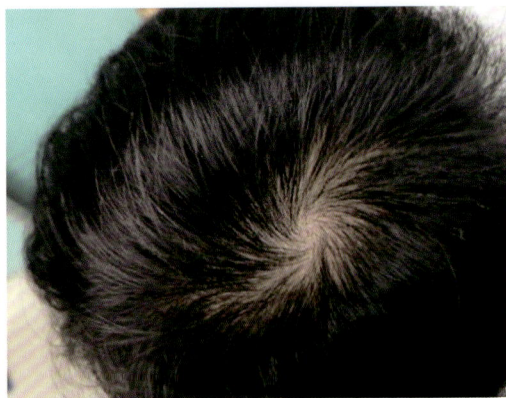

▲ 图 22-1 正常发旋

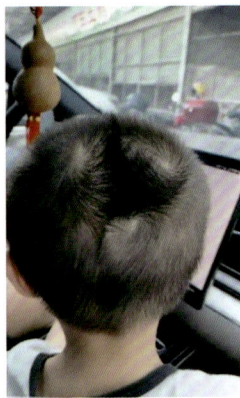

▲ 图 22-2 头顶区三个发旋,头发难以梳理

2. 发旋种植技巧有哪些?

发旋处头发稀少(谢顶),需要进行自体毛发移植,为了使种植的发旋自然逼真,需要强调如下种植技巧。

(1) 种植发旋时,建议患者取坐位,以方便医师变换种植方向。

(2) 先寻找确定原发旋的中心,以原发旋中心为原点,依据原发旋的毛流方向顺时针(或逆时针)螺旋状向四周放射状灵活变换毛囊种植的方向和角度,使种植密度向外逐渐递减,还要注意过渡区的流畅自然(图22-3)。

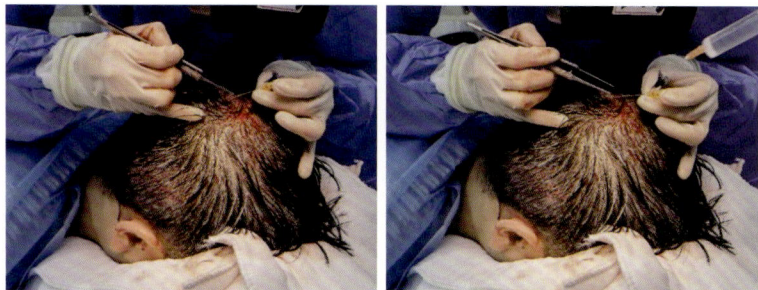

◀ 图22-3 头顶区三个发旋，
头发难以梳理

二、美人尖种植

3. 什么是美人尖？

正常情况下，前发际线都有1~3个峰，分别位于前发际线的中间和两侧，位于前发际线中间的这个峰（头发往前下的尖状突出）称为美人尖。

美人尖可以缩小面部的面积，改变脸型，使面部更加柔和有魅力，能起到画龙点睛的作用，为此临床上要求种植美人尖的女性越来越多。

4. 美人尖种植的适应证有哪些？

(1) 发际线过高，可通过种植美人尖降低额头高度。

(2) 希望美化发际线中部。

5. 美人尖种植的禁忌证有哪些？

(1) 面部有湿疹或皮炎时，待彻底治愈后方可行美人尖种植。

(2) 有严重的心理、精神疾病，对术后抱有不切实际的期望。

(3) 有高血压、心脏病、糖尿病、免疫系统疾病。

6. 美人尖种植的手术操作步骤是怎样的？

(1) 设计发际线和美人尖，一般美人尖的顶点应位于面部中线与上庭线的交叉处，然后向颞侧方向弧形延伸至预先确定的额颞发际交界处，且左右对称，其角度一般为72°左右。

(2) 在后枕部供区行局部浸润麻醉，用电动毛囊单位钻取机在后枕部供区提取细软的FU。

(3) 将提取的FU在显微镜下分离制备成含单根毛发的FUG，保存在1~4℃的0.9%氯化钠注射液中。一般种植美人尖需要制备300~500个含单根毛发的FUG。

(4) 让患者取仰卧位，面部碘伏消毒，铺盖无菌巾单，用2%利多卡因加少许肾上腺素在要种植的美人尖区域行头皮下浸润麻醉。打造种植孔的方向与角度应与前发际线毛发的生长方向一致，通常用22G（7号）的打孔针在受区打造种植孔，种植孔的深度约5mm，然后用专用移植镊将含单根毛发的FUG植入种植孔。也可用单株毛发种植器种植。

(5) 用无菌纱布覆盖后枕部供区。

7. 美人尖种植的手术要点及注意事项有哪些?

(1) 种植美人尖的角度要与周围头发的生长方向一致,不能过于浓密。

(2) 为了使种植后的美人尖更自然逼真,需要种植含单根毛发的 FUG,种植时应沿着设计好的美人尖形状参差不齐种植。

三、颞角种植

8. 颞角种植的适应证有哪些?

(1) 部分脱发患者颞角小或者消失,需要进行颞角移植。

(2) 在进行自体毛发移植手术时,如果将发际线下移而不对颞角进行移植,就会使发际线看起来像个盖子,缺乏美感。所以在发际线下移的同时,也要对颞角进行移植。

9. 颞角种植的手术要点及注意事项有哪些?

种植颞角时一定要种植细软毛发。每侧颞角通常需要 50~100 个毛囊单位移植体。

一定要注意种植毛发的方向、角度和密度。种植毛囊方向要与皮肤尽量贴合,移植密度在 30FU/cm^2 以下,或者更小。

四、鬓角种植

10. 鬓角的重要性有哪些?

鬓角位于耳前,是头皮毛发从颞区向下延伸到耳前区的部分,呈倒三角形,宽度为 1.5~2.0cm,长度达耳垂水平线,男性的鬓角可与胡须相连。鬓角对面部轮廓宽窄有明显的调节作用,长而宽的鬓角会显得脸窄,缺少鬓角会显得脸宽。有的人由于先天性鬓角缺如或因面部大拉皮手术造成鬓角缺损,严重影响形象,需要进行鬓角种植。

11. 鬓角的形态有哪些?

鬓角的形态因人而异,通常可分为:尖形鬓角、方形鬓角、靴形鬓角、连腮鬓角(图 22-4)。

12. 鬓角种植的适应证有哪些?

(1) 先天性鬓角稀疏或缺如。

(2) 各种外伤、感染和手术引起的鬓角缺如,如面部大拉皮手术后造成的鬓角缺如。

(3) 因个人需要想改变自己的鬓角形态,定制仿名人的鬓角。

13. 鬓角种植的禁忌证有哪些?

(1) 面部有湿疹或皮炎时,待彻底治愈后方可行鬓角种植。

(2) 种植部位有瘢痕,时间未达半年者。

(3) 有高血压、心脏病、糖尿病、免疫系统疾病,凝血功能障碍者。

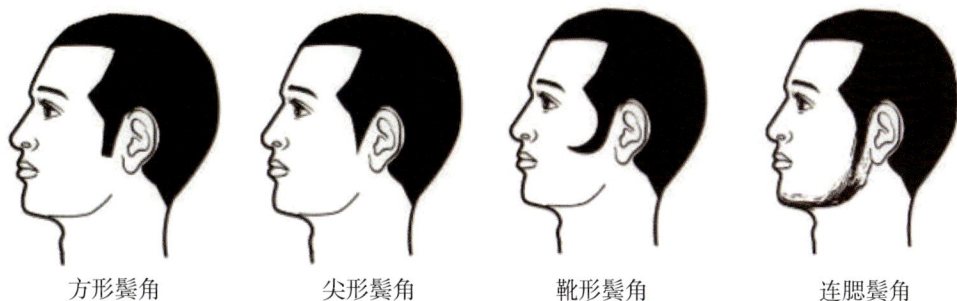

方形鬓角　　　　尖形鬓角　　　　靴形鬓角　　　　连腮鬓角

▲ 图 22-4　常见鬓角的形态

(4) 有严重的心理、精神疾病，对术后抱有不切实际的期望。

14. 术前如何设计鬓角的形态？

术前设计鬓角形态，要根据求美者的需求及求美者的整体气质、面部轮廓、性别、年龄、体型、职业、性格进行个性化鬓角形态设计，通常鬓角下线达耳垂水平线。让求美者采取坐位，医师用甲紫在鬓角处画线标记，画出需要种植鬓角的范围，然后用碘酒固定。

15. 鬓角种植的手术操作方法是怎样的？

在后枕部供区提取 FU，制备含单根毛发的 FUG。先让患者取右侧卧位，用碘伏消毒左侧面部，铺盖无菌巾单，用含 1∶10 万肾上腺素的 2% 利多卡因 2ml 在左侧鬓角区行皮下浸润麻醉。应将麻醉药物注射足量，以减轻疼痛和减少渗血。通常采用微针即插即种植法进行左侧鬓角的种植，打造种植孔的方向与角度应与颞部毛发生长方向和角度一致，通常用 20G（内径 0.6mm）的打孔针在鬓角区打造种植孔，种植孔的深度以 3～5mm 为宜，然后用专用移植镊将含单根毛发的 FUG 植入种植孔。同法进行右侧鬓角的种植。一般一侧可植入 200～500 个含单根毛发的 FUG 即可，上端种植较粗的毛发，下端种植较细的毛发。

鬓角应种植含单根毛发的 FUG，打造种植孔时一定要与原生发的角度和方向一致，尽量与皮肤贴合。种植鬓角不能过于浓密，密度应在 30FU/cm^2 以下，密度过高反而不真实自然。

病例荟萃

1. 发旋种植的病例展示

病例 1

患者，男，45 岁，因头旋处头发稀疏影响美观 8 年，要求种植头旋。应用 FUE 技术自体毛发移植术移植了 2100FUG，术后一年患者对效果满意（图 22-5）。

病例 2

患者，男，55 岁，因谢顶影响美观 12 年，

种头发（男性头旋处加密）

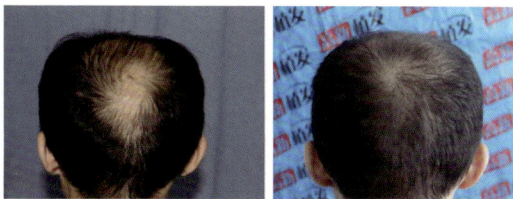

▲ 图 22-5　病例 1 术前术后对比

要求种植头顶区。应用 FUE 技术自体毛发移植术移植了 3200FUG，术后一年患者对效果满意（图 22-6）。

2. 美人尖种植术病例展示

病例 3

患者，女，24 岁，因发际缘高而直缺乏美感要求种植美人尖。应用 FUE 技术自体毛发移植术移植了 500FUG，术后一个月，美人尖呈现，面部比例协调，患者对效果满意（图 22-7）。

病例 4

患者，女，30 岁，因先天性发际线直缺乏曲线美，要求种植美人尖。应用 FUE 技术自体毛发移植术移植了 800FUG，种植了三个美人尖，面部三庭五眼比例协调，术后一年患者对效果满意（图 22-8）。

病例 5

患者，男，29 岁，因发际线偏高无美人尖影响美观，要求种植美人尖。应用 FUE 技术自体毛发移植术移植了 400FU，术后当天种发区无明显渗血和血痂，患者对种植的美人尖效果满意（图 22-9）。

3. 鬓角种植术病例展示

病例 6

患者，女，23 岁，因先天性鬓角稀疏影响美观，要求行自体毛发移植种植鬓角。应用 FUE 技术自体毛发移植每侧鬓角种植含单根毛发的 FUG 50 根，术后即刻，患者对效果满意（图 22-10）。

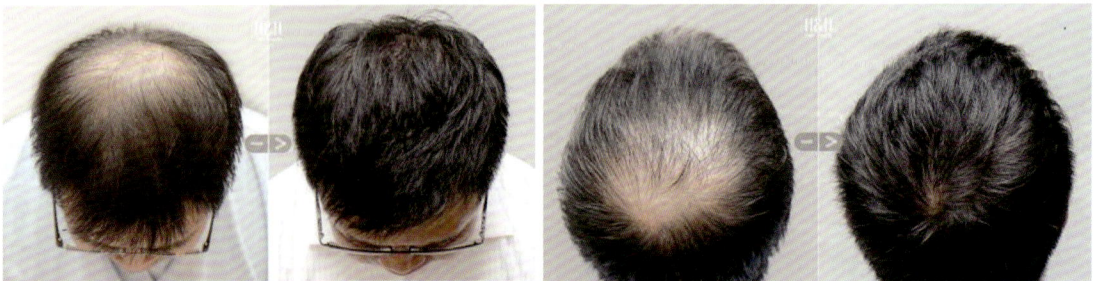

▲ 图 22-6 病例 2 术前术后对比

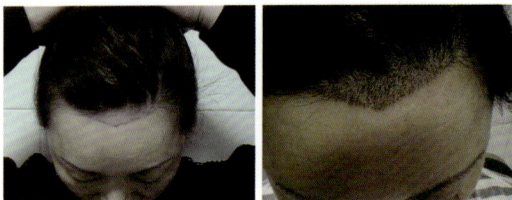

▲ 图 22-7 病例 3 术前术后对比

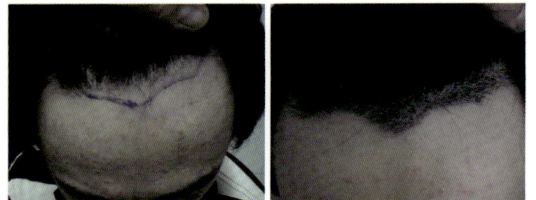

▲ 图 22-8 病例 4 术前术后对比

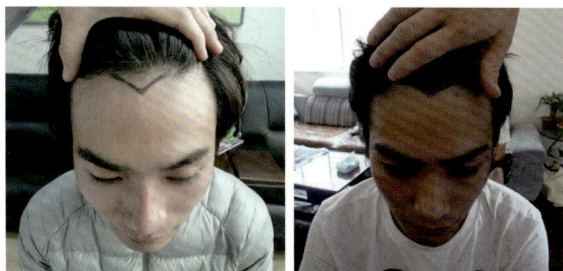

▲ 图 22-9　病例 5 术前术后对比

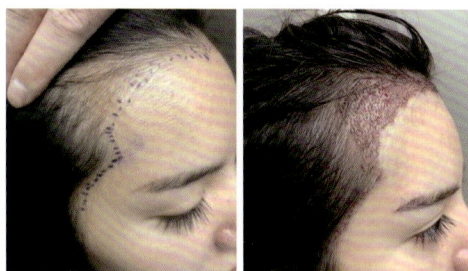

▲ 图 22-10　病例 6 术前术后对比

4. 鬓角种植的病例展示

病例 7

患者，男，28 岁，因先天性无鬓角影响美观，要求行自体毛发移植种植鬓角。应用 FUE 技术自体毛发移植种植含单根毛发的 FUG（左侧 800 根，右侧 800 根），术后一月，患者对效果满意（图 22-11）。

病例 8

患者，女，38 岁，因颞部皮肤松弛、鱼尾纹增多，八年前做了颞部除皱术，当时切除头皮过多，导致术后两侧颞部留下脱发性瘢痕并且鬓角消失。应用 FUE 技术无痕毛发移植术，种植含单根毛发的 FUG（左侧 800 根，右侧 1000 根）。术后当天，颞部瘢痕遮盖，鬓角形成，患者对效果满意（图 22-12）。

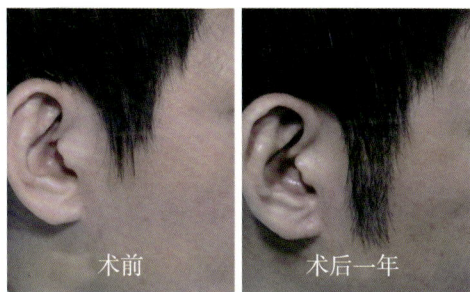

术前　　　　术后一年

▲ 图 22-11　病例 7　术前术后对比

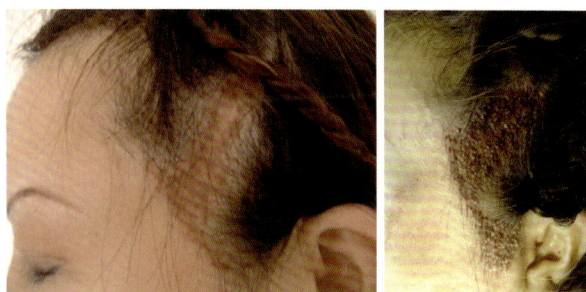

▲ 图 22-12　病例 8 术前术后对比

病例 9

患者，男，23 岁，因先天性无鬓角影响美观，要求行自体毛发移植种植鬓角。应用 FUE 技术自体毛发移植种植含单根毛发的 FUG（左侧 500 根，右侧 500 根）。术后即刻，患者对效果满意（图 22-13）。

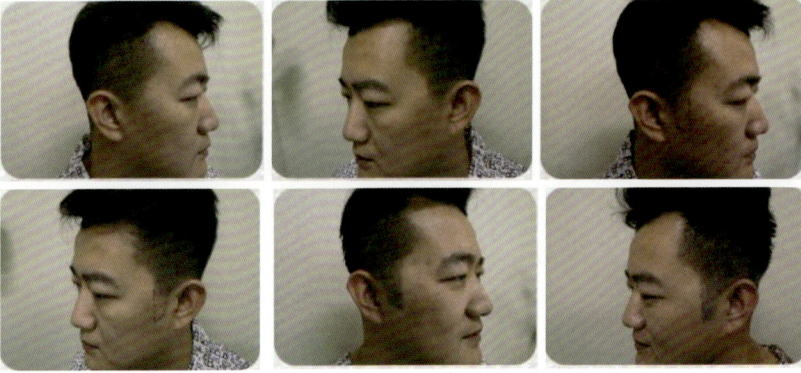

▲ 图 22-13　病例 9 术前术后对比

第 23 章
瘢痕性秃发种植的问与答

　　瘢痕性秃发严重影响容貌，给患者带来了巨大的精神压力，必须及时给予有效的治疗。自体毛发移植创伤小、恢复快、术后毛发生长方向自然，是治疗瘢痕性秃发的首选方法。

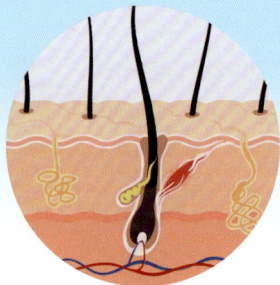

一、瘢痕性秃发

1. 什么是瘢痕？

瘢痕是人体在受到创伤后引起的正常皮肤组织外观形态和组织病理学的改变，是伤口或创面愈合过程中一种必然的生理反应和结果。

瘢痕的本质是一种不具备正常皮肤组织结构及生理功能的、失去正常组织活力的、异常的不健全的组织。瘢痕一旦形成，留在皮肤上是不会消失的，瘢痕不仅破坏了体表美，还妨碍了相关组织和器官的生理功能，甚至导致畸形。

2. 什么是瘢痕性秃发？哪些部位常见？

瘢痕性秃发是由烧烫伤（图 23-1）、外伤、手术（图 23-2）、感染（图 23-3）等各种原因引起的毛囊破坏和瘢痕形成所致的永久性毛发缺失。常见的部位有头部、眉部、唇周（唇裂修复术后遗留的瘢痕、男性胡须部位形成的瘢痕）、腋窝、会阴部。

3. 头皮瘢痕处还能长出头发吗？

当头皮受到伤害留下瘢痕，瘢痕处的毛囊也会因头皮的损伤而坏死。健康的毛囊是头发生长的基础，因为毛囊不可再生，瘢痕处的毛囊坏死之后不会再复活，也就不会再长出新的头发了。所以和尚头上烫的香疤，即使还俗，香疤处也不能再长出头发（图 23-4）。

4. 瘢痕性秃发对人体的危害？

瘢痕性秃发可导致患者容貌受损、功能受限，严重影响患者的工作、生活和社交，给患

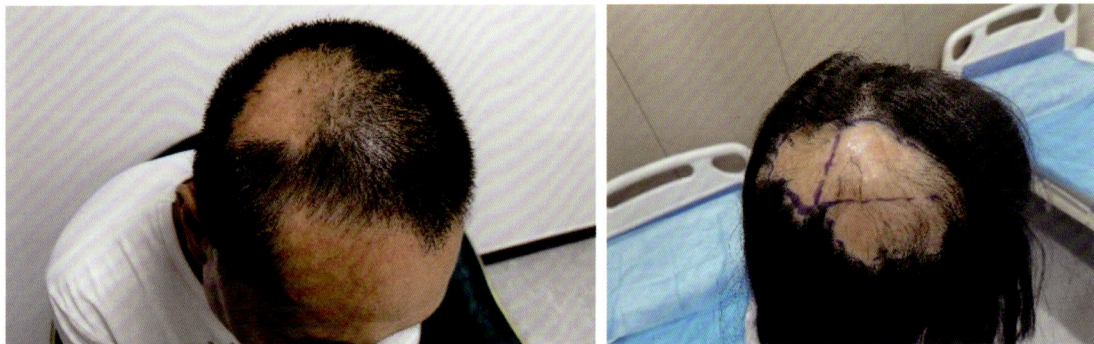

▲ 图 23-1 头部烫伤处瘢痕性秃发

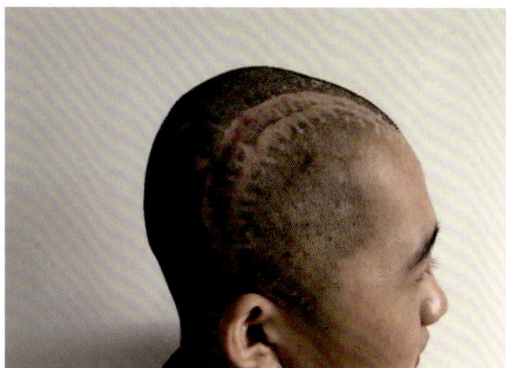

▲ 图 23-2 头部手术切口处瘢痕性秃发

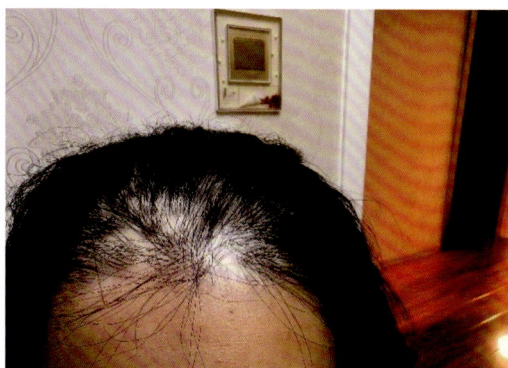

▲ 图 23-3 头部感染处瘢痕性秃发

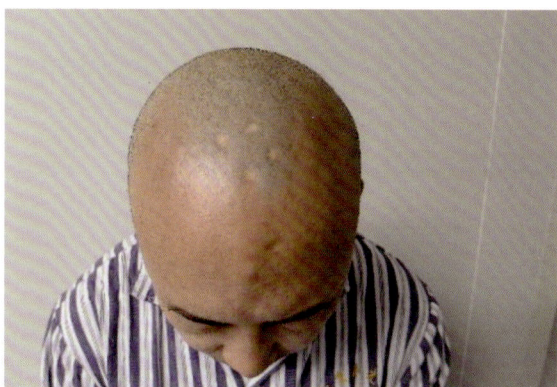

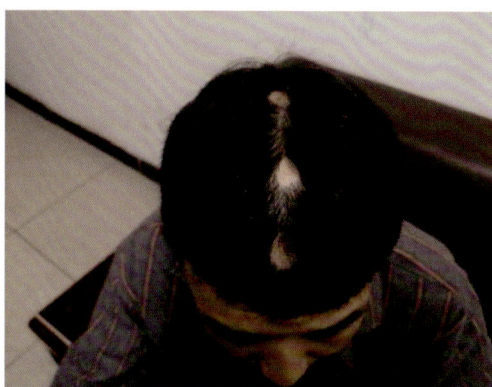

▲ 图 23-4 香疤处无头发生长

者带来了巨大的心理阴影和精神压力。这种心灵深处的伤痛是常人难以体会的，必须给予及时有效的治疗。

二、瘢痕性秃发的治疗方法

5. 目前瘢痕性秃发的治疗方法有哪些？

目前瘢痕性秃发的治疗方法有：瘢痕性秃发切除缩小术（头皮缩减术）、有发头皮瓣转移修复术、有发头皮软组织扩张修复术、自体毛发移植术等。

每一种手术方式都有其适应证、禁忌证和优缺点，需要根据具体的病情来选择不同的手术方式，也可一种或两种以上的手术方式联合应用，以达到最佳的治疗效果。自体毛发移植创伤小、恢复快、术后毛发生长方向自然，是治疗瘢痕性秃发的首选方法。

6. 切除缩小术（头皮缩减术）治疗瘢痕性秃发的优缺点有哪些？

瘢痕性秃发切除缩小术（头皮缩减术）是最简单的手术治疗瘢痕性秃发的方法。即部分或完全切除秃发区域，拉拢缝合切缘。其优点是：操作简单。其缺点是：适应证较窄，仅适用于小面积的瘢痕性秃发；术后因为张力会出现疼痛和回缩现象，回缩后的脱发区域面积比术后即刻的面积增大；术后留有不规则条状瘢痕性秃发；毛发生长方向不自然。

7. 有发头皮瓣转移修复术治疗瘢痕性秃发的优缺点有哪些？

有发头皮瓣转移修复术在治疗瘢痕性秃发中占有重要地位，适用于较大面积的瘢痕性秃发。根据患者秃发区形状和面积大小设计各种皮瓣（推进皮瓣、旋转皮瓣、易位皮瓣、邻位皮瓣、轴型皮瓣），以修复切除秃发区域而遗留的头皮缺损。其优点是操作相对简单。其缺点是术后留有不规则条状瘢痕性秃发；毛发生长方向杂乱。

8. 有发头皮软组织扩张修复术治疗瘢痕性秃发的优缺点有哪些？

有发头皮软组织扩张修复术治疗瘢痕性秃发，一期手术将皮肤软组织扩张器埋植于秃发区邻近的正常头皮下，定期注射生理盐水使头皮扩张，达到预期目的后再施行二期手术，取出扩张器，利用扩张所获得的额外头皮组织瓣修复秃发区域。其优点是：可以修复大面积的秃发。其缺点是：手术时间长，注水扩张期影响美观，术后在头皮供区和受区都会遗留多处不规则条状瘢痕性秃发。术后移植皮瓣上毛发生长方向和原本受区毛发生长方向不一致，杂乱无章，外观不自然，给后期的自体毛发移植带来了巨大的修复难度。

三、自体毛发移植治疗瘢痕性秃发

9. 为什么说自体毛发移植是目前治疗瘢痕性秃发的首选方法？

这是因为自体毛发移植具有创伤小、恢复快、无瘢痕、术后毛发生长方向自然等诸多优点，备受医患双方的青睐，已成为目前治疗瘢痕性秃发的首选方法。可单独或与其他手术方式联合使用。

10. 自体毛发移植治疗瘢痕性秃发适应证有哪些？

瘢痕性秃发是可以行自体毛发移植的，只是成活率比正常头皮略低一些。其适应证如下。

(1) 烧烫伤、外伤、手术、感染等愈合后形成的瘢痕性秃发，局部无破溃、无感染，瘢痕处于稳定期，其血供良好。

(2) 额颞部大切口除皱术后、头皮软组织扩张术后及头部其他手术后（玻尿酸和自体脂肪注射填充引起的血管栓塞）留下的瘢痕性秃发，瘢痕处于稳定期，其血供良好。

(3) 后枕部行头皮条切取毛发移植术后留下的条状瘢痕性秃发，瘢痕处于稳定期，其血供良好。

(4) 对于弥漫性点状瘢痕性秃发，自体毛发移植是最好的、唯一的选择。

11. 自体毛发移植治疗瘢痕性秃发禁忌证有哪些？

(1) 烧烫伤、外伤、手术、感染等造成的瘢痕性秃发，瘢痕处于增生期（瘢痕较厚、较硬，血供较差），尚未达到稳定期，时间未超过一年者。

(2) 薄层萎缩性贴骨性瘢痕，由于瘢痕下血供差，毛囊无扎根之处、无血液供应营养，应先行瘢痕下自体脂肪填充增加厚度改善血供，视具体情况再施行自体毛发移植手术，并应采用低密度种植。

(3) 瘢痕性秃发区有感染、破溃。

(4) 瘢痕性秃发区面积过大，供区毛发不能满足移植需要。

(5) 女性月经、妊娠、哺乳期。

(6) 有严重的心理、精神疾病，对手术抱有不切实际的期望。

(7) 有高血压、心脏病、糖尿病、免疫系统疾病及凝血功能障碍。

12. 瘢痕性秃发通常种植密度是多少？

在瘢痕性秃发区行自体毛发移植手术，关键是要判断瘢痕性秃发区组织的血供、厚度、弹性、挤压时的活动度，因瘢痕性秃发区的血供相对正常组织差，过密种植会影响种植毛发的成活率，一般血运良好的瘢痕性秃发区可种植 20～25FUG/cm²，可选择多次加密种植的手术方式。术后成活率可达 80% 以上。

13. 瘢痕性秃发行自体毛发移植的注意事项有哪些？

(1) 影响毛囊存活的重要因素首先是种植部位的血供情况，其次为皮肤的张力。可通过视诊（观察头皮颜色及瘢痕增生情况）、触诊（挤压瘢痕部位皮肤，观察回血情况及瘢痕硬度），必要时可进行针刺试验（用 1ml 注射器针头穿刺瘢痕部位，观察有无出血及出血时间长短）来确定瘢痕血供及张力情况（图 23-5），然后选择合适的种植数量及合理的毛囊分布密度。可以选择少量多次种植。

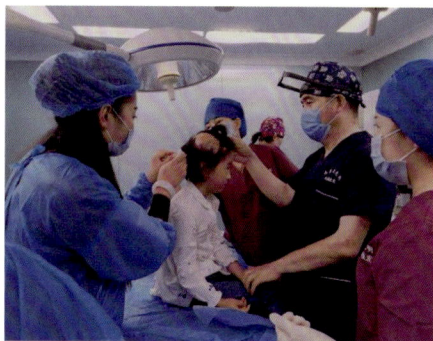
▲ 图 23-5　确定瘢痕血运及张力

(2) 在瘢痕性秃发区进行局部麻醉时要减少肾上腺素的用量，防止肾上腺素收缩血管的作用导致局部缺血坏死。

(3) 在后枕部供区提取 FU，采用自然分离，不要将 FU 周围的皮肤组织分离得很干净，制备成含单根毛发的 FUG 和含 2～3 根毛发的 FUG，然后在瘢痕性秃发区打造种植孔植入 FUG。

(4) 在瘢痕性秃发区种植头发，术后成活率低，毛囊生长周期长，最终效果需要 18 个月左右。

(5) 对头皮瘢痕过大、供区有限的患者，应使用头皮扩张器扩张供区头皮，覆盖部分秃发区以缩小秃发区面积，再行自体毛发移植。

14. 小孩瘢痕性秃发能否施行植发手术？

小孩瘢痕性秃发一般是由外伤或手术造成的，要尽早通过植发手术改善小孩的外观形象，通常术后半年就可以做植发手术，必要时可以采用全身麻醉进行手术。这样可以避免瘢痕性秃发在小孩成长过程中给小孩心理上带来的伤害。

病例荟萃

病例 1

患者，男，28 岁，烫伤后头皮瘢痕 8 年，秃发面积 10cm×18cm，呈三角形，瘢痕可推动，针刺血运良好。应用 FUE 技术自体毛发移植术种植 3600FUG。术后两年，毛发成活率高，秃发改善明显，外观自然，患者对效果满意（图 23-6）。

病例 2

患者，男，32 岁，于五年前行毛囊单位头皮条切取技术自体毛发移植术，术后后枕部供区留下 15cm×0.8cm 的线状瘢痕，导致患者无法留短发，从而自卑苦闷。应用 FUE 技术自体毛发移植术在瘢痕处种植了 660FUG。术后 20 天，线状瘢痕被遮盖，外观自然，患者对效果满意（图 23-7）。

病例 3

患者，女，21 岁，头皮前额头顶部烫伤后瘢痕 6 年，秃发面积 15cm×8cm，呈不规则形，瘢痕可推动，针刺血运好。应用 FUE 技术自体毛发移植术种植 3000FUG。术后两年，毛发成活率高，秃发改善明显，外观自然，患者对效果满意（图 23-8）。

病例 4

患者，女，25 岁，左侧头皮烫伤后瘢痕 10 年，秃发面积 13cm×10cm，呈不规则形，瘢痕可推动，针刺血运好。应用 FUE 技术无痕毛发移植术种植 3900FUG。术后两年，毛发成活率高，秃发改善明显，外观自然，患者对效果满意（图 23-9）。

病例 5

患者，男，23 岁，右侧头皮车祸外伤后瘢痕 13 年，秃发面积 13cm×1cm，呈不规则半弧形，瘢痕可推动，针刺血运好。应用 FUE 技术自体毛发移植术种植 1600FUG。术后 10 天，秃发区改善明显，外观自然，患者对效果满意（图 23-10）。

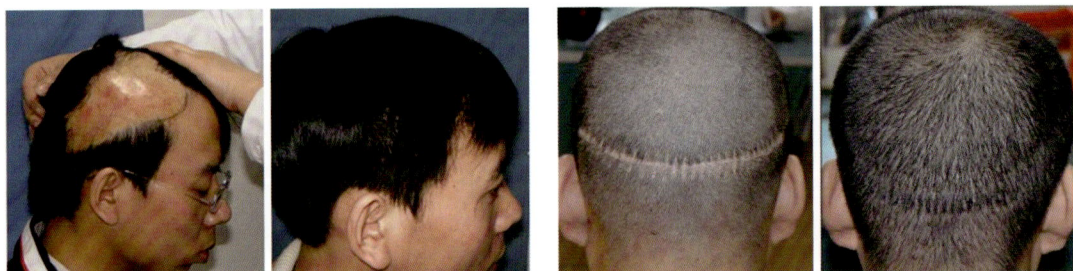

▲ 图 23-6　病例 1 术前术后对比

修复手术前　　　　修复手术后 8 天

▲ 图 23-7　病例 2 术前术后对比

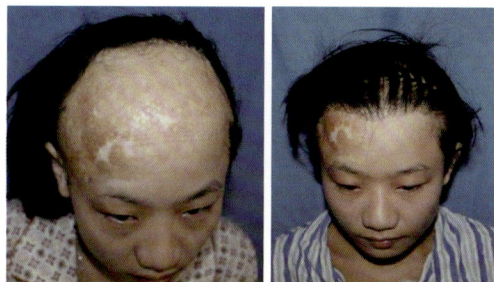

▲ 图 23-8　病例 3 术前术后对比

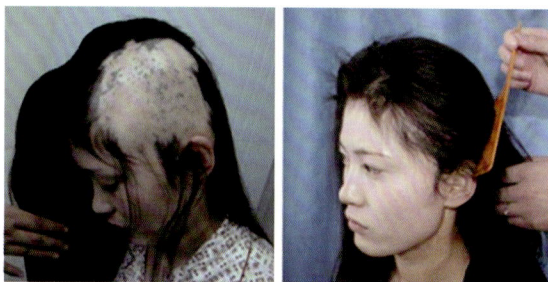

▲ 图 23-9　病例 4 术前术后对比

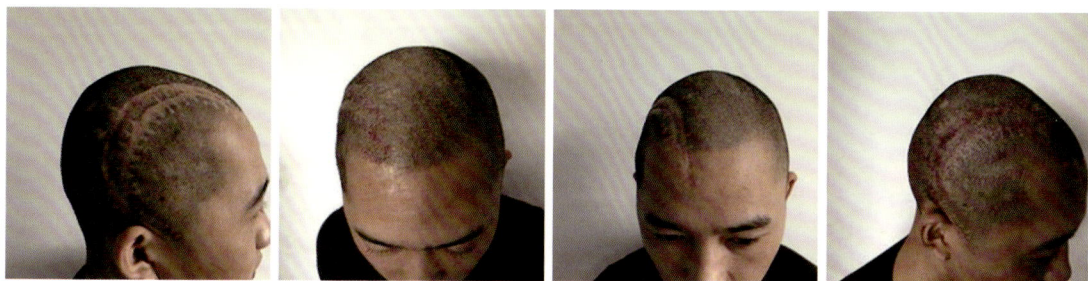

▲ 图 23-10　病例 5 术前术后对比

病例 6

患者，男，45 岁，右侧头皮烫伤后瘢痕 10 年，秃发面积 16cm×10cm，呈不规则形，瘢痕可推动，针刺血运好。应用 FUE 技术自体毛发移植术种植 4200FUG。术后一年，毛发成活率高，秃发改善明显，外观自然，患者对效果满意（图 23-11）。

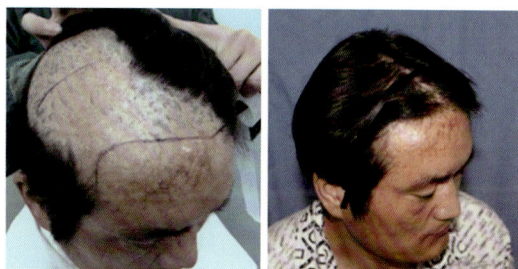

▲ 图 23-11　病例 6 术前术后对比

病例 7

患者，女，35 岁，颞部切口面部线雕提升术后切口瘢痕 2 年，因秃发面积较小，且瘢痕区有散在毛发分布，预置扩张器病程长，损伤大，头皮缩减术损伤残余毛囊，且秃发区散在切口不规则，术后瘢痕增生风险大。应用 FUE 技术自体毛发移植术损伤小，恢复快，是理想的手术方法。患者每侧颞部秃发区种植了 300FUG。术后 20 天秃发改善明显，外观自然（图 23-12）。

病例 8

患者，女，38 岁，因面部皮肤松弛、鱼尾纹增多，八年前做了颞部除皱术，当时切除头皮过多，导致术后两侧颞部留下切口瘢痕和两侧鬓角消失。应用 FUE 技术自体毛发移植术，种植含单根毛发的 FUG（左侧 800 根，右侧 1000 根）。术后当天，颞部瘢痕遮盖，鬓角形成，患者对效果满意（图 23-13）。

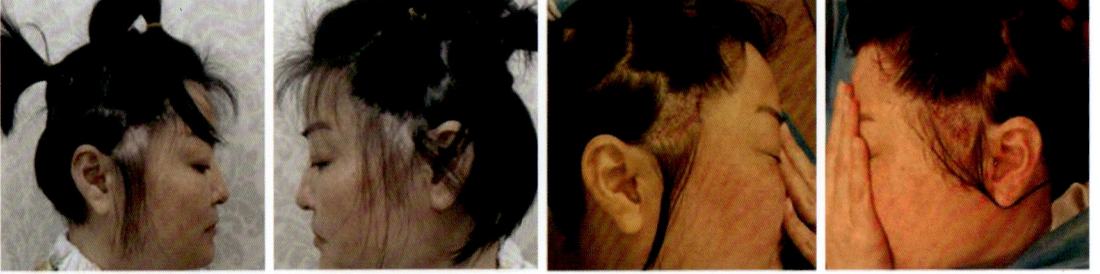

▲ 图 23-12　病例 7 术前术后对比

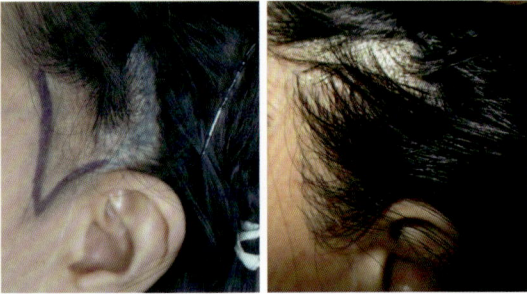

◀ 图 23-13　病例 8 术前术后对比

第 24 章
眉毛种植的问与答

　　眉毛是面部表情的符号，对于动态和静态下的面部美学具有重要的烘托作用。目前修饰眉毛的方法主要有画眉、文眉、粘贴假眉毛和种植眉毛。应用自体毛发移植种植眉毛，是一辈子的真眉毛，是眉毛美容的革命性进步。

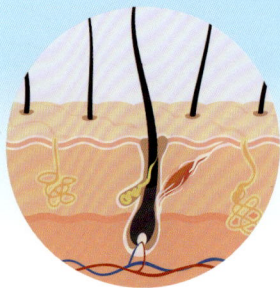

一、眉部的解剖和眉毛的重要性

1. 眉部的解剖层次是怎样的?

眉是位于额部和上睑之间的横行突起,表面有毛,两侧各一,是上睑与额部的分界,其结构类似于头皮。眉部从前向后可分为五层:皮肤、皮下组织、肌肉、肌下蜂窝组织及颅骨膜。

(1) 皮肤:皮肤较厚,移动范围很大,其上有丰富的皮脂腺,与浅筋膜紧密粘连。

(2) 皮下组织:像头皮一样,含有大量纤维组织和少许脂肪组织。其前面与皮肤、后面与肌肉紧密连接,故当眉运动时,皮肤、皮下组织和肌肉皆在肌下蜂窝组织层移动。

(3) 肌肉:由纵行的额肌纤维、横弧形的眼轮匝肌纤维和斜行的皱眉肌纤维组成。帽状腱膜在额肌处分为两层包裹额肌,额肌紧密附着于眉部皮肤上。

(4) 肌下蜂窝组织:肌下蜂窝组织向上与头发的危险区相连接。因为额肌不是附着在眶上缘,所以肌下蜂窝组织向下连接于上睑眶隔与眼轮匝肌之间。临床上,危险区的血液和脓液能进入上睑。

(5) 颅骨膜:颅骨膜紧贴眉弓颅骨,不易剥离。

2. 正常眉毛在面部的位置是怎样的?

眉毛是指位于眼睛上方、横卧于眉弓表面的一束弧形短毛,左右各一,相互对称,位于三庭的上庭与中庭交界处。眉毛可分为眉头、眉腰、眉峰、眉梢四部分。眉头恰在眶上缘内端的下方,其眉毛垂直向上生长,眉的中外 1/3 最高点称为眉峰,眉头与眉峰之间为眉腰。眉腰的眉毛水平向外生长,外侧端稍细为眉梢。每一根眉毛的走向都不一样。

(1) 眉内下缘位于鼻侧眶上缘,眉头与鼻翼连线为垂直向下的直线。

(2) 两眼正视前方时,鼻翼与瞳孔外缘连线的延长线交于眉的位置,为眉形弧度的最高点,即眉峰的位置,相当于眉毛中外 1/3 的交界处。

(3) 鼻翼至外眼角连线交于眉的位置,为眉的外缘即眉梢位置(图 24-1)。

3. 正常眉毛的形态是怎样的?

眉毛是立体的,是高出皮肤表面的一撮短毛,眉毛的上缘受光好,较为浅亮;眉毛的下缘不直接受光,较为深暗。眉毛是两头虚,中间实,上面虚,下面实。

眉毛分上、中、下三层且交织重叠构成人
字形架构，眉毛自然生长的浓密程度各不相同，
通常眉头、眉峰和眉梢的眉毛较软、较稀疏、
色泽较淡。眉腰的眉毛较浓密、颜色较深。眉
毛的长短、粗细、色泽与种族、性别、年龄及
遗传因素有关。

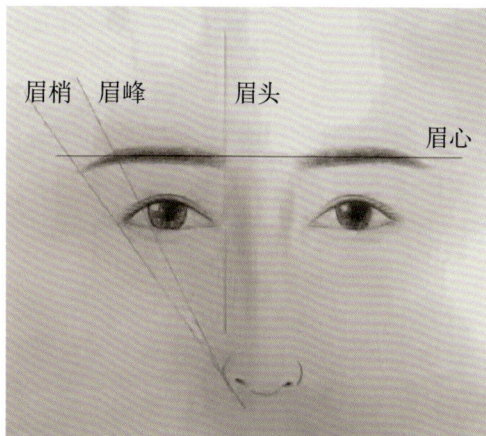

▲ 图 24-1　正常眉毛在面部的位置

儿童的眉毛细而短，色灰淡，成年后眉毛
颜色加深，老年后眉毛常变为白色。男性的眉
毛粗而密，常形容为"浓眉大眼"，呈阳刚之气。
女性的眉毛细而稀，常比喻为"蛾眉细眼"，显
柔美之态（图 24-2）。

我国传统中医认为，眉毛浓密说明一个人气血旺盛，眉毛稀疏说明一个人体弱多病。

每个人的眉毛生长都不一定尽如人意，有的人眉毛过长，有的人眉毛过短，有的人眉毛
稀疏，有的人甚至没有眉毛或只有一侧有眉毛，这些都是不美观的眉毛，需要进行修饰或种
植眉毛。

4. 正常人眉毛的参数是多少？

眉毛属于短硬毛，正常人两眉头的间距是 2～4cm，眉眼间距是 1～3cm。正常人眉的长
度为 5～6cm，宽度为 5～10mm。其眉毛毛干的长度为 5～10mm，其眉毛的密度为每平方厘
米 50～130 根，一侧眉毛有 100～500 根硬质短毛。一般一侧种植 100～300 个含单根毛发的
FUG，即可达到较为美观的术后效果。

5. 近几年流行的眉形有哪几种？

每个人的眉形各不相同，通常根据眉的形态、粗细、长短、疏密，可将眉形分为柳叶
眉、拱形眉、上挑眉、平直眉等（图 24-3）。当今年轻女性大多比较喜欢线条明显、可爱而

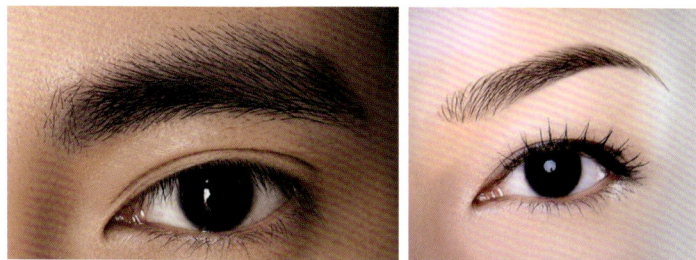

◀ 图 24-2　正常男性和女性的
眉毛形态

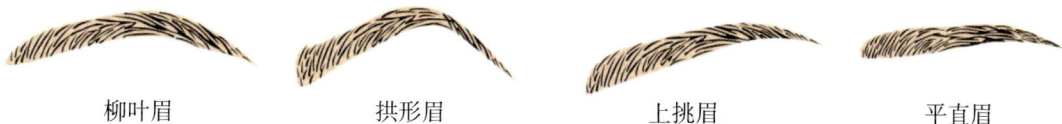

| 柳叶眉 | 拱形眉 | 上挑眉 | 平直眉 |

▲ 图 24-3　常见的四种眉形

妩媚的柳叶眉，给人以活泼开朗、柔美大方之感。

6. 眉毛有哪些生理作用？

古人云："面之有眉，犹屋之有宇。"眉毛的功能是保护眼睛，它可以像堤坝那样挡住从上而下的雨水、汗水、淋浴水等使其不流入或少流入眼睛（图25-4），也可以像防护林那样接住落下的灰尘，防止这些东西直接进入眼睛对眼睛造成伤害。

7. 眉毛有哪些美学意义？

眉是眼睛的框架，眉与眼睛的关系好似画框与画的关系，俗话说，好画要有好框托，粗细适中、浓淡相宜、线条优美的双眉会将双眼衬托的美而有神、眉清目秀，而参差不齐的眉毛或没有眉毛则会使眼睛变得单调、表情呆滞、毫无生机（图24-5）。所以修饰眉毛，自古以来就受到爱美人士的青睐。

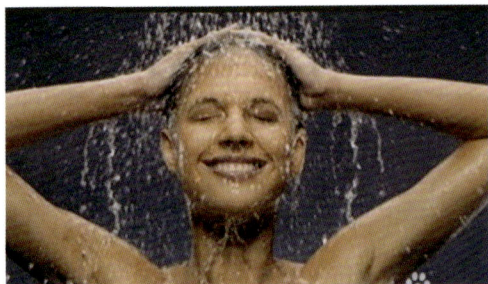

▲ 图 24-4　眉毛可以挡住从上而下的雨水、淋浴水、汗水等

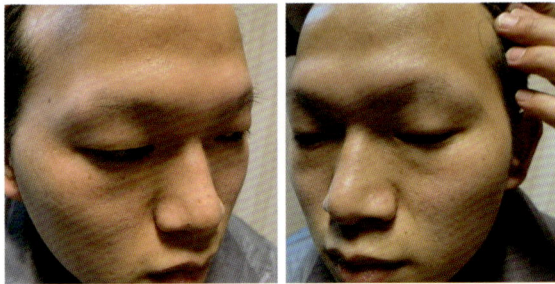

▲ 图 24-5　缺少眉毛表情呆滞

8. 眉毛在情感表达方面有什么重要性？

眼睛是心灵的窗户，眉毛是眼睛情态美的重要组成部分，眉毛创造了眼睛的表情，是"七情之虹"，是心理活动的晴雨表。心理学家研究认为，眉有20多种动作，通过眉的舒和缩、收和展、扬和竖，可以表达不同的情感。当两边的眉毛向眉心靠拢时，通常表明正在思考问题；当两边的眉毛上扬时，通常表明开心喜悦；而眉毛下垂则表明苦闷烦恼。眉与眼睛巧妙配合，能将内心的许多情感展露出来，能传递喜、怒、哀、乐、恐、悲、忧、思等多种情感，有时不用说话，就能达到眉目传情、楚楚动人的效果（图24-6）。

9. 有关眉毛在情感表达方面的修饰语有哪些？

有关眉毛在面部情感表达方面的修饰语，本书主编乔先明主任总结如下。

成功的人"扬眉吐气"；开心的人"眉开眼笑"；相爱的人"眉目传情"；暗中勾搭的人"眉来眼去"；鬼鬼祟祟的人"贼眉鼠眼"；面善的人"慈眉善目"；高兴的人"喜上眉梢"；得意的人"眉飞色舞"；忧愁的人"愁眉不展"；着急的人"燃眉之急"。漂亮的女士"眉清目秀"；英俊的男士"浓眉大眼"；眉目示意的人"挤眉弄眼"；怒目而视的人"横眉冷对"；不分主次的人"眉毛胡子一把抓"。

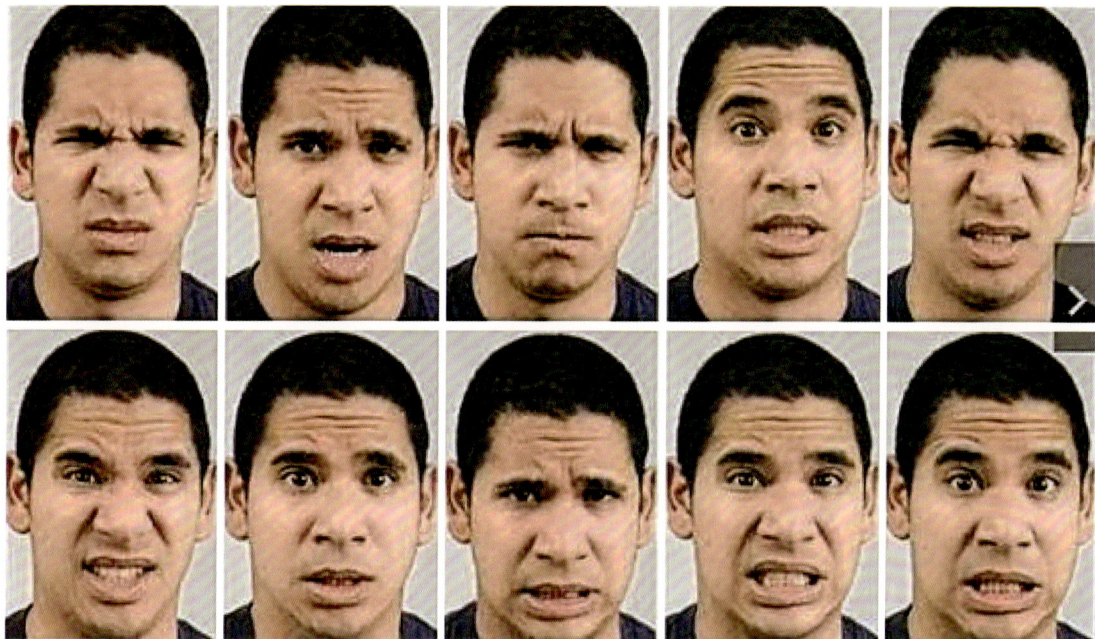

▲ 图 24-6　眉毛在情感表达方面的重要性

二、修饰眉毛的方法

10. 目前修饰眉毛的方法有哪些?

目前修饰眉毛的方法主要有画眉、文眉、粘贴假眉毛和种植眉毛 4 种，这 4 种方法各有其优缺点。

11. 画眉毛的优缺点有哪些?

• 画眉毛的优点

(1) 方便，无创，自己就可以操作。

(2) 可随意更改眉形。

(3) 经济实惠，费用低。

• 画眉毛的缺点（图 24-7）

(1) 麻烦，虽然看似简单，实际上也很复杂，需要每天早起 10 分钟定妆，能坚持数年如一日的女性并不多。

(2) 需要本人掌握一定的画眉技巧，否则画出的眉毛反而拉低了颜值。

(3) 画出的眉毛是二维的，缺乏三维立体感。

(4) 出汗、淋雨时易毁损。

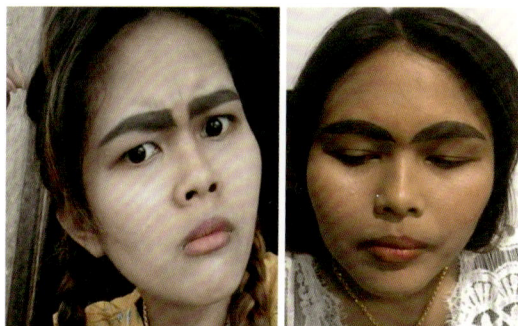

▲ 图 24-7　拉低了颜值的画眉

(5) 对于部分人群不适用，如眉毛处瘢痕、文眉后瘢痕等。

12. 文眉毛的优缺点有哪些？

无论哪种文眉技术，都是给皮肤上色，上色深了难看，上色浅了维持时间短。

• 文眉毛的优点

(1) 一次投入，短期受益。

(2) 无须每天描眉定妆。

(3) 创伤相对种植眉毛小。

• 文眉毛的缺点（图 24-8）

(1) 对文绣医师的技术要求高。

(2) 有创、费用高，术后红肿，需要 1 周左右的恢复期。

(3) 上色深的话，终生不褪色，眉毛外形僵硬难看。

(4) 上色浅的话，维持时间短，即所谓的 3D 眉、立体眉、线条眉、雾眉、半永久眉等，仅能维持 1 个月左右的最佳效果期，最终在 1 年左右消失。

(5) 多次文眉会损伤眉毛，导致眉毛脱落并形成浅表瘢痕，使再次文眉困难并难以画眉。

(6) 有一部分人对文眉色料过敏。

(7) 文的眉毛是二维平面的，缺乏三维立体感，没有眉毛生长，不真实。

(8) 文的眉毛眉形固定，难以修改，一旦对眉形不满意，采用激光洗眉很难彻底清除。

(9) 不适合瘢痕体质者。

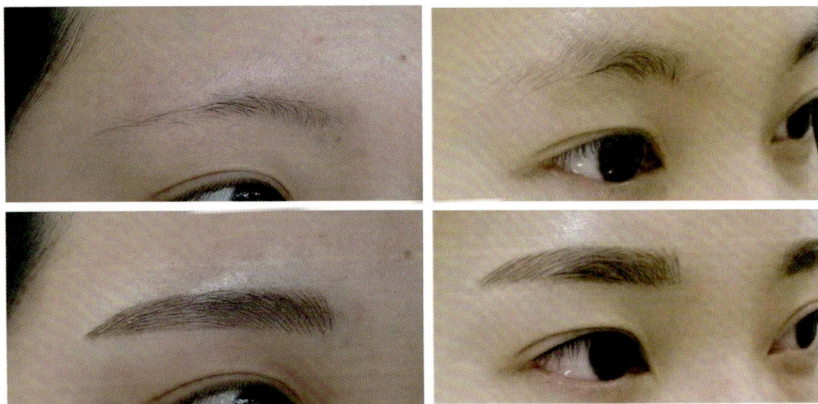

◀ 图 24-8 文的眉毛外观是二维平面的，缺乏三维立体感，没有眉毛生长

13. 粘贴假眉毛的优缺点有哪些？

近年来有一种带假眉毛的透明胶带。假眉毛有各种形态，如弯月形眉、柳叶形眉、剑形眉等，眉毛又有密有疏之分，形态酷似真眉毛，贴在眉部不仔细看难分真假。用时用胶将这种假眉毛的胶带粘在眉部即可。它不会移动，也不易脱落，但是不能戴着它游泳和将头部泡在水中洗头。1 周之后若松动可取下再用胶粘上，可以使用两年。可用于眉部因切眉或外伤、烧烫伤后眉部皮肤光滑没有眉毛，又不准备种植眉毛的患者。

14. 种植眉毛的优缺点有哪些？

种植眉毛是一种微创手术，即采用自体毛发移植技术，将与眉毛最为接近的耳后发际线或后发际线区域的毛囊提取出来，按照眉毛的自然生长方向种植到眉毛区域以形成三维立体、自然逼真的眉毛（图 24-9）。

- 种植眉毛的优点

(1) 一次手术，永久生长，终身受益。

(2) 种植的眉毛是三维立体，自然逼真，接近自然生长的眉毛。

(3) 可使用修眉刀随时调整眉形。

(4) 适合所有人群。

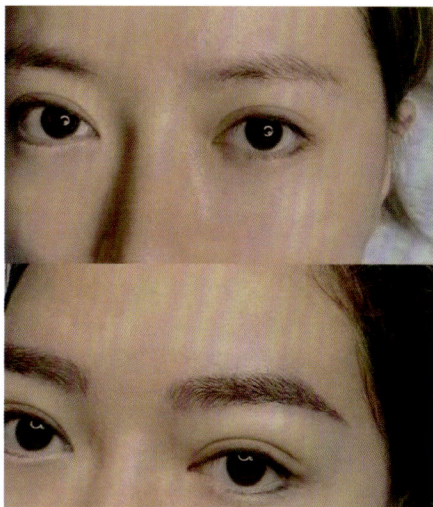

▲ 图 24-9　种植的眉毛是三维立体的真眉毛

- 种植眉毛的缺点

(1) 对手术医师的技术水平要求高。

(2) 有创伤、费用高，需要 1 周左右的恢复期。

(3) 种植的眉毛在 1～3 个月会有部分脱落，术后 4 个月新的眉毛才会逐渐生长出来，需要 6～12 个月才能显现种植眉毛的效果。

(4) 种植的眉毛比自然生长的眉毛略显粗硬并且需要定期（1 周左右）修剪。

15. 为什么种植的眉毛要比画眉和文眉形成的眉毛更加自然逼真？

在没有种植眉毛这项新技术之前，人们无奈只能通过画眉和文眉来解决眉毛不完美的问题。画眉和文眉形成的眉毛是平面的，没有眉毛生长，缺乏三维立体感，不自然，呆板，没有灵气，形似而神离，很容易被人发现，而且容易掉色和变色，是有缺陷而不完美的。

自从种植眉毛这项新技术诞生后，种植眉毛就逐渐取代了文绣眉毛。因为种植的眉毛是活的，有灵气，是可以生长的，是终身的，富有三维立体感，可呈现眉毛之间色差过渡、边界轮廓不明显的自然美观。

种植眉毛，一辈子的真眉毛。相信在不久的将来，当画眉和文眉的求美者充分意识到种植眉毛的优点后，就会放弃画眉和文眉进而选择种植眉毛。

16. 目前修复眉毛稀疏和缺损最好的方法是什么？

有的人由于先天性眉毛稀疏或因切眉、外伤造成眉毛缺损，严重影响形象，除了用假眉毛装饰或文眉外，传统的眉毛再造通常用带毛发头皮游离移植或颞浅动脉岛状瓣带毛发头皮移植（图 24-10），但不是维持时间短，就是形态不自然，效果欠佳，不能满足患者的审美需求。目前修复眉毛稀疏和缺损最好的方法就是应用自体毛发移植种植眉毛。

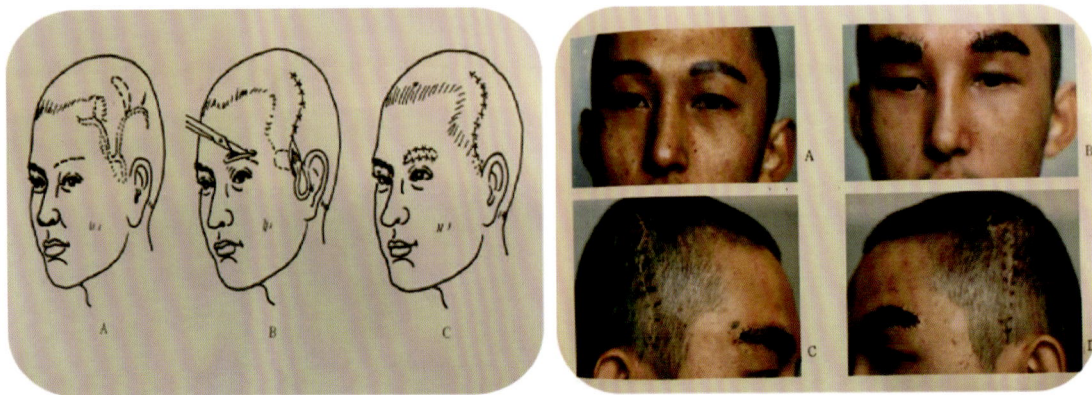

▲ 图 24-10　颞浅动脉岛状瓣带头皮毛发移植

三、应用自体毛发移植眉毛种植

17. 眉毛种植的目的是什么?

通过自体毛发移植种植眉毛的目的是恢复患者理想的眉毛形状和密度及自然的眉毛生长方向和角度。

18. 眉毛种植前需要考虑哪些因素?

通过自体毛发移植种植眉毛前需要认真分析以下三个因素。

(1) 患者自身供区毛发的情况:包括毛发的颜色、直径和卷曲度等。

(2) 患者眉毛区域的皮肤和眉毛情况:包括眉毛区域的皮肤质地、血供和眉毛稀疏程度等。

(3) 患者的期望值和医师的技术水平。

19. 眉毛种植的适应证有哪些?

(1) 先天性眉毛稀疏、秃眉、残眉、断眉、眉毛不美观。

(2) 烧烫伤及外伤瘢痕导致的眉毛缺损或部分脱失。

(3) 文眉后又激光洗眉或切眉所导致的眉毛脱失。

(4) 通过加密种植来增强正常眉毛的密度和立体感。

(5) 部分患者眉梢稀疏和缺失,可以通过自体毛发移植进行微调,拥有更好的外观。

(6) 因个人需要想改变眉形,定制仿名人的眉毛。

(7) 种植眉毛必须选择自体毛囊移植,接受种植眉毛的患者,后枕部发际线和耳后发际线必须有足够数量和密度的毛发存在。

20. 眉毛种植的禁忌证有哪些?

(1) 处于神经性脱眉(眉毛处斑秃)不稳定期的患者,因为原眉毛的毛囊并未受到损坏,待解除病因,原毛囊可能会重新长出健康的眉毛。若此时种植眉毛,也可能再次脱落。

(2) 眉部烧伤引起的严重增生性或萎缩性眉部瘢痕，由于局部血供太差种植眉毛不能成活。

(3) 供区的头发过于粗硬、卷曲。

(4) 患者有严重的心理、精神疾病，对术后抱有不切实际的要求。

(5) 有高血压、心脏病、糖尿病、免疫系统疾病。

(6) 女性在月经期、妊娠期、哺乳期。

21. 眉毛种植患者术前须知有哪些？

(1) 手术前两周内，请勿服用含有阿司匹林的药物，因为阿司匹林会使得血小板凝固的功能降低。

(2) 术前 24～48 小时不要饮酒。

(3) 术前要洗澡，保持头面部清洁卫生，不要化妆。

22. 眉毛种植前后如何对患者进行医学摄影？

种植眉毛前后必须对患者的面部（以眉毛为中心）进行医学摄影。

(1) 拍照时正位、左 45° 位、右 45° 位三个位置要齐全。

(2) 拍照时要选择白色或纯蓝色作为背景，光线要适中，不可用强光。

(3) 必要时可全程摄像。

23. 眉毛种植术前如何设计眉形？

患者取坐位进行眉形设计，要根据患者的需求和意愿及患者的整体气质、面部轮廓、性别、年龄、体型、职业、性格进行个性化眉形设计，医师用甲紫在眉毛处画线标记，用细的虚线画出需要种植眉毛的范围和每根眉毛植入的方向，然后用碘伏固定（图 24-11）。一般男性眉毛较宽、较浓密，眉峰较明显。女性则略显狭长，形似柳叶或弯月，眉梢较细，稍疏淡。眉尾上线要与眼尾轮廓平行。眼睛小，眉毛要细一些；眼睛大，眉毛要粗一些。两腮小，眉毛要短一些；两腮大，眉毛要长一些。

平时多观察正常眉的形态、眉毛的生长方向和角度，有助于眉形的设计。让患者积极参与到眉形的设计中也非常重要。设计好眉形后拍照，观看照片有助于进一步观察设计的眉形

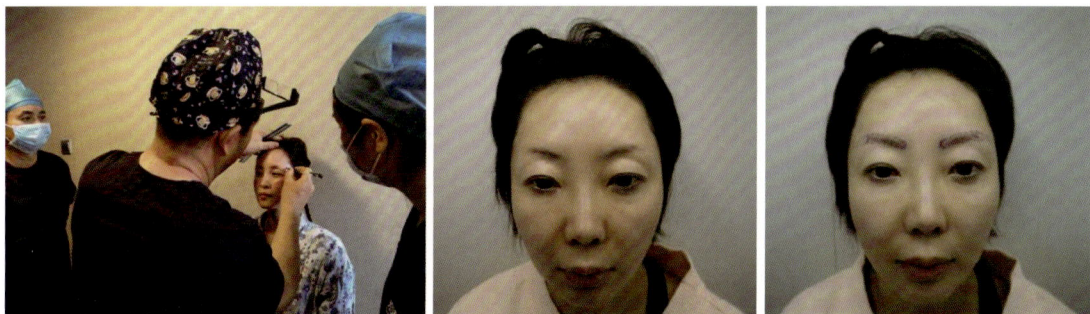

▲ 图 24-11　术前眉型设计

是否对称。

24. 眉毛种植术前如何选择供区？供区的毛发如何准备？

通常选用耳后发际线或后枕部发际线的区域提取毛囊，因为这些部位的毛发形状与眉毛较为接近。根据患者需要种植眉毛的密度，计算出所需种植眉毛的数量，然后根据供区头发的密度可以提取的最少头发数量，计算出需要供区的面积，一般供区面积 20.0cm² 已足够。

供区应选择耳后发际线，在供区备皮时，应留存毛干长度 5～10mm（通常植发留存毛干长度 1mm），进行长发毛囊单位的提取，提取毛干较细的 FU，然后进行分离种植。这样有利于医生在种植眉毛时把控种植眉毛的方向和角度，预判种植眉毛的效果，塑造出自然逼真的眉毛。但留存的毛干较长，会使医生提取 FU 时的难度加大，比较费时费力，对提取医生的技术要求更高。

25. 如何进行长发 FU 的提取？

做眉毛种植时 FU 的提取方式是用宽纸胶带或弹力消毒巾包好头发，露出耳后发际线或后枕部发际线处的供发区，让患者取俯卧位以获取毛囊，局部碘伏消毒，铺盖无菌巾单，用含 1∶10 万肾上腺素的 0.5% 利多卡因在供区周围头皮行局部环形封闭麻醉，然后在供区头皮内行局部浸润肿胀麻醉，以增加毛囊之间的间隙及头皮的紧张度，这样可减少提取 FU 时头皮出血，方便医师对 FU 的提取。应用电动毛囊单位钻取机，以 20～40FU/cm² 的提取密度进行 FU 的提取（图 24-12），必须挑选毛干较细软的 FU 提取，这样可以使种植的眉毛自然逼真。

26. 眉毛种植时如何进行长发 FU 的分离？

因供区的毛发与眉毛有很大的差异，所以在显微镜下进行毛囊分离时，对提取的毛囊要精心筛选仔细分离，应将提取的较细软的 FU 进行分离制备成含单根毛发的 FUG（图 24-13），制备 FUG 过程中务必去除毛囊周围多余的皮肤组织和脂肪组织，尤其要将毛囊与毛干交界处的皮肤组织彻底去除干净，这是种植眉毛手术成功（真实自然）的关键。然后按每堆 10 个、每排 10 堆整齐地排放在盛有低温（1～4℃）的 0.9% 氯化钠注射液的培养皿的纱布上保存，以方便眉毛的种植。

27. 眉毛种植时如何进行眉区的麻醉？

种植眉毛前，为了减轻患者注射局麻药时的疼痛，术前在种植区可以外涂利多卡因乳膏，半小时后再注射局麻药。患者取仰卧位，眉区及面部碘伏消毒，铺盖无菌巾单，用含 1∶10 万肾上腺素的 2% 利多卡因 2ml 在眉区行局部浸润麻醉。应将麻醉药物注射足量，以减轻疼痛和减少渗血。

28. 如何进行眉毛的种植？

本书主编乔先明主任通常采用即插即种的种植方法（图 25-14），使用 22G（7 号）和

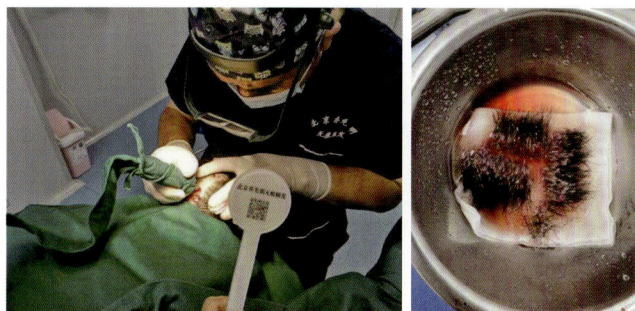

▲ 图 24-12　用电动毛囊单位钻取机提取长发 FU

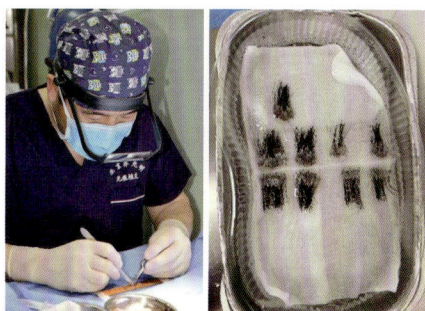

▲ 图 24-13　长发 FU 的分离

23G（6 号）针头按照眉头、眉腰、眉峰、眉梢各部位眉毛的自然生长方向和角度打造种植孔，准确定位每一根眉毛植入的方向和角度，使眉毛的"人"字形架构突出，确保移植眉毛的自然美观。

打造种植孔的方向：应以横向眉中线为基线，基线以上眉头、眉腰、眉峰、眉梢的方向，应由向上、斜向外上逐渐转向水平、斜向外下，到眉梢部与基线又逐渐趋于平行。基线以下眉头、眉腰、眉峰、眉梢的方向，应由向上、斜向外上逐渐转向水平。

打造种植孔的角度：针头与体表的夹角由眉头到眉梢，应由 20° 左右逐渐转为 5° 左右。在眉梢部，上下交叉的方向和角度不宜过大，接近平直即可。

打造种植孔的密度：两头（眉头、眉梢）要稀一些，中间（眉腰）要密一些，上下边界要稀一些，边界不要太整齐，切记不要种植出生硬的轮廓线，使眉毛失去真实感。

打造种植孔的深度：一般以 4～5mm 为宜。

打造种植孔后，用移植镊将含单根毛发的 FUG 植入种植孔，应将细软的毛发种植在眉头、眉峰、眉梢和眉毛的上下边缘，应将较粗的毛发种植在横向眉中线和眉腰处。中轴线种植的密度要浓密一些，上下边缘和眉头、眉峰、眉梢种植的密度要稀疏一些。男性眉毛应宽而密，女性眉毛应窄而稀。

根据患者眉毛缺失的情况，通常女性一侧植入 100～200 个含单根毛发的 FUG，男性一侧植入 100～300 个含单根毛发的 FUG，即可达到较为美观的效果。或用单株毛发种植器种植眉毛（图 24-15）。种植后应用小剪刀适当修剪毛干，并用 0.9% 的氯化钠注射液冲洗种植区的血渍（图 24-16）。让患者坐位照镜子，医师与患者对种植的眉毛都满意后方可结束手术（图 24-17）。

29. 长发毛囊单位移植眉毛种植有哪些优点？

每根眉毛的生长方向和角度都是不一样的，眉毛种植必须非常精确地把控好每一根移植眉毛的"方

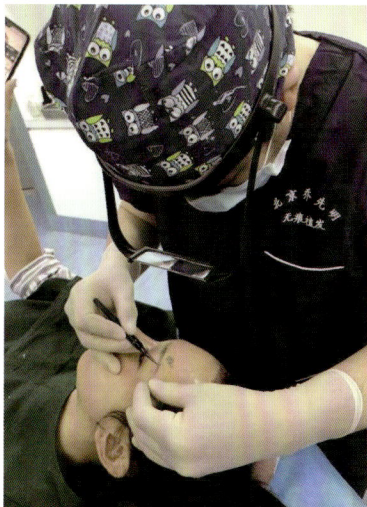

▲ 图 24-14　用种植针即插即种法种植眉毛

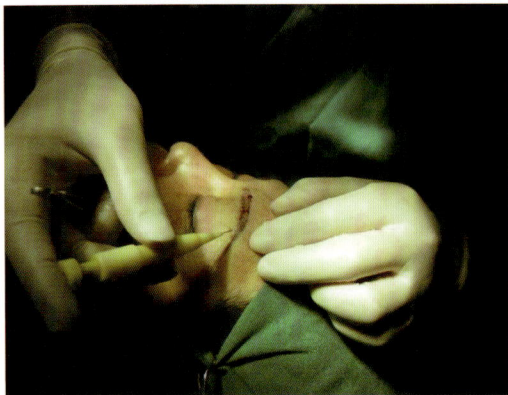

▲ 图 24-15　用单株毛发种植器种植眉毛

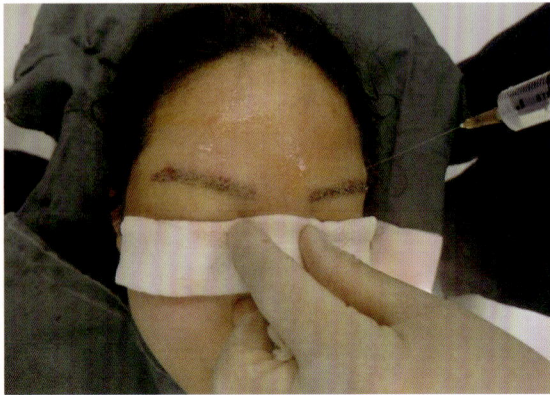

▲ 图 24-16　用 **0.9%** 的氯化钠注射液冲洗种植区的血渍

向、角度和弯曲度"。

　　头发是有弯曲度的，用长发毛囊单位移植进行眉毛种植，医师可以明显地看到毛发的弯曲度，方便种植时把控，这样就避免了短发毛囊单位移植带来的种植眉毛"方向、角度和弯曲度"难以把控的缺陷，防止产生毛发扭曲、卷曲、杂草样外观的眉毛。用长发毛囊单位移植进行眉毛种植，术后即刻就可以看到种植眉毛的效果，深受患者的青睐。

30. 眉毛种植的术后如何护理？

　　种植眉毛结束后，在创面外喷芬生源修复液，促进创面修复，抗炎抑菌，保湿止痒，减少瘢痕。术后 5 天可以用清水冲洗眉区的血痂。术后 7 天可以用洗发水再次冲洗眉区残留的血痂，动作要轻柔，不能抓挠眉毛种植区，防止种植的眉毛脱出。术后 10 天可以正常清洗。

31. 患者术后注意事项有哪些？

　　(1) 术后患者会有困倦感，应让患者留观半小时再离开医院。

　　(2) 术后三天内避免手术部位沾水，术后五天可以洗头、清洗眉部血痂，但不可过重揉搓。

　　(3) 术后五天内不要提拎重物或做剧烈运动。

32. 眉毛种植和自然生长的眉毛有什么不同？

　　(1) 眉毛是短毛，由根部到顶端逐渐变细，顶端是尖头的，略有弯曲，眉毛的毛干呈圆锥状、较细软，生长速度很慢。头发是长毛，由根部到顶端粗细均匀，通常是直的，头发的毛干呈圆柱状、较粗硬，生长速度很快。种植眉毛因移植的是头发的毛囊，略显粗硬（发丝越细，移植的眉毛越自然），会随头发的生长而生长，需要定期修剪，通常半个月左右需要修剪一次。关于这点术前与患者签订知情同意书时一定要告知清楚。

　　(2) 种植的眉毛在术后 1～3 个月毛干会有部分脱落，术后 4 个月就会逐渐长出新的眉毛，术后一年才能看到最终效果。

33. 眉毛种植有哪些并发症?

(1) 种植的眉毛部分不存活:这是由于适应证选择不当,如在眉部瘢痕上种植眉毛,由于局部血供差,种植的眉毛部分不存活。或者在提取 FU、分离制备含单根毛发的 FUG 和种植含单根毛发的 FUG 时损伤了 FUG。

(2) 种植的眉毛稀疏、密度低:由于器械及血供因素,种植过程中 FUG 之间需保持一定间距,因此不可能种植过于浓密,对某些要求眉毛浓密的患者可在术后一年进行加密种植,以获得更大的密度。

(3) 形态不美:未按眉头、眉腰、眉峰、眉梢的方向和角度进行种植,因而导致眉毛向杂草一样丛生,此时可作部分眉毛拔除及眉型剃剪修整(图 24-18)。

(4) 种植的眉毛两侧不对称:种植的眉毛两侧不对称,表现为一高一低、一粗一细。所以在设计画线标记眉形时,要反复检查对称性,标记完成后即刻拍照观看照片对了解两侧是否对称也有非常大的帮助。术中局部麻醉有时也会造成两侧眉毛不对称的假象,手术医师千万不要被假象迷惑在术中进行调整,防止弄巧成拙,一定要坚信自己术前对称性的设计。

34. 眉毛种植的患者术前、术中、术后须知有哪些?

种植眉毛患者术前、术中、术后须知和"自体毛发移植患者须知"基本相同(见第 12 章、第 20 章的内容)。

病例荟萃

病例 1

患者,女,26 岁,因文眉后应用激光洗眉致眉毛部分脱失影响美观 4 年,要求植眉进行

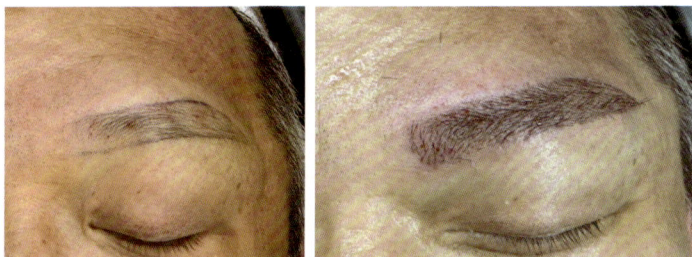

◀ 图 24-17　医师与患者对种植的眉毛都满意后方可结束手术

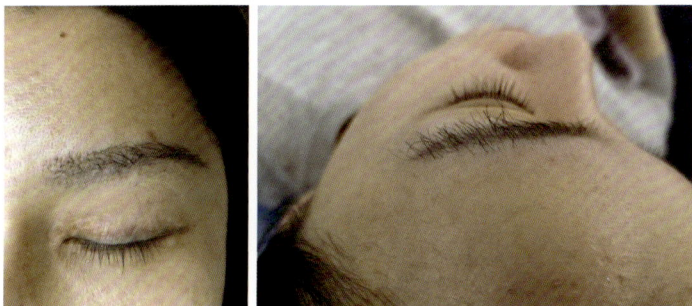

◀ 图 24-18　眉毛的方向杂乱无章

改善。应用 FUE 技术无痕毛发移植术种植含单根毛发的 FUG（两侧眉毛各 200 根）。术后眉形饱满，人字形架构明显，眉峰突出，眉尾汇总点明显。整个眉形为细、长、平，用以搭配申字形脸型。术后三个月患者对效果满意（图 24-19）。

病例 2

患者，女，28 岁，因先天性眉毛稀疏影响美观要求种植眉毛。应用 FUE 技术无痕毛发移植术种植含单根毛发的 FUG（左侧眉毛 250 根，右侧 240 根）。13 个月后，眉毛密度、形态较前明显改善，生长方向和角度自然，患者对效果满意（图 24-20）。

病例 3

患者，女，26 岁，因先天性外侧眉毛缺失影响美观要求种眉毛，应用 FUE 技术无痕毛发移植术，左侧移植了含单根毛发的 FUG 300 根，右侧移植了含单根毛发的 FUG 310 根，眉毛形态重建，眉毛密度、生长方向和角度自然，术后一年患者对眉毛种植效果满意（图 24-21）。

病例 4

患者，女，32 岁，文眉后因眉毛效果不逼真要求种眉毛。应用 FUE 技术无痕毛发移植术，左侧移植了含单根毛发的 FUG 200 根，右侧移植了含单根毛发的 FUG 220 根，术后一年患者对眉毛种植效果满意（图 24-22）。

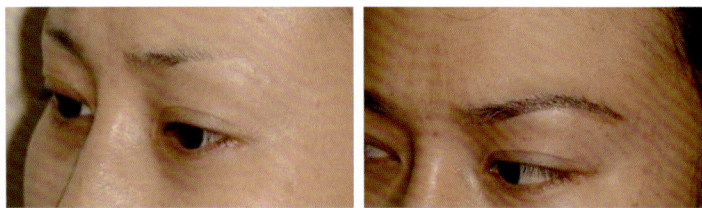

◀ 图 24-19　病例 1 术前术后对比

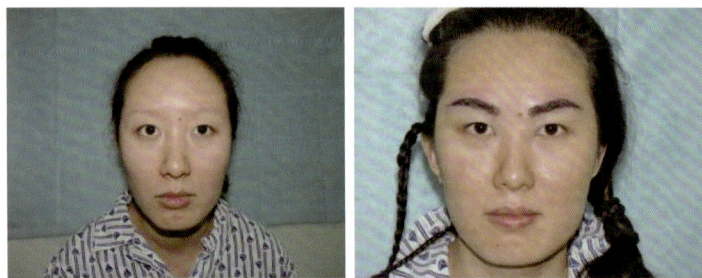

◀ 图 24-20　病例 2 术前术后对比

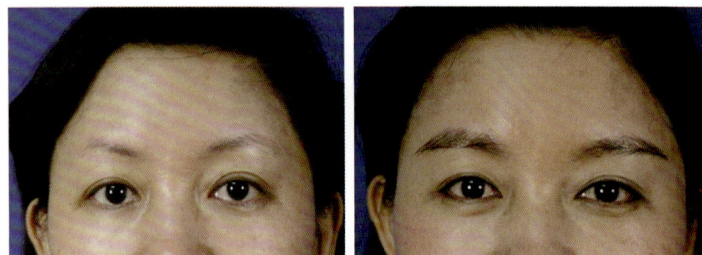

◀ 图 24-21　病例 3 术前术后对比

文眉后，远看给人一种拥有眉毛的错觉，近看会发现眉毛没有丝毫的立体感，远距离的美好错觉会因为近距离的仔细观察而荡然无存。文眉的颜色随着时间逐年变淡，由黑色变为褐色，所以文眉后要求种眉毛的患者越来越多。

病例 5

患者，男，26 岁，因先天性眉毛稀疏影响美观要求植眉进行改善。应用自体无痕毛发移植术，左侧移植了含单根毛发的 FUG 260 根，右侧移植了含单根毛发的 FUG 220 根，术后一年患者对眉毛种植效果满意术后与健侧眉毛基本一致，术后一年患者对效果满意（图 24-23）。

病例 6

患者，男，28 岁，因面部外伤致右侧眉毛部分脱失出现断眉影响美观 4 年，要求植眉进行改善。应用 FUE 技术无痕毛发移植术移植了含单根毛发的 FUG 60 根，术后与健侧眉毛基本一致，术后一年患者对效果满意（图 24-24）。

瘢痕上种眉毛成活率低。外伤初期不宜种眉毛，此时瘢痕未稳定，种植的眉毛容易改变生长方向。

病例 7

患者，男，40 岁，因先天性眉毛稀疏影响美观要求种植眉进行改善。应用自体无痕毛发

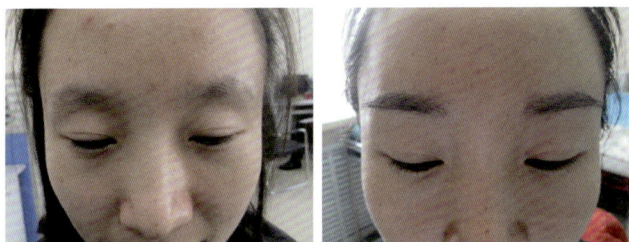

◀ 图 24-22 病例 4 术前术后对比

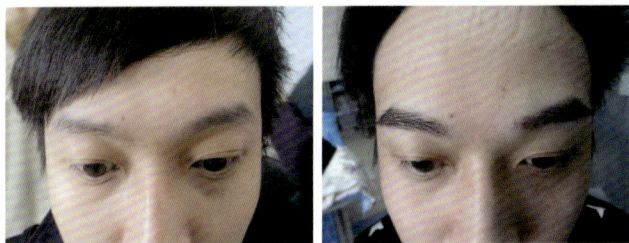

◀ 图 24-23 病例 5 术前术后对比

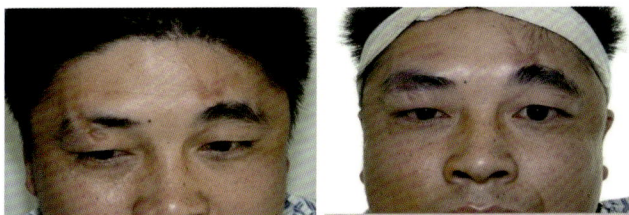

◀ 图 24-24 病例 6 术前术后对比

移植术，左侧移植了含单根毛发的 FUG 200 根，右侧移植了含单根毛发的 FUG 220 根，术后一年患者对种植眉毛效果满意（图 24-25）。

病例 8

患者，男，35 岁，因先天性眉毛稀疏影响美观要求种植眉进行改善。应用自体无痕毛发移植术，两侧分别移植了含单根毛发的 FUG 120 根，术后一年患者对种植眉毛效果满意（图 24-26）。

病例 9

患者，男，55 岁，因先天性眉毛稀疏影响美观要求种植眉进行改善。应用自体无痕毛发移植术，两侧分别移植了含单根毛发的 FUG 220 根，术后一年患者对种植眉毛效果满意（图 24-27）。

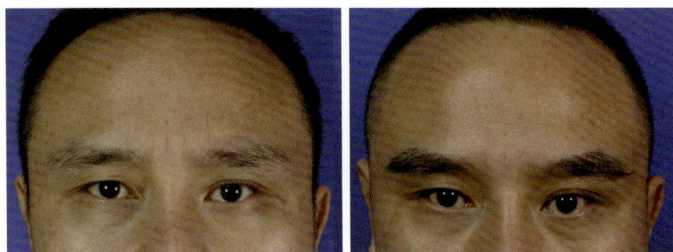

◀ 图 24-25　病例 7 术前术后对比

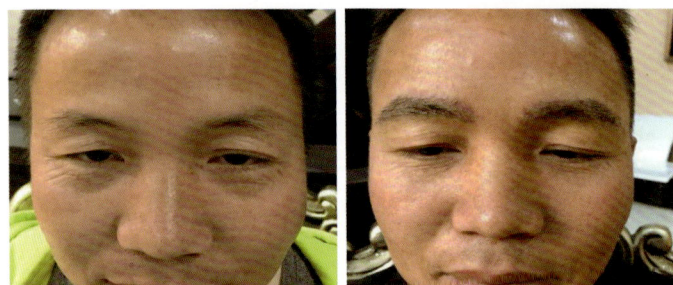

◀ 图 24-26　病例 8 术前术后对比

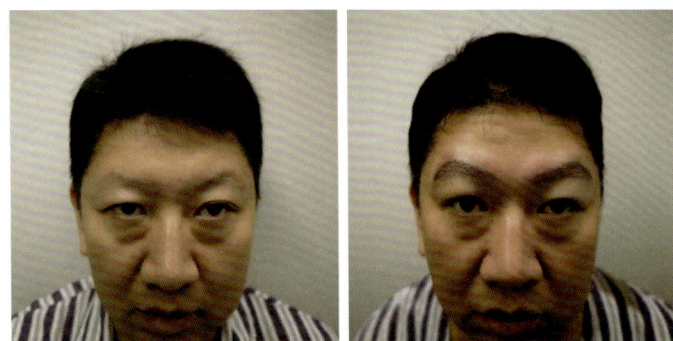

◀ 图 24-27　病例 9 术前术后对比

第 25 章
睫毛种植的问与答

　　睫毛是眼睛的第二道防线，具有遮光，防止灰尘、异物、汗水进入眼睛的作用，对眼睛及整个容貌美观都具有重要的意义。目前修饰睫毛的方法有：睫毛夹上卷睫毛、烫睫毛、涂睫毛膏、嫁接睫毛、粘贴假睫毛、种植睫毛。应用自体毛发移植种植睫毛可以实现永久的真睫毛。

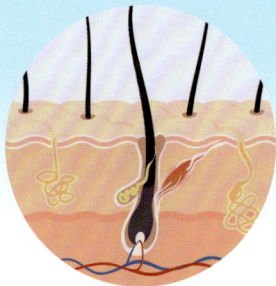

一、眼睑的解剖和睫毛的重要性

1. 上眼睑的解剖结构是怎样的？

眼睑是覆盖在眼球前部的能灵活运动的两片帘状组织（俗称眼皮）。眼睑分上眼睑和下眼睑，具有保护眼球、使其免受外伤或强烈光线刺激和防止干燥的作用。上眼睑由前向后可分为6层：皮肤、皮下组织、肌层、肌下疏松组织层、睑板、睑结膜。临床上通常将眼睑分为浅、深两层，浅层为皮肤、皮下组织、肌层，深层为睑板、睑结膜。浅、深两层的分界线为睑缘灰线，睑缘灰线是某些睑部手术的重要标志（图25-1）。

(1) 皮肤：眼睑皮肤是人体最薄的皮肤之一，其厚度不足1mm，并且近乎透明，易生皱褶。在老年人的上睑外侧，常能看到明显的皱褶垂于睑缘上。皮肤富于弹性，水肿后能很快恢复。当睁眼时（上睑提肌收缩之际）上睑在睑板上缘处显有一沟，即上睑沟（俗称双眼皮）。

(2) 皮下组织：皮下组织由疏松的结缔组织构成，容易集聚液体，这是眼睑易于水肿的原因。在睑缘睫部附近，上睑沟及内外眦皮肤和睑内外韧带粘连处都无此层。种植睫毛时要通过睑缘皮肤睫部将毛发种植到皮下才能成活。

(3) 肌层：肌层是由面神经支配的眼轮匝肌纤维组成，肌纤维围绕睑裂呈向心性排列。每一个纤维与另一个纤维斜向衔接，一层层重叠似屋顶瓦片。睑缘的眼轮匝肌较厚，有睫毛毛囊穿过。眼轮匝肌可分为睑板前部和眶隔前部。睑板前部和眶隔前部之间的交界处（即重睑线）是肌肉最薄的部分，此点对于重睑的形成有重要的意义。

(4) 肌下疏松组织层：肌下疏松组织与皮下疏松结缔组织层相似，位于眼轮匝肌和睑板之间，向上与头皮的腱膜下层（危险区）相通，脓液或血液可从危险区入上睑。在此层平面上，用刀沿睑缘灰线很容易将眼睑分为前后两部分。在此间隙中有上睑提肌的纤维经过：一部分纤维向前穿过眼轮匝肌，另一部分附着于上睑板前面的下1/3处。支配眼

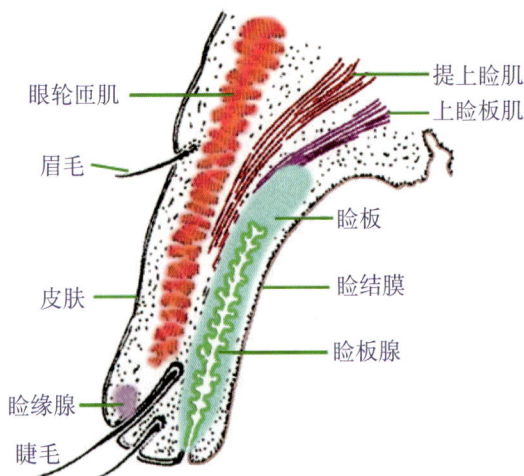

▲ 图25-1　上眼睑的解剖结构

睑的主要神经也在这一层，临床上注射局部麻醉时，宜注射到眼轮匝肌的下面。

（5）睑板：上下睑各有一块睑板，可作为眼睑的支架，使眼睑保持一定的形状和硬度。过去称为睑板软骨，其实它是由包埋睑板腺的致密纤维组织和少数弹性组织构成的，并不含软骨。睑板的外端距 Whitnall 氏眶外侧结节 7mm，内端止于泪点。睑板与四周组织的分界清楚。在睑缘睫部、睑板的结缔组织和睫毛毛囊四周的结缔组织紧密联合，以至于睑缘部特殊增厚。上睑较大，呈半圆的刀形。中央部的宽度，男性为 7～9mm，女性为 6～8mm，一般男性较女性宽 1mm，可分为前后两面，游离缘和附着缘及内外两端。睑板的前面与眼轮匝肌之间有疏松的皮下疏松结缔组织，因而肌肉在睑板上的收缩不受影响。附着缘变薄，向周边逐渐与眶隔延续。上睑有上睑提肌，下睑有下直肌延长部通过。上睑板上缘有苗氏肌附着，同样下睑板下缘有苗氏下睑平滑肌附着。在重睑术中为使双眼形成的皱襞一致，可以将不受手术影响而发生变化的睑板上缘作为缝合高度的标志点。

睑板的内外两端有强有力的纤维组织，即内、外眦韧带与眶缘附着。内眦韧带略呈三角形，位于泪前嵴到鼻额缝附近的上颌骨额突上。韧带的下缘游离，上缘连接到骨膜上。临床上行泪囊手术时，内眦韧带是寻找泪囊的显著标志。外眦韧带的位置较深，在前面与眼轮匝肌的睫前纤维相融合，它不像内眦韧带那样明显。

（6）睑结膜：睑结膜与球结膜均很薄，其连接部分称为穹窿部，睑结膜与睑板紧贴。由于球结膜薄，在做眼部睫毛手术时，有时会出现球结膜水肿或出血，但一般在 1～2 周后均可自行吸收。

2. 睫毛的解剖结构是怎样的？

上下眼睑的游离缘为睑缘，睑缘宽约 2mm，有一灰白色分界线（睑缘灰线）将睑缘分为前唇和后唇，睑缘后唇有睑板腺开口，睑缘前唇有半弧形整齐排列的呈扇形放射状生长的睫毛。睫毛的毛囊位于上下眼睑睑板的浅面，在睫毛的毛囊周围有与之相通的皮脂腺、汗腺。

上睑睫毛 100～150 根，长度 8～12mm，排列成 2～3 行，比下睑睫毛长而浓密且向前上方弯曲，平视向上倾斜度为 110°～130°。

下睑睫毛 50～75 根，长 6～8mm，排列成 1～2 行，比上睑睫毛短而稀疏，并向前下方弯曲，平视向下倾斜度为 100°～120°（图 25-2）。

不同民族的人，睫毛的长度和上翘弧度不一样，如我国维吾尔族女性睫毛较长且向上弯曲的弧度大。根据上睫毛的倾斜度，可以将睫毛的形状分为上翘形睫毛、正直形睫毛和下垂形睫毛，其中上翘形睫毛最好看，但是上翘形睫毛仅占所有形态睫毛的 10%～15%，所以睫毛需要修饰才美观。

睫毛的寿命为 3～5 个月，睫毛如被拔除，

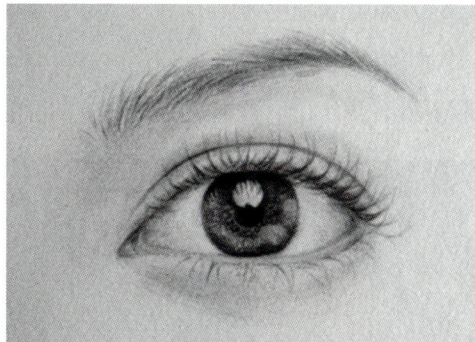

▲ 图 25-2　睫毛的解剖结构

10. 嫁接睫毛会有哪些危害?

危害一:嫁接睫毛使用的睫毛多为动物毛发或化学制品,没有经过彻底消毒,影响眼部健康,导致眼部红肿。

危害二:嫁接睫毛时使用的胶水也存在很多隐患,有的是强力胶水,对眼部伤害极大。

危害三:由于假睫毛是从根部开始粘在自己的真睫毛上的,所以不管是洗脸还是睡觉,都非常麻烦。有一些女性爱美者的眼部肌肤是比较敏感的,稍微碰到眼睛,就会产生痛感和流泪。

危害四:由于真假睫毛粘在一起,所以当假睫毛掉落的时候,就会影响自己的睫毛跟着一起掉。

11. 如何粘贴假睫毛?

如果患者睫毛较短、较稀,上睫毛膏效果不好,可以粘贴假睫毛(图25-6),这样可使睫毛变密加长。为使贴上去的假睫毛看上去自然,应选择质地好的柔软的假睫毛,再经过修剪以达到以假乱真的目的。

使用方法:买来的假睫毛一般比较整齐,不像真的睫毛那样长短不一,需修剪成疏密、长短相间的睫毛,修剪后的假睫毛看似较逼真。粘贴时,先用睫毛夹卷好自己的睫毛,涂睫毛膏待干后再贴假睫毛,这样可使真假睫毛融为一体,看上去自然。贴假睫毛时要抬起下巴,将眼睛微微张开,将睫毛根部蘸上黏胶,离内眼角约0.3cm处向眼尾轻压粘贴假睫毛。

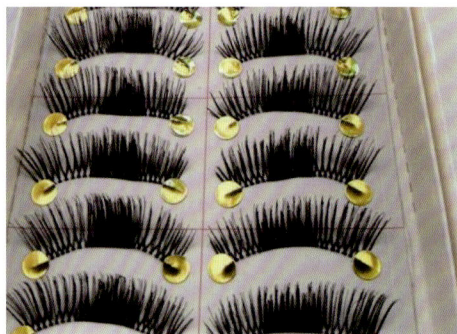

▲ 图 25-6　假睫毛

三、应用自体毛发移植睫毛种植

12. 睫毛种植的适应证有哪些?

(1) 先天性睫毛稀疏或缺失的求美者(图25-7)。

(2) 各种原因引起的无睫毛及睫毛短、细、稀、少及外伤或手术造成的睫毛缺失。如由于洗眼线造成瘢痕致睫毛不生长、反复嫁接睫毛导致的睫毛缺失、睑外伤引起的睫毛缺失。

(3) 对自己原有的睫毛不满意,想美容性增加睫毛长度和密度的求美者。

13. 睫毛种植的禁忌证有哪些?

(1) 有眼科疾病。如睑缘炎、慢性结膜炎、眼睑畸形。

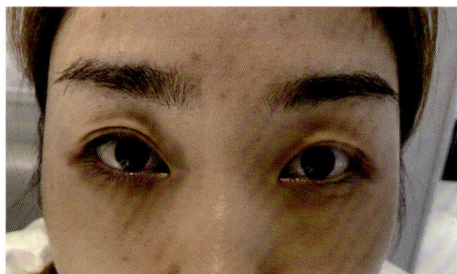

▲ 图 25-7　两上睑先天性睫毛缺失

(2) 单眼皮、内双眼皮、肿眼泡、上睑皮肤松弛、上睑下垂、严重内眦赘皮、先天性小睑裂综合征的人群。

(3) 患者自身供区的毛发过粗过硬。

(4) 特别强调的是在临床上没有人要求也没有必要行下睑睫毛种植。

(5) 有高血压、心脏病、糖尿病、免疫系统疾病。

(6) 有严重的心理、精神疾病。

(7) 对术后抱有不切实际的期望。

14. 睫毛种植需要做哪些术前准备？

种植睫毛的术前准备与种植头发的术前准备类似。术前需要与患者充分沟通，告知种植的睫毛略显粗硬、需要定期修剪和护理，使患者有充分的心理准备，并进行术前摄影、签订手术知情同意书。术前必须卸妆，去除人工嫁接的假睫毛，戴有隐形眼镜的患者还应取下隐形眼镜并妥善保管。

15. 睫毛种植时如何选择供区？供区的毛发如何准备？

种植睫毛通常选用耳后发际线或后枕部发际线处相对细软的毛发，因为这部位的毛发形状与睫毛较为接近。根据患者需要种植睫毛的密度大小，计算出所需种植睫毛的数量，通常每侧上睑睫毛需要种植细软的含单根毛发的毛囊单位 30～50 根。然后根据供区头发的密度可以提取的最少头发数量，计算出需要供区的面积，一般供区面积 10cm² 已足够。

在供区备皮时，应留存毛干长度 3～5mm，外露的毛干要比种植头发外露的毛干（留存毛干长度为 1～2mm）长一些，这样有利于医生在种植睫毛时把控种植睫毛的方向，预判术后种植睫毛的效果。但留存的毛干较长，会使医生提取 FU 时的难度加大，比较费时费力，这样对提取医生的技术要求更高。

16. 睫毛种植时如何获取 FU？

做睫毛种植，FU 的提取方法和做眉毛种植 FU 的提取方法一样。在耳后发际线或后枕部发际线的区域进行局部浸润麻醉，用电动毛囊单位钻取机提取毛干较细软的 FU，这样可以塑造出比较逼真自然的睫毛。

17. 睫毛种植时如何制备 FUG？

做睫毛种植制备 FUG 的方法和做眉毛种植制备 FUG 的方法一致。制备 FUG 过程中务必去除毛囊周围多余的皮肤组织和脂肪组织，尤其是要将毛囊与毛干交界处的皮肤组织彻底去除干净（防止术后毛干根部出现小白点），分离成单个毛囊单位，然后按每堆 10 个、每排 10 堆、粗细分开，整齐地摆放放在盛有低温（1～4℃）的 0.9% 氯化钠注射液的培养皿的纱布上保存，以方便睫毛种植。

18. 睫毛种植的操作方法是怎样的?

目前种植睫毛常见的方法有两种。

第一种,用角膜保护板协助种植睫毛。患者取仰卧位,面部消毒铺无菌巾,用含 1:10 万肾上腺素的 2% 利多卡因 1ml 在上睑缘处行局部浸润麻醉。在眼球与上睑之间放置角膜保护板,把 22G 或 23G 的种植针弯成 90°,斜面朝上(朝向种植医师),按睫毛生长方向在上睑缘前唇打造种植孔,深度 3~5mm,将含单根毛发的 FUG 植入种植孔(图 25-8)。

通常每侧上睑睫毛需要种植细软的含单根毛发的毛囊单位 30~50 根。距内眦角 5mm 种植,分布密度为中内 1/3 稀疏,中外 2/3 浓密,种植 2 排。也可用单株毛发种植器(图 25-9)或用手术缝合针打造种植孔。

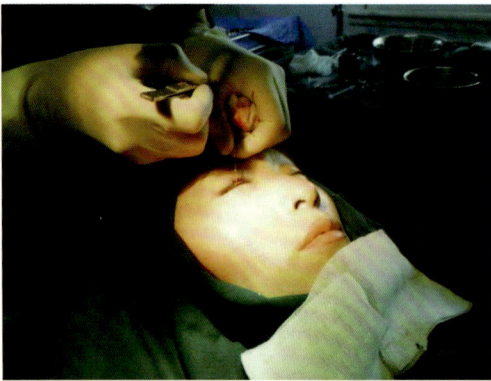

▲ 图 25-8　用种植针打造种植孔种植睫毛

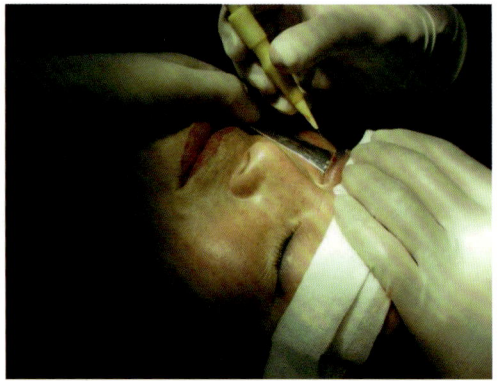

▲ 图 25-9　用单株毛发种植器种植睫毛

第二种,用缝合线牵拉睑缘协助种植睫毛。患者取仰卧位,面部消毒铺无菌巾,用含 1:10 万肾上腺素的 2% 利多卡因 1ml 在上睑缘处行皮下浸润麻醉。用 5-0 带针尼龙线于上睑缘等距离缝合三处牵引线向下牵拉,把 22G 或 23G 的种植针弯成 90°,斜面朝上,按睫毛生长方向在上睑缘前唇打造种植孔,深度 3~5mm,将含单根毛发的 FUG 植入种植孔。

19. 睫毛种植后如何护理?

种植睫毛结束后,用 0.9% 氯化钠注射液反复冲洗创面的血渍,使种植的睫毛根部保持干净,无须包扎。术后 3 天不要触碰种植的睫毛,术后 5 天可以用清水冲洗睫毛处的血痂,术后 7 天可以用洗发水再次清洗睫毛处残留的血痂,动作要轻柔,不能抓挠种植的睫毛,防止种植的睫毛脱出。术后 10 天可以做正常的面部清洗。

20. 睫毛种植的要点和注意事项有哪些?

(1) 种植睫毛时为了减轻注射局麻药时的疼痛感,术前在上眼皮处可以外涂利多卡因乳膏,半小时后再在上睑缘处行皮下浸润麻醉,这样会明显减轻疼痛。

(2) 一定要挑选细软的毛发,并彻底分离干净毛囊与毛干交界处的皮肤组织。

(3) 睫毛种植的方向整体呈扇形铺开,每根睫毛的方向和角度尽量按自身睫毛的生长方向种植，打造种植孔的角度按上睑睑板的弧度进行。种植的密度不宜超过两排。

(4) 种植完毕，要在患者闭眼状态下，修剪睫毛成扇形。并用生理盐水冲洗睫毛根处的血渍。可适当使用眼药水，以保持眼睛的湿润和预防感染。

(5) 每个人睑裂的长度略有差异，根据患者睫毛稀疏程度，一般一侧上眼睑种植 30～50 个含单根毛发的 FUG 即可达到较为美观的术后效果。根据上睑眼线宽窄程度的不同可种植 1～2 排，中间多为两排，两侧多为单排，呈扇形放射状分布。过多易造成睫毛过度浓密，使眼睛看起来混浊，缺乏美感。

21. 睫毛种植的优点有哪些？

(1) 提取自体耳后细软的毛囊，种植到睫毛的位置，没有过敏、脱落的顾虑。

(2) 和原有睫毛一样，不怕水泡、不怕揉眼、不怕碰撞。

(3) 种植的睫毛长短由自己决定，需要多长，可以修剪保留多长。

(4) 可按需要的密度种植睫毛。

22. 睫毛种植的缺点有哪些？

(1) 由于种植的睫毛是由自体耳后发际线处的毛囊移植而来的，会具备头发的生长特性，会随着头发生长而生长，需要定期修剪。一般每 1～2 周需要修剪一次，修剪睫毛时不可修剪得过短，过短会摩擦眼球带来不适感。随着时间的延长，种植的睫毛会受到原有睫毛生长环境的影响，生长变慢，修剪间隔延长。

(2) 自然生长的睫毛的毛干呈圆锥状、较细软，移植的睫毛的毛干呈圆柱状、较粗硬，需要使用睫毛膏刷出毛尖。

(3) 种植的睫毛生长方向过于平直不够上翘，缺乏灵气，需要定期通过睫毛夹和电烫睫毛进行夹翘修饰，以增加睫毛向上的卷曲度，使其上翘，增加魅力。

23. 睫毛种植术后的生长规律是怎样的？

新种植的睫毛通常在术后 1 个月左右会有部分脱落，4 个月后会逐渐长出，术后 9～12 个月睫毛生长基本正常，这点术前务必要告知患者。

24. 睫毛种植的根部有时会出现轻微的皮肤隆起（白色结节）是什么原因？怎么预防和处理？

种植睫毛的根部有时会出现轻微的皮肤隆起（白色结节）（图 25-10）其原因如下。

(1) 分离单株毛囊时保留了过多的皮肤组织，没有将毛囊与毛干交界处的皮肤组织去除干净。

(2) 种植深度过浅使毛囊鞘部分外露。

其预防办法是在毛囊分离和种植过程中应尽量避免上述现象。

其处理办法是给予局部麻醉，用精细眼科剪在睫毛根部剪除隆起的白色结节，对不隆起的白色结节可以采用文眼线的方式遮盖。

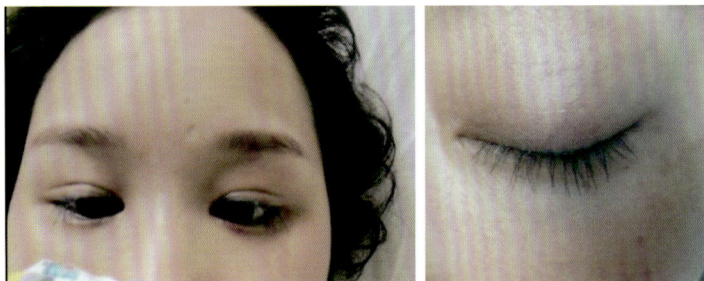

25. 睫毛种植术后睑缘出现毛囊炎是什么原因？怎么预防和处理？

种植睫毛术后睑缘出现毛囊炎，其原因如下。

(1) 种植过程中有异物进入（包括纱布絮、分离板上掉下来的木屑、针头刺入时带进去的表皮等外在因素）。

(2) 移植毛囊自身的部分损伤，造成毛囊皮脂腺分泌功能减退，新毛囊对受区适应期的免疫功能减弱，以及创伤后皮肤屏障功能的减弱。

(3) 眼睑睑缘部位消毒不到位和无菌操作的不严格。

其预防办法是严格无菌操作，避免异物的植入，术后受区的精心护理。其处理办法是：碘伏消毒，口服消炎药物。必要时拔除患有毛囊炎的睫毛，促进异物或皮脂腺的排出。

26. 睫毛种植术后睫毛生长杂乱是什么原因？怎么预防和处理？

我们自身的睫毛生长角度其实也是交错生长的，只是睫毛毛干是圆锥体越来越细，在最前端不交错，在根部也是相互交错的。种植睫毛时出现凌乱原因有：①种植时毛干自然的弯曲度不协调；②种植时毛囊排列角度的不协调；③种植后的毛囊因眼轮匝肌的收缩活动会有不同方向的旋转；④修剪毛干保留长度偏长，一般建议 8mm 左右，不要修剪得太齐。

其预防办法是种植时角度排列尽量协调，尽量选取比较直的、毛干直径中等的毛发，不要太细也不要太粗，太细角度不好把控，太粗后期不好夹翘打理；种植后眼睑肿胀，早期尽量多休息，减少睁闭眼次数，防止因眼轮匝肌活动造成种植睫毛的旋转。

其处理办法是种植睫毛后勤修剪、夹翘是解决种植后睫毛凌乱的好办法。如果患者对种植的部分睫毛不满意，强烈要求去除，可以采用镊子拔除，或用电离子治疗机破坏毛囊，或用内径 0.6 的环钻针头环钻去除。

病例荟萃

病例 1

患者，女，32 岁，因长期粘假睫毛致睫毛部分脱落、睫毛稀疏 8 年，要求种植睫毛增加美观度。应用 FUE 技术无痕毛发移植术种植了含单根毛发的 FUG（左侧睫毛 50 根，右侧 60 根）。术后一年，睫毛的密度、方向和角度均自然，患者对效果满意（图 25-11）。

病例 2

患者，女，27 岁，因先天性睫毛稀疏影响美观要求种植睫毛。应用 FUE 技术无痕毛发移植术种植了含单根毛发的 FUG（左侧睫毛 60 根，右侧 60 根）。术后一年，睫毛的密度、方向和角度均自然，患者对效果满意（图 25-12）。

病例 3

患者，女，30 岁，因先天性睫毛稀疏要求种植睫毛增加美观度。应用 FUE 技术无痕毛发移植术在两侧上睑睑缘分别种植含单根毛发的 FUG 30 根，术后一年，睫毛的密度、方向和角度均自然，患者对效果满意（图 25-13）。

病例 4

患者，女，25 岁，因先天性睫毛稀疏要求种植睫毛增加美观度。应用 FUE 技术无痕毛发移植术种植了含单根毛发的 FUG（左侧睫毛 35 根，右侧 38 根）。术后一年，睫毛的密度、方向和角度均自然，患者对效果满意（图 25-14）。

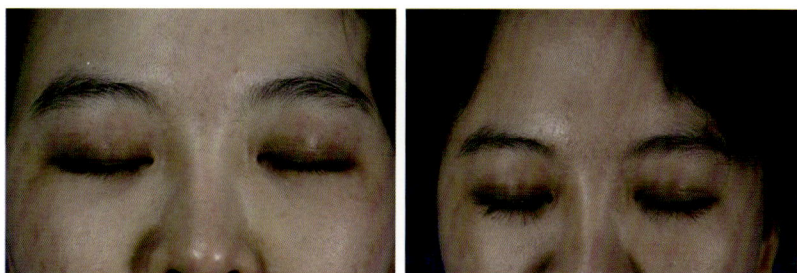

◀ 图 25-11　病例 1 术前术后对比

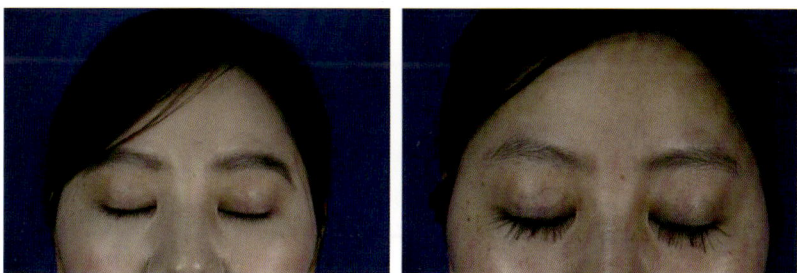

◀ 图 25-12　病例 2 术前术后对比

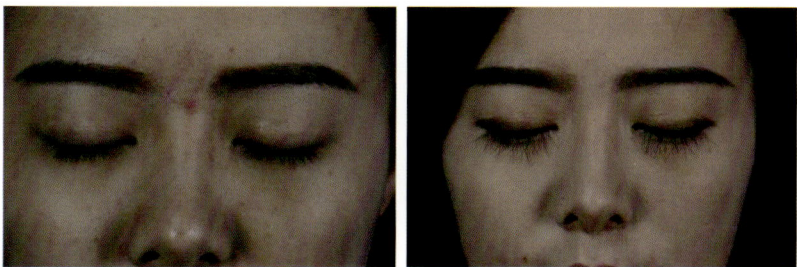

◀ 图 25-13　病例 3 术前术后对比

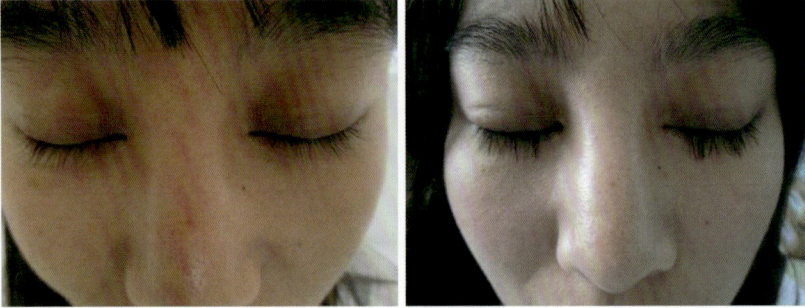

▲ 图 25-14　病例 4 术前术后对比

第 26 章
胡须种植的问与答

胡须通常分布在上唇、下巴和脸颊区域，是男性第二性征的表现。
种植胡须可以使男性彰显个性、表现风度，更显成熟稳重。

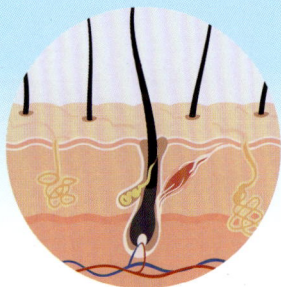

一、胡须的重要性

1. 什么是胡须？

胡须，俗称胡子，泛指生长于男性上唇、下唇、颏部、颈部、两腮、两颊处的毛发。男性在青春期开始生长胡须，每天长约 0.4mm，比头发（每天长 0.2～0.3mm）生长快。

2. 胡须的常见类型有哪些？

男性胡须可分为上唇胡须（八字胡）、下唇下颏胡须（工字胡）、口周胡须（口字胡）、腮部胡须（络腮胡）。上唇胡须生长方向两侧指向外下方、人中指向下方，两侧密度高、人中密度低，一般为"弧形"。下唇下颏胡须位于下唇正中部，生长方向向下，密度高，在下唇胡须与下颏胡须之间有一垂直胡须带使下唇胡须和下颏部胡须呈"工"形。

古代人对男性不同部位的胡须有不同的称谓：上唇的胡须（髭 zī），下唇的胡须（巢 tiào），面颊的胡须（髯 rán），下颌的胡须（襞 bì）。

3. 胡须有哪些重要性？

胡须是男性彰显个性，表现风度的重要标志，是男性可以公开炫耀的第二性征（图 26-1），可呈现男性的阳刚大气、强劲有力、成熟稳重、坚强勇敢、做事务实、办事果断。老年男性银白色的胡须可呈现儒雅成熟的长者风范。

人们常说"嘴上无毛，办事不牢"，男性脸上"寸"须不生，则缺少阳刚之气。

二、胡须种植的适应证、禁忌证和方法

4. 胡须种植的适应证有哪些？

(1) 各种先天或后天原因引起的无胡须、少胡须的男性患者。

(2) 通过胡须种植掩盖面部胡须处感染、外伤、手术后留下的瘢痕（如唇裂修复术后的上唇瘢痕，下颌部瘢痕）。

(3) 希望通过胡须种植改变自己胡须形状，增加面部美感和个性的男性。

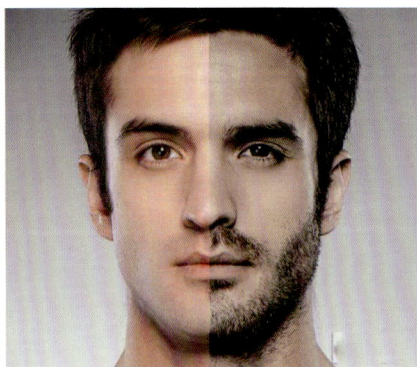

▲ 图 26-1　胡须是男性可以公开炫耀的第二性征

(4) 希望通过胡须种植表达自己的宗教信仰。

(5) 另一个小群体是寻求男性化外表的女性变男性变性人的胡须种植，毛发移植手术可以在性别转化的过程中发挥补充作用。

5. 胡须种植的禁忌证有哪些？

(1) 胡须处感染、外伤、术后瘢痕时间未超过一年的。

(2) 有严重的心理、精神疾病，对术后抱有不切实际的期望。

(3) 有高血压、心脏病、糖尿病、免疫系统疾病。

(4) 瘢痕体质者。

6. 术前如何个性化设计需要种植的胡须形状？

根据正常胡须的类型，结合患者的脸型、年龄、性格、气质、职业及个人爱好审美要求，与患者协商共同进行个性化胡须设计。大多数患者对他们希望的面部胡须都有一个具体的想法，根据患者的要求，坐位设计胡须种植范围，用外科标记笔标记出胡须形态，用尺子测量，确保两侧对称。再让患者看镜子中的标记，可根据患者的意愿进行修改，最后将画线用碘酒固定（图 26-2）。

唇和牙齿不美观的男性可以在上下唇种植胡须以模糊唇和牙齿的缺陷。脸型宽大和两腮大的男性可以设计成络腮胡，这样用胡须做阴影可以把面部修饰的窄一些，同时还需种植下颏胡须从视觉上拉长脸型。

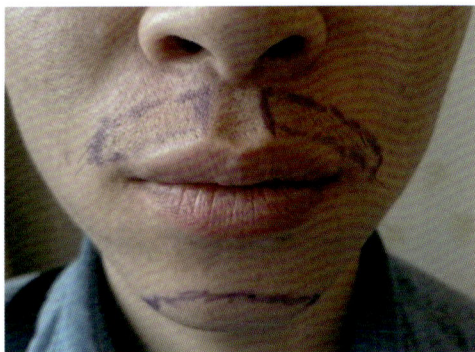

▲ 图 26-2　设计种植胡须的形状

7. 种植胡须如何获取 FU 和制备 FUG？

(1) 提取头发种植胡须。首先要剃除后枕部供区的头发，留存 3～5mm 长度的毛干（这样有利于医师把控种植胡须的方向和角度，种植后能够立刻看到种植胡须的效果）。

让患者取俯卧位，0.5% 碘伏消毒后枕部供区，铺盖无菌巾单，在供体区域行局部浸润麻醉。通常胡须的直径大于头发的直径，在后枕部供区提取 FU 时，要挑选粗壮的 FU 提取。制备成含单根毛发的 FUG（一般种植胡须需要制备含单根毛发的 FUG 500～2000 根），放在盛有 1～4℃ 的 0.9% 氯化钠注射液的毛囊碟中保存备用。在分离制备含单根毛发的 FUG 时，一定要将毛囊周围的皮肤组织和脂肪组织分离干净。这样才有利于胡须的种植。

(2) 提取胡须种植胡须。可以提取浓密区域的胡须种植在需要种植的区域。钻取毛囊单位提取结束后，用无菌纱布覆盖创面。

8. 种植胡须对麻醉有什么特别的要求？

面部神经血管丰富，痛觉敏感，种植胡须时，术前在种植区要外涂利多卡因乳膏，先行表皮麻醉 30 分钟后，再用含 1∶10 万肾上腺素的 1% 利多卡因进行局部浸润麻醉（图 26-3）。也可先行眶下神经和颏神经阻滞麻醉再行局部浸润麻醉，这样可以明显减轻患者的疼痛感。

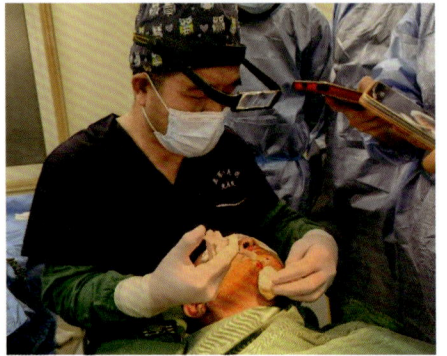

▲ 图 26-3　在种植胡须区域进行局部浸润麻醉

9. 种植胡须手术的操作方法是怎样的？

让患者取仰卧位，面部 0.5% 碘伏消毒，铺盖无菌巾单，在设计胡须种植区域行局部浸润麻醉，待局部浸润麻醉生效后，采用即插即种的种植方式，用 22G 打孔针按各部位胡须的自然生长方向在受区打造种植孔，其深度以 3～5mm 为宜，通常两侧络腮胡的生长方向是向下的，上唇和下颌部胡须的生长方向通常是向下外的，用移植镊将含单根毛发的 FUG 植入种植孔（图 26-4）。一定要把控好种植胡须的方向、角度、深度、密度。植入结束后，让患者照镜子，查看种植胡须的形状和密度，判断是否满意，如果不满意，可以进行微调和更改。

10. 如何把控种植胡须的密度和自然度？

(1) 应按正常胡须的生长方向和密度种植，胡须种植密度通常在每平方厘米 30～40 根，整体密度要低于头发移植的密度。

(2) 根据设计的形状进行不规则种植，边缘越不规则越自然。

(3) 个性化种植。如口字胡两侧密度通常不高，而上唇及下颌部的密度要高一些，但人中的位置可以少量种一些。络腮胡也可以有渐变性的密度，上面要稀一些，下面要密一些，能够彰显个性。

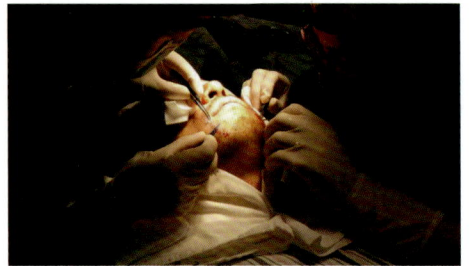

▲ 图 26-4　用移植镊将含单根毛发的 FUG 植入种植孔

11. 种植胡须的手术要点及注意事项有哪些？

(1) 为避免给唇部留下瘢痕，不主张用缝隙切开种植法种植胡须，建议采用微针即插即种的种植方式。

(2) 种植胡须并不能消除已有唇部瘢痕，只是起掩盖作用，使瘢痕的明显度降低。

(3) 在口周部种植胡须，要防止吃饭喝水污染种植区，严防局部感染。

(4) 种植胡须后 10 天就可以正常剃须。

(5) 如果对形状和密度不满意，一年后可以进行二次修补。

(6) 由于种植胡须是移植的头发的毛囊，具有移植头发的特性，会随头发的生长而生长。与正常胡须一样需要定期剃刮修剪。

12. 种植胡须与种植头发的相同之处和不同之处有哪些？

- 相同之处

通常都是取自自体后枕部的毛囊进行移植。

- 不同之处

(1) 种植头发时，发际前 4～5 排及两颞部均为单根种植，头顶区通常是一孔多根种植，每孔种植 2～3 根，这样在视觉上会产生自然厚重的密集感。而胡须种植均需要单根种植方显自然美观。

(2) 胡须种植比头发种植对方向感的要求更高。根据设计的胡型，要精心把握种植方向、角度和密度。如种植口字胡，上唇和嘴角两侧，以及下颌种植方向都不同，而且同一侧上中下部分在种植时都要微调方向和角度。

13. 种植胡须的并发症有哪些？

(1) 种植方向和角度的误差：种植的方向和角度与原有的胡须不一致，看起来不自然。为了避免种植不恰当方向和角度的胡须，平时要多观察正常胡须的生长方向和角度。

(2) 种植的胡须根部有小的凸起：术后种植的胡须根部有微小的凸起，可能是毛囊的皮肤组织没有分离彻底形成的，也有的是瘢痕增生，所以不要给有瘢痕体质的人做胡须种植。

14. 能否用胡须种植头发？

浓密的胡须也可作为自体毛发移植的供区提取胡须种植头发。胡须的直径比头发粗，种植头发后视觉上更密集。可种植在前额头顶区，不宜种植在发际线区。建议与提取的头部毛囊混合种植。

病例荟萃

病例 1

患者，男，28 岁，因胡须少影响美观要求行自体毛发移植种植胡须。术前上唇为"八"字胡须较稀少，颏部无胡须，术中按患者的要求在上唇和颏部共种植含单根毛发的 FUG 800 根，术后上唇为"弓形"胡须，颏部为"工"字形胡须。术后当天无明显渗血和血痂，患者对术后效果满意（图 26-5）。

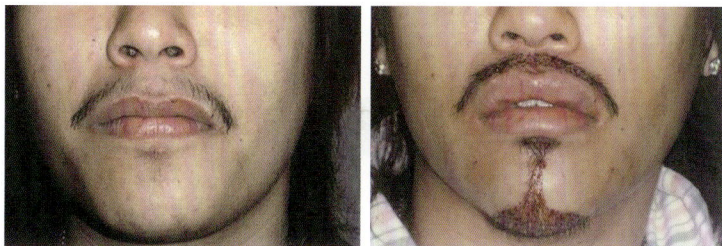

◀ 图 26-5　病例 1 术前术后对比

病例 2

患者，男，22 岁，因先天性无胡须，缺乏阳刚气质，要求自体毛发移植种胡须。按患者的要求在上唇和颏部共种植含单根毛发的 FUG 1200 根。术后一月，患者对术后效果满意（图 26-6）。

病例 3

患者，男，27 岁，因无络腮胡、无下颏胡须，不够阳刚，要求行自体毛发移植种植络腮胡和下颏胡须。按患者的要求种植络腮胡和下颏胡须，共种植含单根毛发的 FUG 1500 根。术后 20 天，患者对术后效果满意（图 26-7）。

病例 4

患者，男，40 岁，因先天性无胡须，缺乏阳刚气质，要求行自体毛发移植种植口字胡。按患者的要求在上唇、两口角外侧、颏部共种植含单根毛发的 FUG 800 根。术后一月，患者对术后效果满意（图 26-8）。

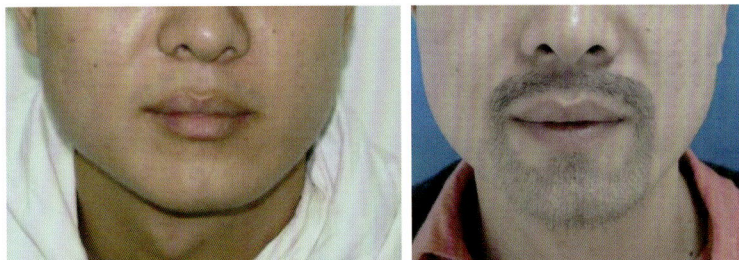

◀ 图 26-6　病例 2 术前术后对比

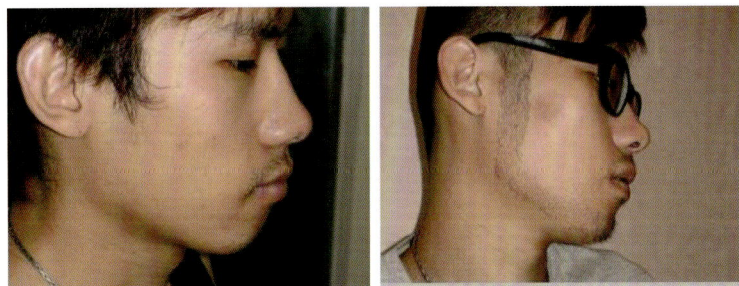

◀ 图 26-7　病例 3 术前术后对比

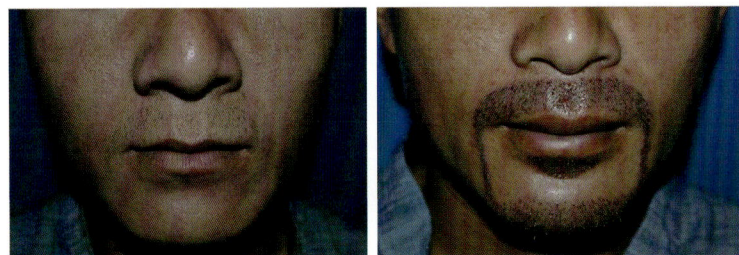

◀ 图 26-8　病例 4 术前术后对比

第 27 章
阴毛种植的问与答

阴毛是人体不能公开炫耀的第二性征，是青春期发育的重要表现。无阴毛、阴毛稀少会给人带来很大的精神压力，使人感到自卑、焦虑、失落，甚至不敢谈恋爱，通过种植阴毛可使他们恢复自信。

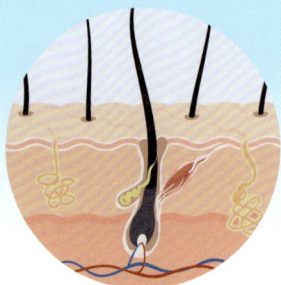

一、关于阴毛

1. 什么是阴毛?

阴毛是生长在人体外生殖器周围皮肤、阴阜和大腿内侧的毛发,是人体不能公开炫耀的第二性征(副性征)。阴毛的分布情况与发育分期和性别有关。阴毛的有无、疏密主要受两个因素的影响,即体内肾上腺皮质所产生的雄激素水平和阴部毛囊对雄激素的敏感程度。

2. 阴毛的生长情况是怎样的?

阴毛的生长情况可分为四种:正常、阴毛早现、阴毛过少或缺如、阴毛过多。非正常生长情况可能与疾病因素相关,也可能是受遗传等因素的影响。

3. 男性阴毛分布与发育分期是怎样的?

男性阴毛呈菱形分布,可向上延伸到脐部,向下可扩展到大腿内侧。阴毛的疏密、粗细和颜色深浅因人而异,也有青春期后不长阴毛者。

其发育分期及特征:一期(1—10岁)无阴毛;二期(11—12岁)阴茎根部、耻骨部出现短小、稀疏、色淡、细软的阴毛;三期(13—15岁)阴毛逐渐稠密增长,颜色加深,稍硬,范围逐渐扩展到耻骨联合上缘及腹股沟部,阴毛整体分布呈倒三角形;四期(16—18岁)阴毛浓密而长,色黑,变硬,分布范围可延伸至下腹部,可呈盾形或呈菱形。

4. 女性阴毛分布与发育分期是怎样的?

女性的阴阜自青春期开始会有毛发覆盖,阴毛的形态、颜色、多少各不相同。颜色有黑色、棕色、金黄色等;形态有长有短,有卷有直,有粗有细;阴毛分布有倒三角形、长方形、梯形、椭圆形等。

其发育分期及特征:一期(1—10岁)无阴毛;二期(11—12岁)大阴唇上开始出现淡色绒毛状细阴毛;三期(13—15岁)阴毛增粗,颜色加深,并微卷曲,分布范围向耻骨联合上蔓延;四期(15—18岁)阴毛浓密而长,乌黑,整体分布呈倒三角形,两侧近腹股沟。

5. 阴毛的生理作用有哪些?

(1) 吸收汗液和黏液:人体阴部汗腺管较为粗大丰富,出汗量多,加上部位隐蔽,容易发生透气不良,阴毛可以吸收人体会阴部分泌出来的汗液及黏液并能帮助汗液蒸发,可以起到"通风换气"的作用,有利于身体健康。

(2) 减少皮肤摩擦和痛楚:在性生活时,阴毛可增加快感,起到缓冲男女生殖器皮肤摩擦的作用,防止造成损伤。

(3) 有局部保暖的作用:阴毛可保护男性精子、女性卵子的正常生存温度。

(4) 阴毛可以阻挡一些污物或有害生物对生殖器的侵袭与污染。

(5) 阴毛可以在视觉上给人以神秘感,对异性产生吸引力。

(6) 阴毛可帮助某些案件的侦破。

(7) 阴毛也可作为自体毛发移植手术的供区。

6. 东西方关于阴毛有什么不同观念?

关于阴毛,许多西方国家的人喜欢会阴部干干净净,经常会剃光阴毛。而东方国家的人却向往会阴部那片"黑森林"。因为传统东方观念认为女性不长阴毛为"白虎",男性不长阴毛为"青龙",因此流传着"青龙、白虎不吉祥""患男克妻,患女克夫",是不吉祥之兆。这个观念纯属封建迷信,毫无科学根据,虽为无稽之谈,却给人带来了很大的精神压力,患者常感到自卑、焦虑、失落、甚至不敢谈恋爱,因而寻求种植阴毛的男女越来越多。

7. 阴毛稀疏或无阴毛常见原因有哪些?

青少年在青春期由于雄激素的作用长出阴毛。男性体内的雄激素是睾丸分泌的,女性体内也有一定量的雄激素,是由肾上腺皮质和卵巢间质分泌的。无论男性还是女性,其阴毛的有无和疏密,都与体内雄激素水平,以及阴部毛囊对雄激素的敏感程度有关。单纯不长阴毛,其他方面都正常者,可能是阴部毛囊对自身雄激素不敏感所致,这不是病态,没有什么关系,既不影响身体健康,也不影响婚姻和生育,不必为此而苦恼,更不要相信那些无稽之谈。

极少数人也可能由疾病引起,如甲状腺功能低下,阴毛有可能稀少。又如炎症、肿瘤或外伤等使得下丘脑—垂体—肾上腺轴的功能受损,影响了性激素的分泌。或是由于先天性的疾病或一些原因不明的疾病的影响,如特发性阿狄森病等影响了性激素的分泌,表现为月经紊乱、闭经、阴毛稀少、性功能减退等。再如,药物的影响,在青春期前开始长期大量地应用糖皮质激素,反馈性地抑制了下丘脑—垂体—肾上腺轴的功能,造成肾皮质功能减退甚至萎缩,分泌的雄性激素减少或不分泌,就会呈现阴毛稀疏或无阴毛。

二、关于阴毛种植

8. 什么是阴毛种植?

阴毛种植是自体毛发移植的一个项目,阴毛种植是通过外科手术,环钻提取头皮健康毛囊，根据个人的要求美学设计阴毛形状，用微针即插即种的种植方式将分离制备好的毛囊单位移植体植入外生殖器周围皮肤，从根本上解决阴部毛发稀少的问题。

种植后长出的阴毛保持原有的头发特性，会随头发生长而生长，需定期修剪。种植的阴毛会在内裤的作用下逐渐变得卷曲，实现良好的自然效果。

9. 种植阴毛的适应证有哪些？

(1) 适合各种原因引起的无阴毛、阴毛稀少及希望改变阴毛分布形状的男性和女性求美者。

(2) 会阴部烧烫伤、感染、外伤、手术导致的阴毛缺失。如女性剖腹产后的局部瘢痕导致的部分阴毛缺失。

(3) 对阴毛的多少、形状和审美有特殊需要的求美者。

(4) 为满足性伴侣的感官需求而要求种植阴毛的求美者。

10. 种植阴毛的禁忌证有哪些？

(1) 瘢痕体质者：种植后受区可能会因为产生瘢痕而影响生长及外观。

(2) 会阴部外伤和烧烫伤造成的瘢痕，时间未满一年的。

(3) 普秃患者：没有阴毛，也没有供区，无法进行阴毛移植。但有可能会通过药物治疗而重新长出阴毛。

(4) 部分药物服用后的副作用导致的阴毛一过性脱落，可以通过停用药物或治疗重新生长阴毛。

(5) 阴部有湿疹或皮炎时，待彻底治愈后方可行阴毛种植术。

(6) 有高血压、心脏病、糖尿病、免疫系统疾病。

(7) 有严重的心理、精神疾病或各种心理障碍者，对术后抱有不切实际的期望。

(8) 血液疾病或凝血机制异常者。

(9) 供区毛发质量太差。

11. 术前如何个性化设计阴毛形状？

术前要根据每个人的情况和审美要求，个性化设计阴毛的形状和范围，并画线标记，碘酒固定。

(1) 基础加密：按照求美者阴毛的生理分布，女性一般为倒三角，也有心形和桃形的，男性多位菱形。如果是在原有的基础上加密，按照原有的阴毛形状加密就可以。

(2) 缺失性重塑：无阴毛和阴毛严重稀少者，要根据正常的阴毛类型，通常男性设计为菱形，女性设计为呈倒三角形。常见的阴毛形态如图 27-1 所示。

12. 如何获取移植的毛囊？

可参见第 14 章解剖游离、提取毛囊单位的问与答。在后枕部供区提取 FU，制备成含单根毛发的 FUG 备用。

13. 如何进行阴毛的种植?

会阴部神经血管丰富,痛觉敏感,种植阴毛时,术前要在种植区外涂利多卡因乳膏,先行表皮麻醉 30 分钟后,再用含 1∶10 万肾上腺素的 1% 利多卡因进行局麻浸润麻醉,这样会明显减轻疼痛。

让患者取仰卧位,会阴部碘伏消毒,铺盖无菌巾单,待会阴部局部浸润麻醉生效后,采用即插即种的种植方式,用 22G 注射器针头按各部位阴毛的生长方向在受区打造种植孔,其深度以 3~5mm 为宜,用移植镊将含单根毛发的 FUG 植入种植孔。种植阴毛时一定要把控好方向、角度、深度、密度。一般植入 800~1000 个含单根毛发的 FUG 即可达到满意的效果。

14. 阴毛种植的要点有哪些?

阴毛种植的密度要遵循中间密、周边稀的生理规律(图 27-2),阴阜中轴线上应最密,由内向外逐渐稀疏。一般中心区密度每平方厘米 30~40 根,过渡区密度每平方厘米 20~30 根,边缘密度每平方厘米 15~20 根。

15. 阴毛种植的术后注意事项有哪些?

(1) 手术前、后应避免吃刺激性食物,暂时禁酒,停用阿司匹林及维生素 E 等抗凝血药物。

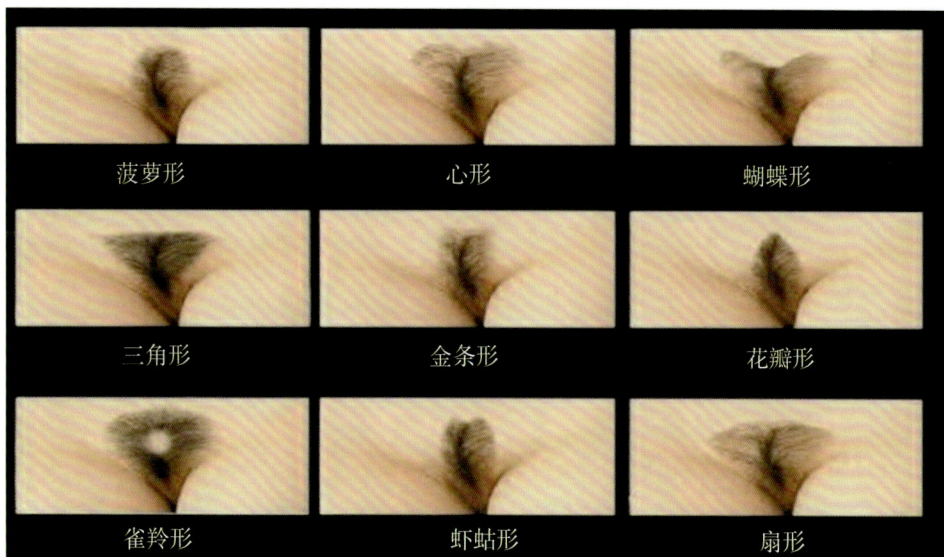

▲ 图 27-1　常见的阴毛形态

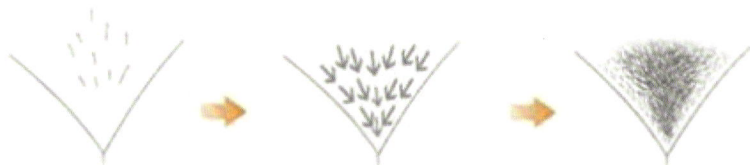

◀ 图 27-2　阴毛种植的密度要遵循中间密、周边稀的生理规律

(2) 术后伤口及移植处如有轻度渗血，属正常现象。术后几小时内，手术区域将会形成小血痂，5天内不要用手触动这些小血痂，它会在术后2周内自行脱落。

(3) 术后应口服抗生素3～5天预防感染。

(4) 阴毛种植术后5天之内最好是不要穿内裤，或者穿宽大的内裤，女性患者可以只穿裙子，避免过多运动，防止内裤摩擦挤压种植的阴毛。

(5) 术后5天可以洗澡，洗澡时注意不要有抓挠、用力揉搓的动作。

(6) 阴毛种植5天后可以做轻微运动，10天后可以正常运动，一个月内不能做剧烈的身体碰撞运动。

16. 阴毛种植的术后生长过程和恢复时间是怎样的？

阴毛种植的术后效果并非立竿见影。术后新移植的毛囊通常进入退行期和休止期，术后1～3个月会有大部分毛干脱落（狂脱期），术后4个月开始逐渐长出，术后4～6个月是种植头发的快速生长期，术后9～12个月是种植头发的稳定生长期，术后12个月才能看到本次植发的最终效果。

17. 阴毛种植与头发种植有什么不同之处？

(1) 阴毛种植涉及患者的隐私部位，在设计和手术时，一定要有与患者同性别的医护人员在场。

(2) 阴毛种植在美观度及密度的设计上低于头发、眉毛、睫毛等，但对种植后的护理要求高，在一定时间内对患者有运动的限制及着内裤的具体要求。这个在术前和术后都要与患者取得良好的沟通。

(3) 阴毛种植都必须是单根种植，这样才能实现术后自然逼真的效果。

(4) 种植后的阴毛在内裤的摩擦下，术后会变得弯曲接近自然生长的阴毛。

(5) 阴毛种植后需要定期修剪。因移植的是头发的毛囊，会随头发的生长而生长，需要定期修剪。

(6) 自然生长的阴毛的毛干呈圆锥状、较细软，移植的阴毛是头发的毛囊，毛干呈圆柱状、较粗硬。

18. 阴毛种植常见的并发症有哪些？

(1) 伤口感染：阴毛种植在会阴部，发生感染的概率大于其他部位，术后可口服抗生素预防感染。

(2) 术后肿胀：会阴部组织比较松弛，种植后易于发生肿胀，术后可以口服消肿药物。

(3) 受区毛发生长不良、毛发不存活。因为特殊部位的组织结构及生理环境，毛囊成活率略低于其他部位的毛发种植。

(4) 伤口周围瘢痕形成。

病例荟萃

病例 1

患者，女，28 岁，因先天性阴毛稀少 10 年要求自体毛发移植种植阴毛。应用 FUE 技术无痕毛发移植术，种植含单根毛发的 FUG 900 根。术后一月，阴毛外形、密度、方向自然，患者对术后效果满意（图 27-3）。

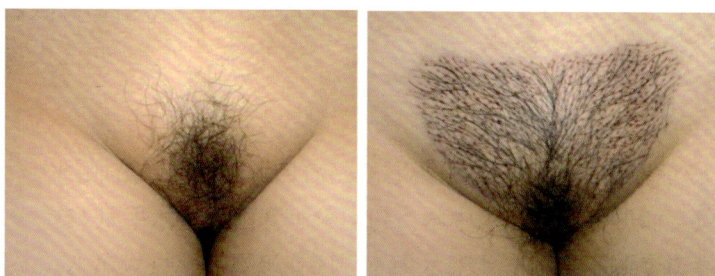

◀ 图 27-3　病例 1 术前术后对比

病例 2

患者，女，25 岁，因先天性阴毛稀少要求自体毛发移植种植阴毛。应用 FUE 技术无痕毛发移植术，种植含单根毛发的 FUG 1200 根。术后一周，阴毛外形、密度、方向自然，患者对术后效果满意（图 27-4）。

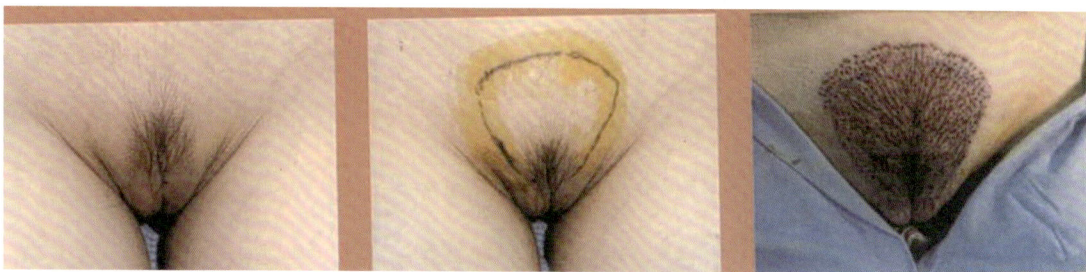

▲ 图 27-4　病例 2 术前术后对比
A. 术前阴毛稀疏；B. 术中设计阴毛为倒三角形；C. 术后种植的阴毛

病例 3

患者，女，30 岁，因先天性阴毛稀少要求自体毛发移植种植阴毛。应用 FUE 技术无痕毛发移植术，种植含单根毛发的 FUG 1030 根。术后一周，阴毛外形、密度、方向自然，患者对术后效果满意（图 27-5）。

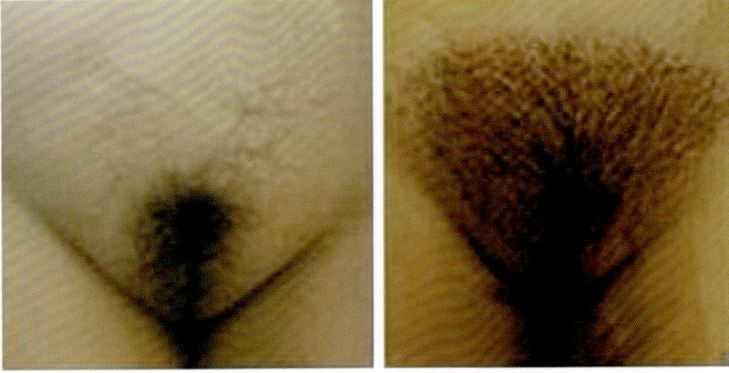

图 27-5 病例 3 术前术后对比

第 28 章
自体毛发移植在白癜风治疗中的问与答

白癜风严重影响容貌，给患者带来了巨大的精神压力，通过自体毛发移植可以改善小面积白癜风的外观，但无法实现彻底治愈。

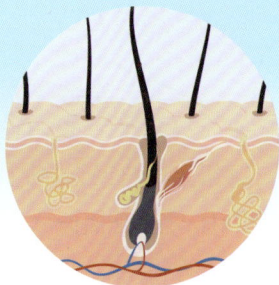

一、白癜风

1. 什么是白癜风?

白癜风是一种比较常见的后天色素性皮肤病,由皮肤的黑素细胞功能消失引起,表现为局限性或泛发性皮肤黏膜色素完全脱失。其病因尚不明确,可能与家族遗传、自身免疫性疾病、精神创伤等因素有关。全身各部位均可发生,常见于指背、腕、前臂、颜面、颈项及生殖器周围等。白癜风目前没有特效的治疗方法,采用激素治疗、光疗、光化学疗法、免疫抑制剂治疗、自体表皮移植治疗,均有一定的效果。

二、自体毛发移植治疗白癜风

2. 白癜风可以通过自体毛发移植进行治疗吗?

在白癜风(图 28-1)局部进行自体毛发移植,是因为毛囊外毛根鞘存在有活性的黑素细胞,可通过移植单株毛发,使毛囊周围黑素细胞分裂、增殖、再生、加上毛发的遮盖,从而达到改善某些部位局限性白癜风的目的。对局限性的白癜风患者,可以采取黑白置换法,取出白色毛囊,植入黑色毛囊,实现白癜风外观的改善,但无法治愈。

3. 自体毛发移植治疗白癜风的适应证?

如果白癜风患者病情比较轻微,没有出现大面积扩散的情况,一般可以通过自体毛囊移植技术进行治疗。因为该方法可以促进黑色素细胞的生成,在一定程度上能够改善白癜风引起的皮肤白斑、瘙痒等症状。

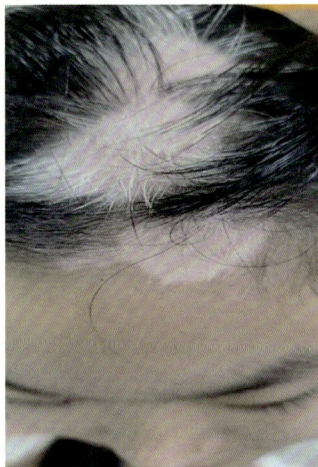

▲ 图 28-1 头部白癜风

(1) 发际处、眉弓处、睑缘处、胡须处稳定期的白癜风患者,还有秃眉处的色素脱失斑。

(2) 耳前部、鼻唇沟下方、口周处小范围稳定期的白斑患者。

4. 自体毛发移植治疗白癜风的禁忌证?

如果患者病情比较严重,并且出现了大面积扩散的情况,则不建议使用自体毛囊移植技术进行治疗。因为此时患者的病情比较严重,通过自体毛囊移植技术可能无法达到治疗的目的。

(1) 大范围的白癜风患者。

(2) 有严重的心理、精神疾病，对术后抱有不切实际的期望。

(3) 有高血压、心脏病、糖尿病、免疫系统疾病。

5. 自体毛发移植治疗白癜风的手术操作方法是什么？

自体毛囊移植治疗白癜风，是在后枕部供区提取 FU，制备成含单根毛发的 FUG，将制备好的含单根毛发的 FUG 植入到黑色素脱失的部位。从而促进黑色素的再生，有助于改善白斑的症状。

6. 自体毛发移植治疗白癜风的术后恢复过程是什么？

(1) 色素细胞成活需要 2 周左右时间，首先在毛囊周围出现点状色素，4～8 周逐渐向外扩展形成色素岛，3 个月后色素岛互相融合，白斑区色素恢复正常。

(2) 皮肤光滑区如有毛发长出，可反复拔除或用脱毛治疗，直到无长毛生长为止。

(3) 术后白斑仍部分存在，由于色素岛融合不是很均匀，白斑区色素只有大部分或少部分恢复正常。

第 29 章
不剃发长发毛囊单位移植的问与答

人们对颜值的关注催生了人们对植发的需求，人们对传统剃发植发术前后枕部供区需要剃光头发和术后受区留有短发茬存在困惑并感到尴尬，这催生了人们对不剃发长发毛囊单位移植的需求。试想曾经有多少备受脱发困扰的患者，因需要剃发才能进行植发手术而与"美丽"擦肩而过。

在 2018 年之前，大多数人还没有听说过不剃发植发，到了 2019 年不剃发植发逐渐在植发行业中传播，近年来，随着人们对毛发移植手术认知的提高，不剃发长发毛囊单位移植技术逐渐兴起并快速发展，不剃发植发市场占有率逐年增高，现已在植发人群中占比 30%～40%，已成为中高端人士尤其是爱美女性的首选。

目前，不剃发长发毛囊单位移植在国内处于兴起阶段，因其技术含量高，手术耗时长，开展此项目的植发机构不多，医师的技术水平也参差不齐，急需加强医师业务技能的培训，以造福更多不愿剃发后再进行植发的患者。

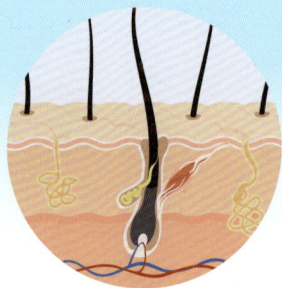

一、不剃发长发毛囊单位移植的概念

1. 什么是不剃发长发毛囊单位移植？

不剃发长发毛囊单位移植是不剃发进行长发（毛干长度大于0.5cm）毛囊单位的提取、分离和种植的一种自体毛发移植手术。

不剃发长发毛囊单位移植彻底改变了植发行业"先剃发再植发"的传统方式。与传统的剃发毛发移植手术相比，其手术特点是不剃发，直接提取长发毛囊单位进行种植。术后患者供区和受区的毛发均能保持原有的长度，在保证术后效果的同时，满足了患者术后即刻变美的愿望。避免了传统植发手术给患者取发区进行长发剃短的痛苦，避免了传统植发手术给患者种植区带来短发茬的尴尬，避免了传统植发手术给患者的工作和社交带来的负面影响，保护了患者的隐私，提升了患者对毛发移植手术的接受度和术后满意度。

2. 如何定义毛发的长度？

关于毛发长度的定义，目前没有明确的规定。本书主编乔先明主任认为：

① 毛干长度＜0.5cm，即为短发；

② 0.5cm≤毛干长度≤5cm，即为中长发；

③ 毛干长度＞5cm，即为长发。

3. 为什么有的患者不喜欢剃发后进行白体毛发移植？

传统的 FUE 毛囊单位钻取技术，术前需要将供区毛发剃短以方便钻取 FU，术后取发区和种植区会有短发茬的痕迹，会引起同事、朋友等周围人的关注，进而泄露患者做植发手术的隐私。

不剃发长发毛囊单位移植，术后患者供区和受区的毛发均能保持原有的长度，周围人发现不了患者做过植发手术，满足众多爱美人士的需求。

二、不剃发长发毛囊单位移植的诞生

4. 不剃发长发毛囊单位移植是如何诞生的？

现代毛发移植技术应需求的不同，衍生出一系列的技术，并得到了一定的发展。为满足患者供区不剃发的需求，在常规 FUE 技术的基础上衍生出不剃发 FUE 技术。多年来，随着自体毛发移植设备、钻头和 FU 钻取方式的改进，自体毛发移植手术取得了突飞猛进、日新月异的进步，先后由最初的剃发头皮条切取技术毛囊单位移植，发展到剃发 FUE 技术毛囊单位移植，剃发 ARTAS–FUE 技术毛囊单位移植，再发展到不剃发 FUE 技术短发毛囊单位移植，再发展到现在的不剃发 FUE 技术中长发、长发毛囊单位移植。

其发展顺序如下。

(1) 剃发（短发）头皮条切取技术自体毛发移植。

（见本书第 2 章三）

(2) 剃发（短发）FUE 技术自体毛发移植。

（见本书第 2 章三）

(3) 剃发（短发）ARTAS–FUE 技术自体毛发移植。

（见本书第 2 章三）

然而上述三种方法，患者在术前必须剃除全部或部分头发，这对大部分脱发患者造成了严重的困扰，使他们望而却步。

(4) 不剃发（短发）FUE 技术自体毛发移植

为了解决先剃发再植发给患者带来的困扰，2003 年，美国的 John P. Cole 博士针对这一问题，对传统的剃发 FUE 技术进行了改进，开发了一种不剃发 FUE 技术（Non-Shaven FUE，NS–FUE）。NS–FUE 分为预修剪法（pre–trimming method）和直接法（direct method）两种。

预修剪法（图 29–1）分为两步，第一步将供区内拟提取的 FU 的毛干修剪至 1~3mm，第二步对修剪的 FU 进行环钻解剖游离。

直接法（图 29–2）则是将预修剪法的两步合并为一步。即在环钻解剖游离 FU 的同时，利用旋转的钻头切断 FU 的毛干，这种方法处理的毛干长度较短（0.3~0.8mm）。

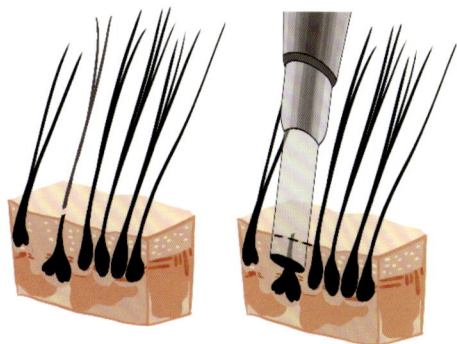

▲ 图 29–1　不剃发预修剪法 FUE 毛囊单位提取技术

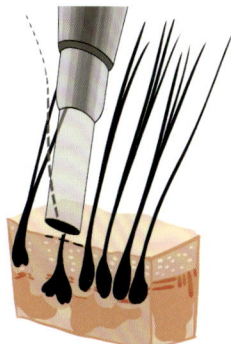

▲ 图 29–2　不剃发直接法 FUE 毛囊单位提取技术

(5) 不剃发长发头皮条切取技术

不剃发长发头皮条切取技术是在保持毛发自然长度或修剪至特定长度的情况下，进行长发头皮条的切取。与常规头皮条切取技术的差异主要在切取时应注意不要切断长发毛干外部的延伸部分，手术过程中应注意无菌操作，长发部分要彻底消毒。

(6) 不剃发长发 FUE 毛囊单位钻取技术

不剃发 FUE 技术的预修剪法和直接法，虽然解决了不剃发的问题，但种植的依然是短发，术后种植区会有短发茬的痕迹，还有术后 1～3 个月短发茬生长过程所呈现的尴尬。

为了解决这一问题，2006 年，罗伯托·特里维利尼提出了"预览长发毛囊单位移植"的概念，当时采用的是头皮条切取技术获取长发毛囊单位。

受这个概念的启发，Roberto Trivellini 等开发了一种通过 FUE 获得长发毛囊单位移植体的方法，并于 2012 年在巴哈马举行的国际毛发修复手术学会 (The International Society of Hair Restoration Surgery，ISHRS) 世界大会上介绍了该方法。随后，许多发明者为这项技术设计了各种长发 FUE 钻头。最常用的是开放式钻头，将毛干沿侧面的开槽放入钻头内，用小幅度回旋的方式切割 FU 周围的头皮（图 29-3），采用这种设计可避免头发被缠绕和切断，再用无齿弯镊拔出 FU（图 29-4）。

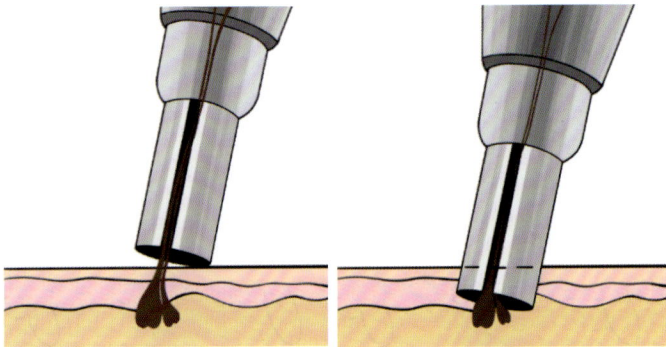

▲ 图 29-3　用小幅度回旋的方式切割 FU 周围的头皮　　▲ 图 29-4　用无齿弯镊拔出 FU

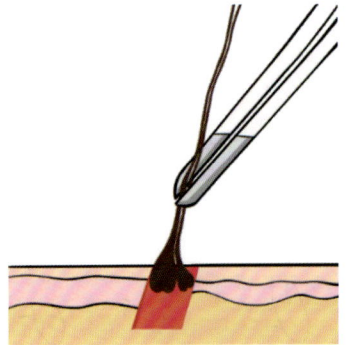

不剃发长发 FUE 毛囊单位钻取技术是常规 FUE 技术的衍生技术，与常规 FUE 技术的差异主要在钻取时要使用带有侧缝的环钻，环钻摆动式钻取长毛干的 FU。

三、不剃发长发毛囊单位移植的优势和难点

5. 不剃发（中长发、长发）FUE 技术自体毛发移植的优势有哪些？

不剃发长发 FUE 技术是一项新型的自体毛发移植技术，它可以在不改变原有头发长度的情况下，将后枕部健康的长发毛囊单位完整地提取出来移植到需要种植的区域，从而实现种植区外观的改善。

不剃发长发 FUE 使得自体毛发移植技术更加成熟和完善，将自体毛发移植技术提升到了一个全新的高度，是自体毛发移植行业又一次革命性的进步，进一步推动了自体毛发移植行业的发展，是自体毛发移植行业未来发展的趋势。

与剃发（短发）FUE 技术自体毛发移植相比，关于不剃发（中长发、长发）FUE 技术

自体毛发移植的优势，本书主编乔先明主任总结为以下八点。

(1) 完全不剃发，满足了自体毛发移植患者不愿剃发的需求，使更多的患者乐意接受手术，进而扩大了施行自体毛发移植手术的人群。

一些有经济实力、对自身形象要求高的男性，如企业高层管理者、政界领导人士，在关注术后远期效果的同时，更关注术后即时形象，偏向于选择不剃发植发。女性对术后形象美观性、效果即时性更为看重，对不剃发植发的关注度和选择意愿更强烈。随着不剃发植发技术越来越广为人知，人们对"不剃发植发"的需求也日益增强，寻求通过"不剃发植发"来解决自己脱发困扰的患者也越来越多。不剃发长发毛囊单位移植，极大地提升了患者对植发手术的接受度和术后满意度，是那些"想做植发手术又担心别人知道"患者的福音。

(2) 术后取发区和种植区外观无影响，均无短发茬的痕迹，避免了术后短发茬的尴尬（图 29-5）。

传统的头皮条切取技术，患者供区需要剃发，留存毛干长度 1mm 左右，然后切取头皮条获取毛囊单位，再进行毛囊单位的分离、种植，术后患者后枕部留有线状瘢痕，还存在术后 1～3 个月短发茬生长过程所呈现的尴尬，使患者外观形象会受到一定的影响，对手术望而却步。

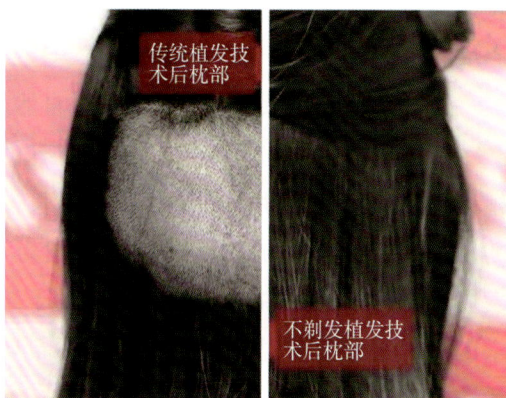

▲ 图 29-5　不剃发长发毛囊单位移植取法区和种植区均不需要剃发

为了避免术后患者后枕部留有线状瘢痕，由此诞生了剃发 FUE 毛囊单位提取技术，术后患者后枕部留有点状瘢痕，也有术后 1～3 个月短发茬生长过程所呈现的尴尬。对于女性患者，术后后枕部的长发变薄，会有凉飕飕、漏风的感觉，恢复原有长度需要半年至一年的时间，大部分患者是难以接受的。

不剃发长发 FUE 无须剃短后枕部供区的头发，保留了后枕部供区原生发的长度进行毛囊提取，移植到需要种植的区域。满足了患者不愿先剃发再做植发的需求，可以在不改变原有头发长度的情况下进行植发，更好地保留了头发的自然生长状态。改变了以往"先剃发再植发"的手术操作模式，实现了长发毛囊单位提取、长发毛囊单位种植的双重革新，取发区和种植区术后均无短发茬的痕迹。避免了长发剃短对患者造成的外观影响。

(3) 供区（提取区）无痕，不需要包扎。

传统的 FUE 毛囊单位提取，供体区域需要剃发，然后用环钻针头从上向下套住每个 FU 的毛干，向头皮冲压至一定的深度（通常是 2～3mm）钻开头皮浅层，切断 FU 与周围头皮组织的连接，然后用镊子拔取 FU，术后会有明显的点状瘢痕。

不剃发长发 FUE 毛囊单位提取技术，供体区域不需要剃发，采用带有侧缝的环钻针头提取长发毛囊单位，提取范围更广泛，术后后枕部供区的手术痕迹有剩余原生发的覆盖，术

四、不剃发长发毛囊单位移植的术前诊疗和准备

7. 不剃发长发毛囊单位移植的术前诊疗有哪些？

(1) 不剃发长发毛囊单位移植的术前诊疗，可参考剃发植发的术前诊疗。首先给患者进行毛发镜检测（图 29-6），判断患者供区和受区的头发情况。

(2) 给患者展示不剃发长发毛囊单位提取、分离、种植的手术操作步骤，不剃发植发和剃发植发患者的术后对比照片（图 29-7），增强患者施行不剃发长发毛囊单位移植的信心。

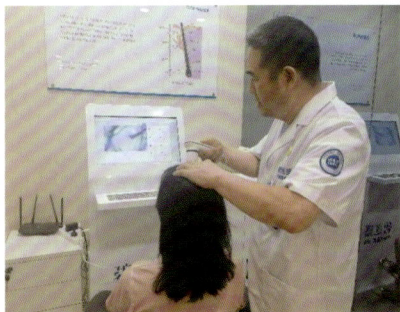

▲ 图 29-6　给患者进行毛发镜检测

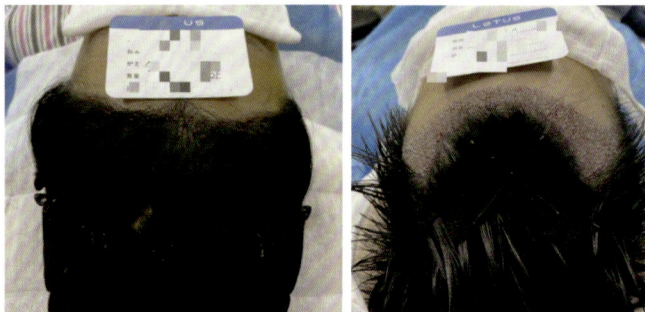

▲ 图 29-7　不剃发植发和剃发植发的术后对比照片

8. 不剃发长发毛囊单位移植的术前准备有哪些？

(1) 不剃发长发毛囊单位移植的术前准备，可参考剃发植发的术前准备。

(2) 术前一天，让患者洗完头后涂抹护发素，起到顺滑头发抗缠结的作用，有利于术中毛囊的提取、分离和种植。

(3) 准备不剃发长发毛囊单位移植（长发毛囊单位提取、分离、种植）所需的手术器械（摆动式长发毛囊单位钻取机、带有侧缝的环钻针头）。

(4) 进行长发毛囊单位移植，供区的头发不需要剃除或剪短，而是保留一定的长度，通常为 0.5～10cm（也可以是任何长度），以提供术后供区和受区良好的视觉效果，进行设计画线（图 29-8）和拍照，计算需要移植毛囊单位的数量和后枕部供区的提取密度。

9. 不剃发长发毛囊单位钻取的主要器械有哪些？

不剃发长发毛囊单位钻取的主要器械有以下两种。

(1) 不剃发毛囊单位摆动钻取机（图 29-9）。其设置和操作通常是术前在主机上调试环钻摆动角度 270°，运转速度 6 转 / 分（图 29-10），医生握持环钻手柄连续摆动解剖游离毛囊单位，上下运动速度 20 次 / 分，提取速度 1 个小时 1000 毛囊单位左右，助手即刻用无齿弯镊拔取长发毛囊单位。

(2) 带侧裂隙的环钻针头（开放式钻头）。其内径规格有 0.8mm、0.9mm、1.0mm，壁厚 0.05mm。这种新型的锋利钻头有一个侧裂隙，侧裂隙宽度 0.25mm，侧裂隙深度 4mm（图 29-11）。在提取毛囊的过程中，医生通过侧裂隙套住头皮处长发的根部，带侧裂隙的环钻

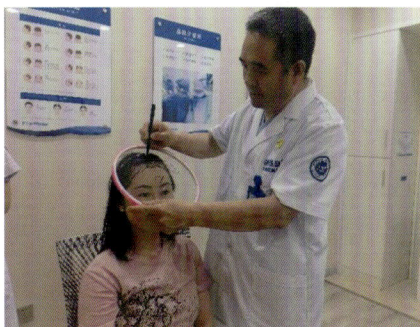

▲ 图 29-8　术前进行设计画线

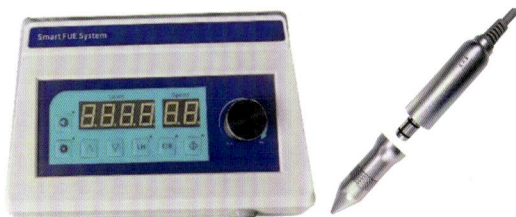

▲ 图 29-9　不剃发毛囊单位摆动钻取机

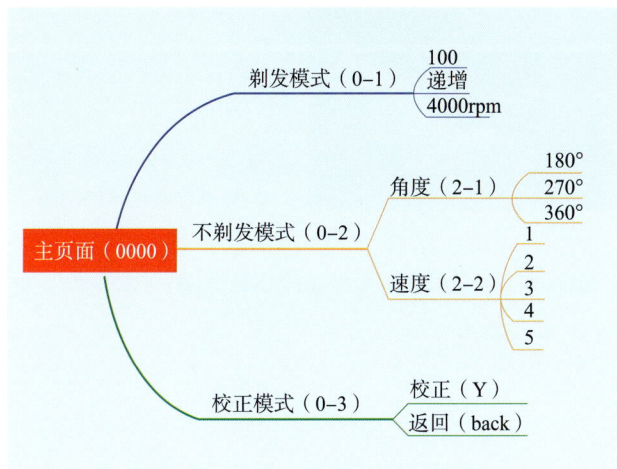

▲ 图 29-10　不剃发毛囊钻取机工作模式

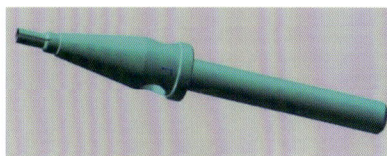

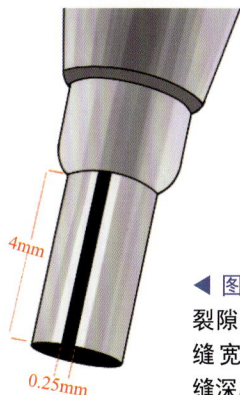

◀ 图 29-11　带有侧裂隙的环钻针头，侧缝宽度 0.25mm，侧缝深度 4mm

针头容纳钻头内部的长发，环钻针头以 270° 的角度往复旋转冲压头皮以解剖游离长发毛囊单位。

五、不剃发长发毛囊单位提取技术

10. 不剃发长发毛囊单位提取的关键点是什么？

不剃发长发毛囊单位提取的关键点是在不切割毛干的情况下收获完整的长发毛囊单位，并防止毛干与有侧缝的环钻针头缠结。

11. 为什么解剖游离长发毛囊单位必须使用摆动而不是旋转的毛囊单位钻取机？

解剖游离长发毛囊单位必须使用摆动而不是旋转的毛囊单位钻取机，因为旋转运动会导致长发缠绕在环钻针头的周围，无法进行长发毛囊单位提取，无法获得完整的长发毛囊单位，所以必须使用带有侧缝环钻针头往复摆动式切割长发 FU 周围头皮。

最快捷的方法是医师每完成一个长发毛囊单位的环钻解剖，助手即刻拔出长发毛囊单位，然后医师再进行下一个长发毛囊单位的环钻解剖，依次反复进行。当移植物被移除时，医师可以明确看到供体区域剩余长发的覆盖范围，相应地调整提取部位，供区覆盖范围的即时预览有助于避免过度提取。

12. 不剃发长发 FUE 毛囊单位提取与剃发短发 FUE 毛囊单位提取的区别点在哪里?

(1) 消毒方式不同。剃发：0.5% 碘伏擦拭头皮。不剃发：0.5% 碘伏浸润消毒整个头部的长发和头皮及外围 5cm 范围皮肤 3 遍（图 29-12）。

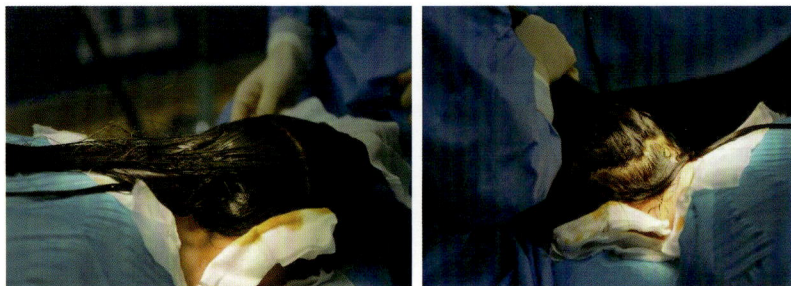

◀ 图 29-12　不剃发长发毛囊单位移植术前消毒

(2) 手术器械和手术原理不同。剃发：环钻高速旋转切割短发 FU 周围头皮。不剃发：使用带有侧缝的环钻往复摆动式切割长发 FU 周围的头皮钻取长发 FU。

(3) 术中操作过程不同。剃发：无须整理头发。不剃发：需花费大量时间整理长发（整理长发的快慢会影响手术时长）。

(4) 医师操作时手感不同。后枕部取发区进行半环形封闭麻醉。剃发：环钻针头从上方垂直套入短发毛干高速旋转解剖游离 FU，同心度高，稳定性好。不剃发：有侧缝环钻针头从侧缝套入长发毛干根部，往复摆动式切割长发 FU 周围头皮，解剖游离 FU，抖动感明显，稳定性差。

13. 不剃发长发毛囊单位提取时如何整理长发?

进行不剃发长发毛囊单位提取前，应横向将头部的长发分缝，将发缝上面的长发用发帖固定，暴露发缝下面 2~5 排长发，然后横向提取发缝视野以下 2~5 排长发 FU。

长发整理的次序：穿、提、贴、分、定、麻、钻、拔。

中长发整理的次序：麻、压、挑、钻、拔。

14. 不剃发长发毛囊单位解剖游离的顺序是怎样的?

长发：以患者俯卧位的方位为依据，从下到上，从右到左，分层分区提取 FU。

中长发：以患者俯卧位的方位为依据，采用五指法、从下到上，从右到左，分层分区提取 FU。

15. 如何解剖游离长发毛囊单位?

医师首先进行长发整理（长发整理的快慢会影响手术时长），将头部的长发横向分缝，将发缝以上的长发用发帖固定，暴露发缝以下 2～5 排长发的发根，在发缝区域注射肿胀液（肿胀液配比为：0.1% 盐酸肾上腺素注射液 0.5ml+0.9% 氯化钠注射液 100ml）（图 29–13）。横向间隔提取视野区发缝以下 2～5 排的长发 FU，采用带有侧裂隙的环钻针头从侧裂隙一侧套入长发 FU 毛干的根部，往复摆动式切割长发 FU 周围的头皮，环钻解剖游离 FU（图 29–14），然后用无齿弯镊拔取长发 FU。

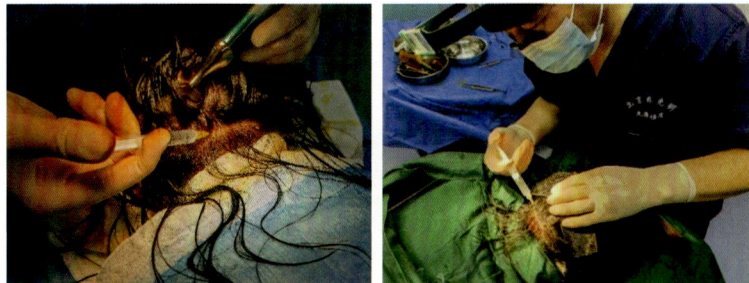

◀ 图 29–13　在发缝区域注射肿胀液

16. 如何拔取长发毛囊单位？

(1) 用无齿弯镊夹取长发毛干与毛囊交界处（太深容易损伤长发 FU、太浅不容易拔取长发 FU）向上拔出长发 FU，将毛球朝外，放在左手食指，随即用拇指和食指捏住毛囊与毛干交界处以上的毛干（图 29–15）。

(2) 尽量做到单个长发毛囊单位的拔出，方便整理和计数。

(3) 将提取出来的长发毛囊单位捋顺，按照种植时需要的长度剪好，摆放到盛有低温（1～4℃）的 0.9% 氯化钠注射液的毛囊碟里的纱布上保存（图 29–16），以备分离医师进行分离，在整个过程中要严防毛囊干燥。

(4) 拔取 FU 时手法要轻柔，严禁粗暴操作。发现有损伤或不易拔出 FU 的情况，要及时进行钻取深度的调整。

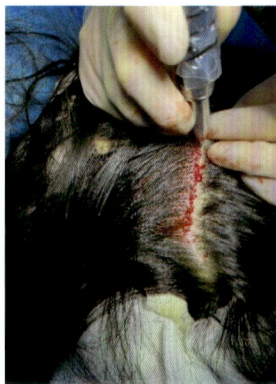

▲ 图 29–14　带有缝侧裂隙的环钻针头往复摆动解剖游离 FU

17. 拔取长发毛囊单位的顺序是怎样的？

(1) 应从后发际线开始，横向将头发分缝，拔出发缝以下部分的 FU，逐层向上推进。

(2) 应与医师解剖游离 FU 有一定距离，避免影响医师操作。

(3) 按照医师钻取毛囊的顺序拔取，防止遗漏。

(4) 最后整体检查，提取遗漏 FU。

18. 解剖游离长发毛囊单位时，如何防止损伤毛囊？

解剖游离长发毛囊单位时，医师在操作过程中应随时观察毛囊的离断情况，当毛囊离断率>10% 时，应分析原因及时调整，必要时更换技术娴熟的医师或改用剃发 FUE 技术。

六、不剃发长发毛囊单位分离、整理技术

19. 不剃发长发毛囊单位分离与剃发短发毛囊单位分离有什么不同？

不剃发长发毛囊单位分离与剃发短发毛囊单位分离的难易程度不同。

剃发短发毛囊单位分离：在显微镜下分离去除 FU 周围多余的皮肤组织和脂肪组织，方便 FUG 种植。

不剃发长发毛囊单位分离：由于长发毛囊单位的毛干有一定的长度和重力，不方便翻动，对分离方向和角度有更高的要求，需保留完整毛干长度。医师在显微镜下使用 10 号圆刀片将提取的长发 FU 放置在分离板上进行分离，切除 FU 周围多余的脂肪组织和皮肤组织，制备成含单根毛发的长发毛囊单位移植体和含 2 根毛发的长发毛囊单位移植体（图 29–17）。

20. 不剃发长发毛囊单位分离与剃发短发毛囊单位分离，毛囊的存放有什么不同？

不剃发长发毛囊单位分离与剃发短发毛囊单位分离，毛囊的存放数量和方式不同。毛囊单位摆放方式通常按照"先提取、先分离、先摆放、先种植"的原则，摆放到盛有低温

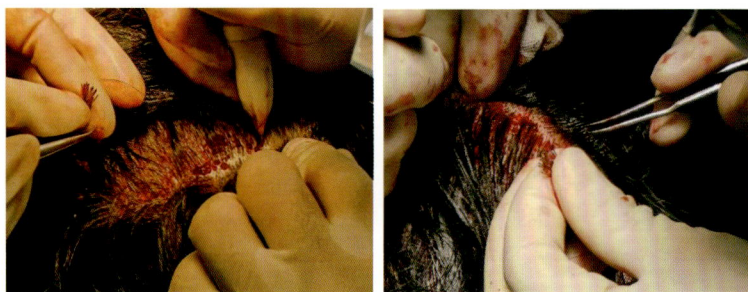

◀ 图 29–15 拔取长发毛囊单位

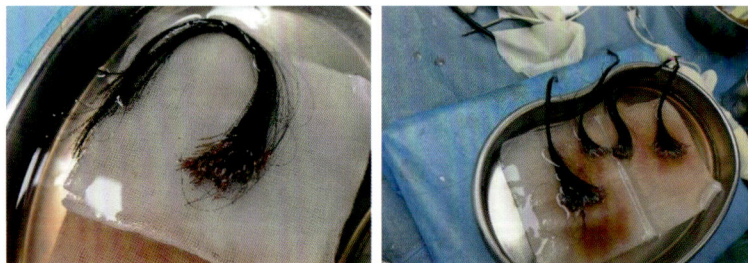

◀ 图 29–16 将提取出来的长发毛囊单位摆放到盛有低温（1～4℃）的 0.9% 氯化钠注射液的毛囊碟里的纱布上保存

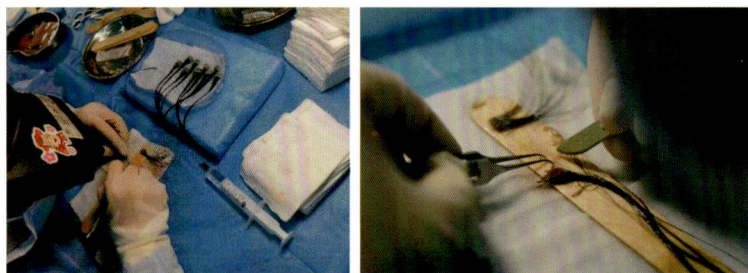

◀ 图 29–17 长发毛囊单位分离

（1～4℃）的 0.9% 氯化钠注射液的毛囊碟里的纱布上保存，以备种植医师进行种植。

剃发毛囊单位摆放的数量和方式通常为每堆 50FUG。从上到下，从右到左，按分离的先后顺序摆放。

不剃发毛囊摆放数量和方式因受毛干长度影响，通常为每堆 100FUG。从上到下，按分离的先后顺序摆放。这样可以避免组与组之间混淆，方便计数。图 29-18 为分离制备好的中长发毛囊单位移植体，图 29-19 为分离制备好的长发毛囊单位移植体。

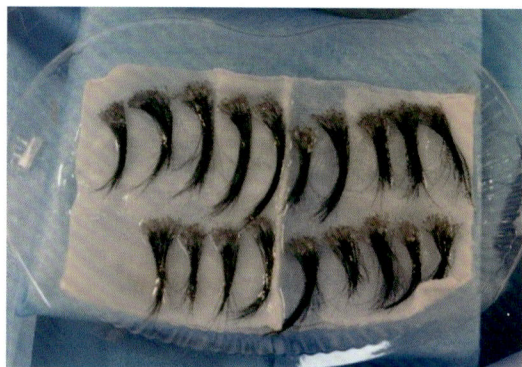

▲ 图 29-18　分离制备好的中长发毛囊单位移植体

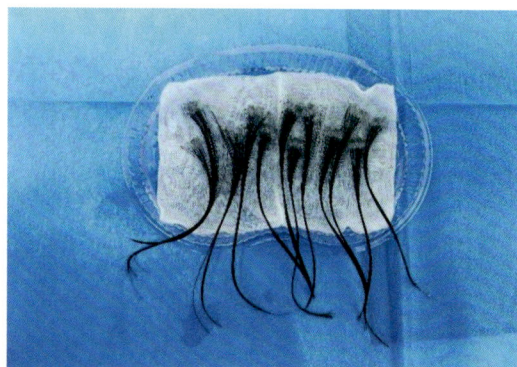

▲ 图 29-19　分离制备好的长发毛囊单位移植体

21. 不剃发长发毛囊单位分离与剃发短发毛囊单位分离，分离医师的工作内容有什么区别？

剃发短发毛囊单位分离，分离医师单纯负责分离、整理毛囊，即去除毛囊多余组织，方便种植即可。

不剃发长发毛囊单位分离，分离医师不断要分离、整理毛囊，还要协助提取医师提取毛囊，辅助种植医师种植毛囊，承担着复合型工作，贯穿整台手术始终。

七、不剃发长发毛囊单位种植技术

22. 不剃发长发毛囊单位种植的要点有哪些？

关于不剃发长发毛囊单位种植的要点，本书主编乔先明主任将其总结为以下六点。

(1) 在前发际线种植区进行半环形封闭麻醉（图 29-20）。

(2) 要借助辅助工具（发帖等），把后面的头发固定住，充分暴露种植区域。

(3) 医师按术前设计好的受区范围，采用微针"即插即种"的种植方式进行长发毛囊单位移植体的种植，通常由发际线依次向后种植。

(4) 根据毛囊单位移植体的大小选择合适的针头型号打造种植孔，选用 22G 针头种植含单根毛发的长发毛囊单位移植体，选用 20G 针头种植含 2 根毛发的长发毛囊单位移植体。顺着毛发的自然生长方向和角度用注射器针头打造种植孔，在拔出针头的同时顺势插入毛囊单位移植体（图 29-21）。

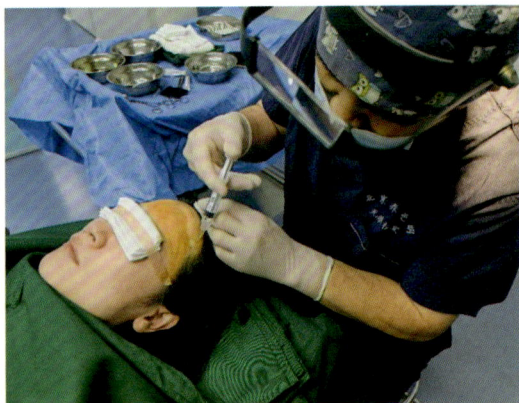

▲ 图 29-20 前发际线种植区进行半环形封闭麻醉

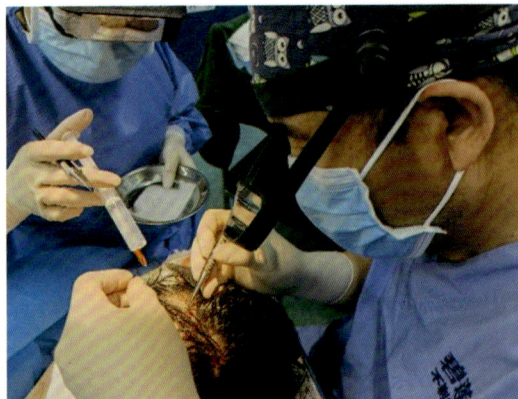

▲ 图 29-21 采用微针"即插即种"进行长发 FUG 种植

(5) 种植时要密切观察判断原生发生长的方向和角度，把控好种植毛发的深度、密度、方向、角度、弯曲度及与原生发的衔接度。

(6) 由于长发遮挡视线，种植过程中一定要瞻前顾后，参考相邻头发的密度，合理分布种植毛囊的密度。种植一部分区域后，可以轻轻扒开种植的头发，检查有没有漏种或间距不均匀的地方，及时进行补种。

八、不剃发长发毛囊单位种植术后受区和供区头发的处理方法

23. 不剃发长发毛囊单位种植术后如何吹干头发？

种植结束后，用 0.9% 氯化钠注射液冲洗种植区的血痂，检查有无毛囊移植体脱出。然后用吹风机辅助吹干头发，采用中风、中温、从后向前吹干头发。

中长发：可先将种植区域的头发吹干，再整理原生发，使其方向一致，整体美观。

长发：先将种植区以外原生头发吹干且固定好，再将种植区的头发吹干并固定在原生头发上。

24. 不剃发长发毛囊单位种植术后如何固定头发？

使用头发小抓夹、卡子等辅助工具聚拢种植区的长发，固定在后面的原生发上（图 29-22），尽量减少种植头发的散落并保持蓬松，避免植入的毛囊单位移植体被牵出。

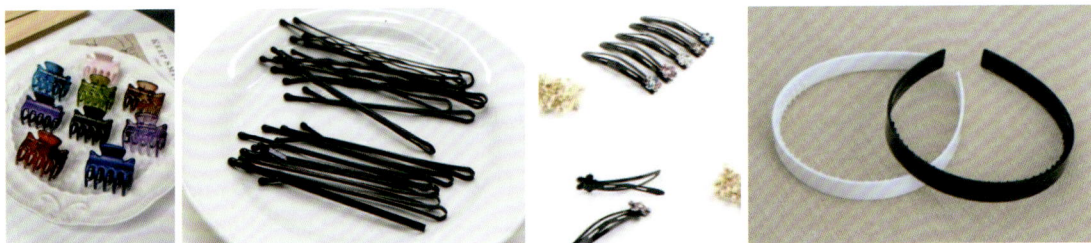

▲ 图 29-22 头发小抓夹、发帖、卡子等辅助工具

发际线种植：将头发向后固定，尽量减少种植头发的散落（图 29-23）。

发缝加密种植：将头发按照生长方向的朝向固定，尽量在一侧，方便患者术后休息，减少触碰种植区。术后对供区和受区进行拍照（图 29-24）。

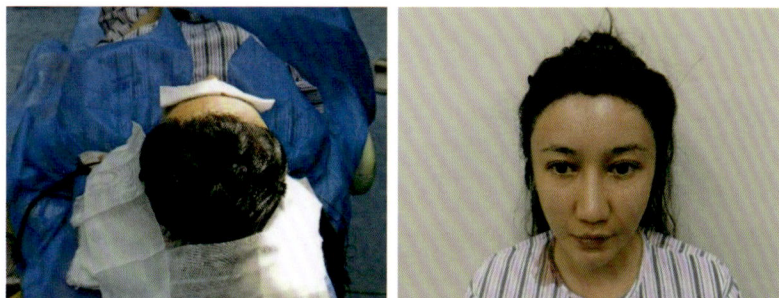

◀ 图 29-23　使用头发小抓夹固定种植区头发

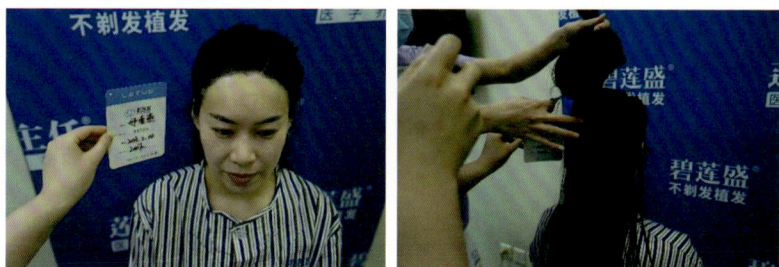

◀ 图 29-24　术后对供区和受区拍照

九、不剃发长发毛囊单位移植术后护理要点

25. 不剃发长发毛囊单位移植术后护理要点?

(1) 不剃发长发毛囊单位移植的术后护理，可参考剃发植发的术后护理。

(2) 不剃发长发毛囊单位移植，术后 24 小时可来院复诊，用 0.9% 氯化钠注射液冲洗种植区的血痂，减少植发手术对患者形象的影响，冲洗时注意不要"抠、抓、挠"种植区的头皮，不要拉扯种植区的头发，防止用力不当牵拉出移植的长发。

(3) 术后 5 天要防止患者在睡觉时不经意间对新移植的长发毛囊单位移植体施加牵引，导致移植体移位或脱出。术后第 5 天、第 7 天、第 10 天，可以进行头皮清洗，温水湿敷种植区以软化血痂，清理种植区的痂皮，用吹风机吹干头发（图 29-25），再进行红、蓝光照射（图 29-26）。

(4) 术后一个月，可以进行药物治疗，头皮养护，养发固发，防止原生发的继续脱落。

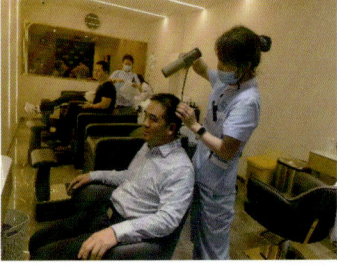

▲ 图 29-25　清理种植区的痂皮，用吹风机吹干头发

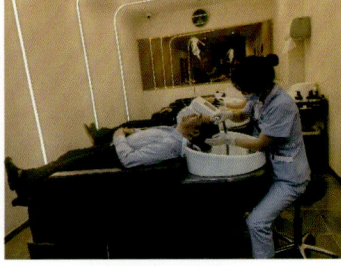

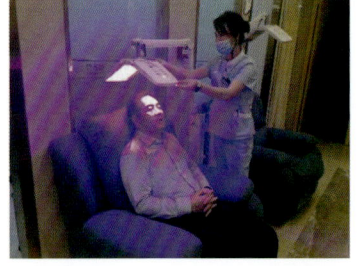

▲ 图 29-26　进行红、蓝光照射

第 30 章
ARTAS 系统（植发机器人）的问与答

ARTAS 系统（植发机器人）是一个自动解剖游离 FU 的机器。它对后枕部发缘处和两颞部的毛囊提取受限，也无法提取胡须和体毛的毛囊，目前临床应用还有一定的局限性，有待于进一步的研发。

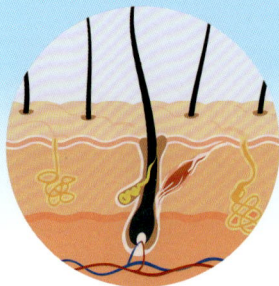

一、ARTAS 系统（植发机器人）的结构和应用

1. 什么是 ARTAS 系统（植发机器人）？

由美国 Restoration Robotics 公司首席运营官 Gabe Zingaretti 博士带领的研发团队历经 12 年研发的 ARTAS 系统（植发机器人）（图 30-1），是一种借助计算机 3D 影像辅助系统，通过内置算法，协助医师进行自动的、高速的、一致的、精准的、重复的解剖游离 FU 的机器。ARTAS 系统目前在我国只能完成对 FU 的解剖游离操作，然后由医师手工对 FU 进行提取。

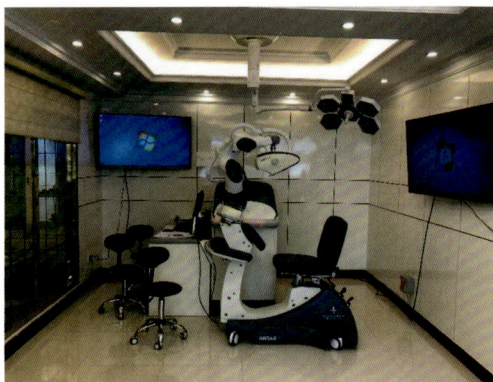

▲ 图 30-1　放置在手术室中的 ARTAS 系统（植发机器人）

2. ARTAS 系统在硬件方面有哪些构造？

ARTAS 系统的硬件构造包括以下方面（图 30-2）。

(1) ARTAS 系统移动车（机械臂、针杆机构）。

(2) ARTAS 临床配件包。

(3) ARTAS 患者用椅（手术操作前应先调患者用椅，再调头部支架）。

(4) 紧急停机按钮、紧急关机（EPO）按钮、ARTAS 手持式控制板、配电装置（PDU）、六轴传感器、轴力限制器、触摸板等。

3. ARTAS 系统移动车包括哪些部分？

ARTAS 系统移动车包括以下三个部分。

(1) 机械臂（6 度 6 轴）和控制器。

(2) 针杆机构（护罩下方）。包括：触碰敏感器、照明灯（红灯、白灯），驱动内针和解剖穿孔器的电机和气动装置；立体摄像机（高倍 2 个、低倍 2 个）校准和针杆机构控制显示器；系统控制计算机、盐水分配器、加压空气泵和加压真空泵、不间断电源（UPS）、ARTAS keyR USB 设备。

(3) 感受器。触碰敏感器，轴内限制器，六轴传感器。

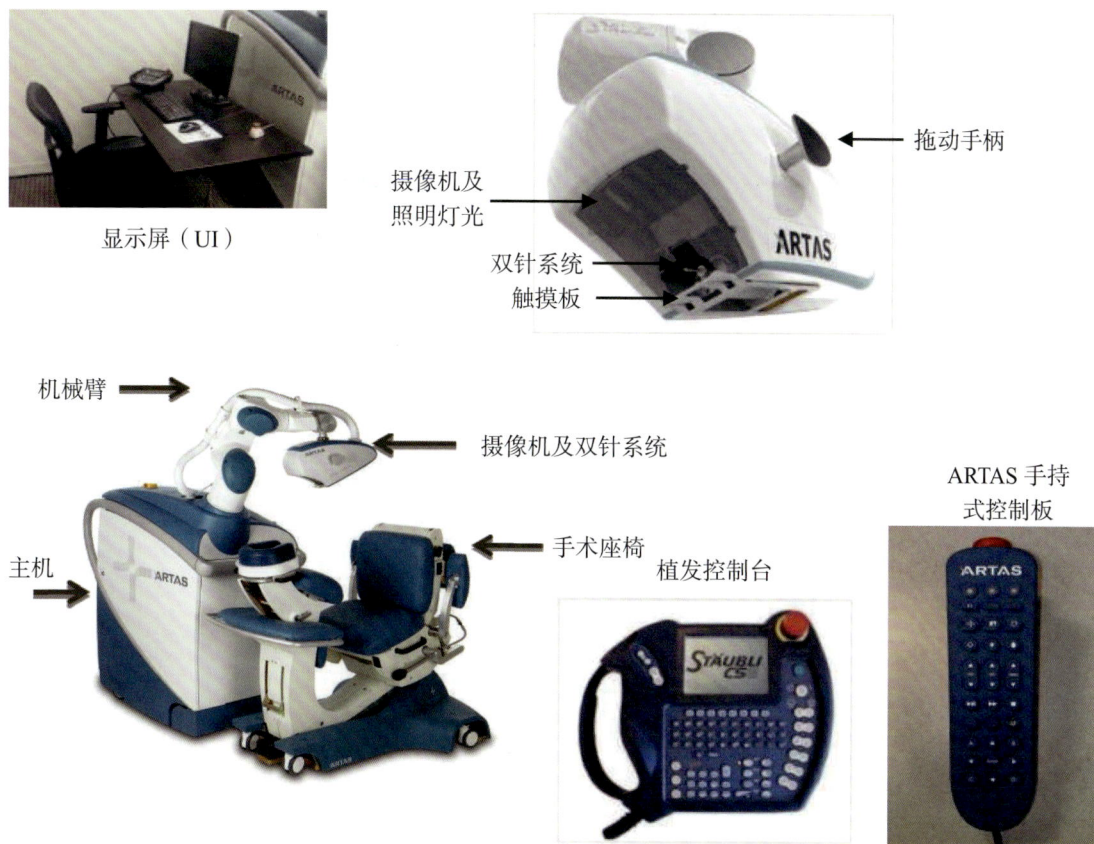

显示屏（UI）

拖动手柄

摄像机及
照明灯光

双针系统
触摸板

机械臂

摄像机及双针系统

ARTAS 手持
式控制板

手术座椅
植发控制台

主机

▲ 图 30–2　ARTAS 在硬件方面的构造和名称

4. ARTAS 系统临床配件包括哪些部分？

ARTAS 系统临床配件包括以下部分。

(1) 一次性临床配件包（6 件）：带有真空管的内针、解剖穿孔器，皮肤张紧器，张紧器托盘，盐水鼻锥，毛囊捕集器。

带有真空管的内针和解剖穿孔器：ARTAS 系统采用管套针设计，将穿孔和解剖两种步骤分隔开来。①穿孔，利用一根尖锐的内针在头皮 FU 四周划出一个直径为 1mm 的圈。②解剖，然后利用一个不太尖锐的解剖穿孔器解剖 FU 周围组织。这样可最大限度地降低 FU 的横切，使提取的 FU 完整。

皮肤张紧器：用于确保解剖区域的头皮保持足够的张力，另外皮肤张紧器上有基准标记，用于在解剖期间追踪解剖位置。

(2) 可重复使用的临床配件包（2 件，用前要消毒）：穿孔扳手。张紧器工具（张紧器卡钳）。

(3) 未消毒一次性临床配件包：针夹（固定扣）、真空导向装置、脸部衬垫（充气面罩、充气面罩覆盖物，脸部枕头套）。

5. 应用 ARTAS 系统给患者做植发手术的耗材是如何计费的?

计费方式有两种:一种是按人头计算耗材费用,另一种是按提取的 FU 数量计算耗材费用。

6. 目前全球有多少家机构在使用 ARTAS 系统?

2011 年 4 月,ARTAS 系统获得美国 FDA 认证和欧盟 CE 认证,截至 2016 年 12 月底全球有 24 个国家 146 家机构在使用 ARTAS 系统(植发机器人)为脱发患者服务。

7. ARTAS 系统是什么时间进驻中国的?

2016 年 9 月 26 日 ARTAS 系统获得我国 CFDA 认证(图 30-3),2017 年 ARTAS 植发机器人进驻中国,截至 2023 年 5 月 31 日,我国有 6 家医美机构在使用 ARTAS 植发机器人为脱发患者服务,它们分别是成都大华医疗美容医院、新生植发连锁机构、北京中山医院、雍禾植发连锁机构、科发源植发连锁机构、上海华山医院。2017 年 2 月 15 日在成都大华医学美容医院正式投入使用,2017 年 3 月 1 日在南京新生植发医院正式投入使用。这使得毛发移植在我国进入到了科技化人工智能时代。

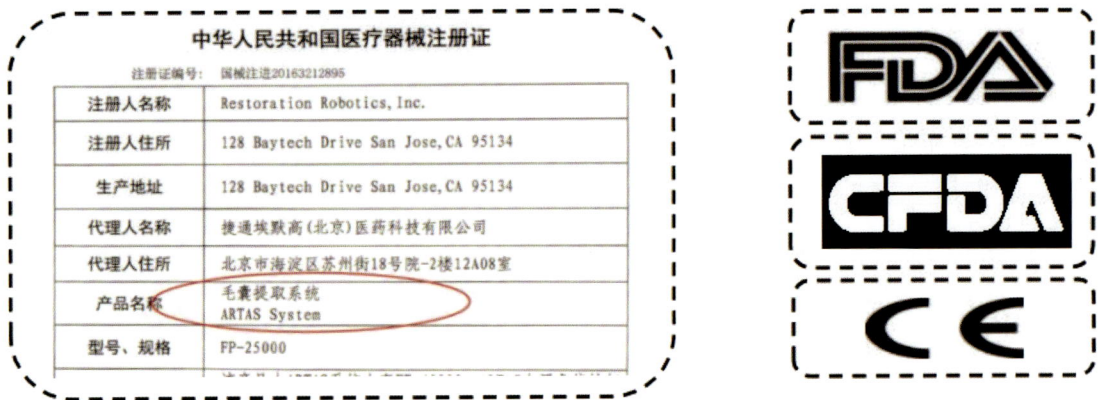

▲ 图 30-3　ARTAS 系统(植发机器人)医疗器械注册证

8. ARTAS 系统是什么时间在中国成功发布的?

2017 年 3 月 25 日,由中国三德健康产业控股集团、美国 Restoration Robotics 公司联合主办的"美国 ARTAS 系统(植发机器人)首登中国新闻发布会"在北京钓鱼台国宾馆隆重召开。

二、ARTAS 系统(植发机器人)的操作流程

9. ARTAS 系统(植发机器人)的适应证有哪些?

(1) 用于(黑色或棕色直发)男性雄激素性脱发患者头皮上 FU 的采集。

(2) 患者同意使用电动推子将供发区部位的毛干切割为距离头皮 1mm 的长度。

(3) 无 FUT 和 FUE 植发手术史,供发区无明显瘢痕。

(4) 能够面部朝下长时间静坐的患者。

(5) 符合自体毛发移植手术对患者身体状况的要求。

10. ARTAS 系统的操作流程是怎样的？

(1) 3D 智能建模。

(2) 高速智能演算。

(3) ARTAS 系统自动解剖 FU。

(4) 人工提取 FU。

(5) 人工制备 FUG。

(6) 人工打造种植孔。

(7) 人工植入 FUG。

11. ARTAS 系统术前如何为患者设计发型？

(1) 术前获取患者实时照片并用 3D 建模，用电脑设计适合患者的发型（图 30-4），然后和术前的实时照片对比植发前后的差异。

(2) 将电脑设计的发型传入 ARTAS 系统，指导定位器定位。

12. ARTAS 系统术前如何备皮？

术前需使用电动推子将患者后枕部供发区的毛干剃短至距离头皮 1mm 的长度，这样有利于 ARTAS 系统识别并环钻游离 FU。如果毛干太短，小于 1mm 的长度，ARTAS 系统不容易判断毛囊的角度。如果毛干太长，大于 1mm 的长度，ARTAS 系统的视野中毛干容易互相重叠，不易判断每个毛囊单位，造成辨识能力下降。

13. ARTAS 系统提取 FU 时患者采取什么样的体位？

患者穿病号服（圆领开襟上衣）坐于 ARTAS 患者用椅上，低头面部朝下趴卧于 ARTAS 头部支架的 U 形枕垫上，患者通过头枕孔可以拿着手机看节目、通过头枕孔方便患者呼吸，可使患者舒适地接受手术（图 30-5）。ARTAS 治疗座椅依人体工学 360° 调整，可以保证

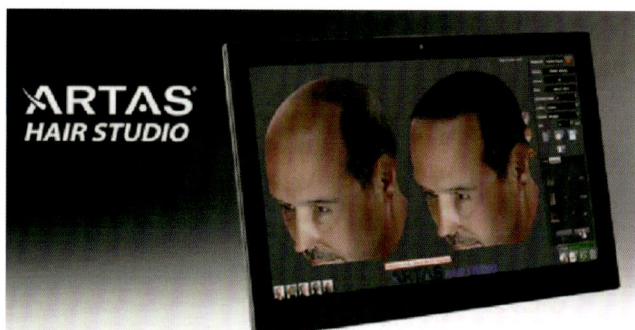

▲ 图 30-4　用电脑设计适合患者的发型

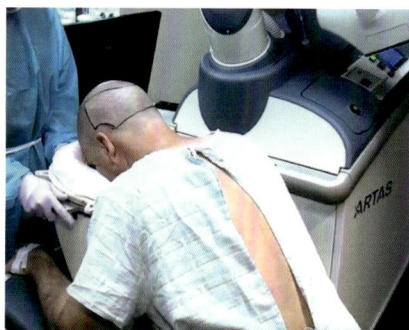

▲ 图 30-5　术中患者体位：趴卧姿势坐于 ARTAS 手术专用椅上

患者舒适。

14. ARTAS 系统自体毛发移植无菌手术包里需要的物品和器械有哪些？

ARTAS 系统自体毛发移植无菌手术包里需要的物品和器械如下（图 30-6）。

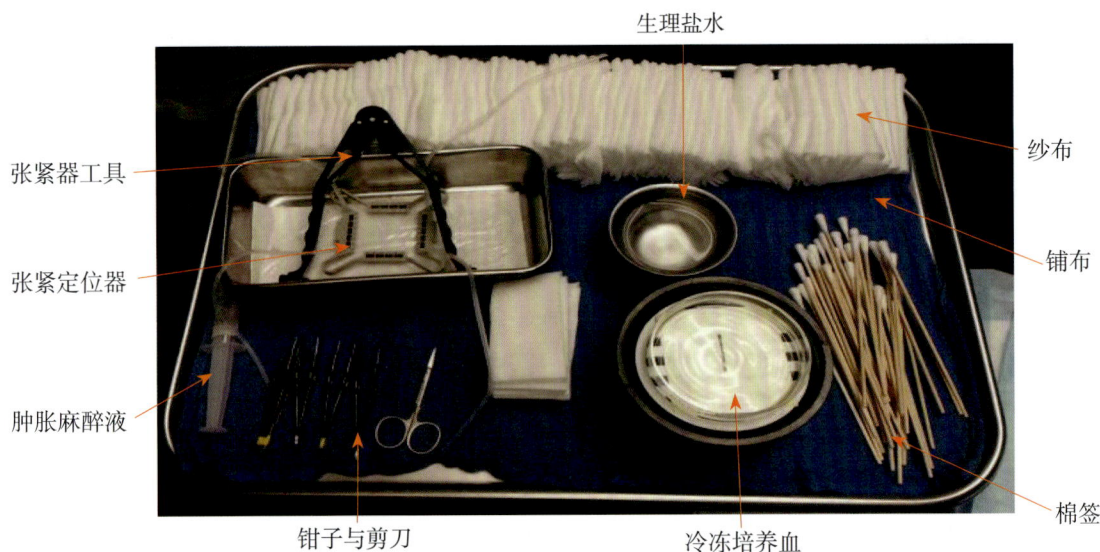

▲ 图 30-6　ARTAS 无痕植发手术包里的物品和器械

（1）包布 2 块、治疗巾 6 块、洞巾 4 块（2 大 2 小）。

（2）换药碗 4 个（备注：盛局麻药碗、盛肿胀液碗、盛 0.9% 氯化钠注射液碗、盛碘伏消毒液碗）。

（3）毛囊碟 4 个（备注：均放置一块纱布和 0.9% 氯化钠注射液 10ml）。

（4）弯盘（一大一小）共 2 个（备注：一个放置未使用的手术器械，一个放置使用过的手术器械）。

（5）纱布 100 块、棉垫 2 个。

（6）提取 / 分离无齿弯镊 4 个、种植无齿直镊 2 个。

（7）布巾钳 1 个、3 号刀柄 1 个、弯止血钳 1 个、眼科弯剪 1、钢尺 1 个。

（8）ARTAS 专用器械：张紧器工具（张紧器卡钳）1 个，穿孔扳手 1 个，张紧器垫板 1 个。

15. ARTAS 系统解剖 FU 前是否需要向头皮注射局麻药和肿胀液？

解剖 FU 前需要向头皮注射局麻药和肿胀液（图 30-7），这样可以使后枕部头皮麻醉，也可以撑开头皮，扩大 FU 的间距，方便 ARTAS 系统分析判断 FU 的信息，以便 ARTAS 系统更好的解剖

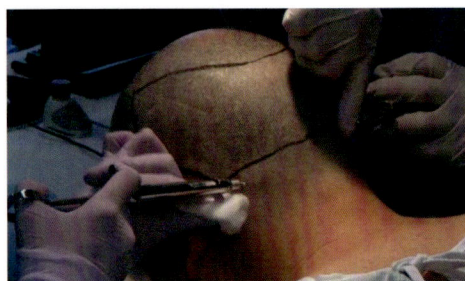

▲ 图 30-7　后枕部头皮注射局部麻醉药

FU。肿胀液消退后，取发针孔的直径也随之缩小。所以注射局麻药和肿胀液在 ARTAS 系统解剖 FU 时起着重要的作用。

16. 如何在后枕部供区安放皮肤张紧器？

ARTAS 系统解剖 FU 前需要将特制的皮肤张紧器放置在头皮供发区（图 30-8），以提供平整坚硬的工作界面。医生在患者后枕部供发区设置的网格区域使用张紧器卡钳安置皮肤张紧器，两个医助向下固定橡胶管抑制带防止患者头部移位，检查确认头皮张紧器内头皮的弹性适合 ARTAS 系统解剖 FU，如果感觉不是非常平整坚硬，可在头皮张紧器内的四个直角处再注射少量肿胀液，以确保皮肤张紧器机架与头皮平齐，但每个角落不超过 0.2ml。使用 ARTAS 从该区域采集一部分 FU（每个网格通常能采集 80～130FU），然后再将皮肤张紧器移到相应的网格区域进行采集，直到整个供区采集到所期望的 FU 数量为止。

17. 皮肤张紧器有哪些相关参数？

皮肤张紧器内的空间就是可提取 FU 的目标区。

通常一个头皮可划分为 15～25 个目标区（图 30-9），一个目标区可提取 80～130FU，提取时间 6～8min，每小时提取 750～1000FU。2000FU 的纯提取时间<2.5h，且精准无误。ARTAS 系统是逐个一个采集区解剖游离 FU，然后医生用镊子提取半露的 FU。

18. ARTAS 系统是如何判断 FU 的方向？

ARTAS 系统首先通过内置模拟人眼的双 3D 摄像头（图 30-10）获取图像，确定毛干的

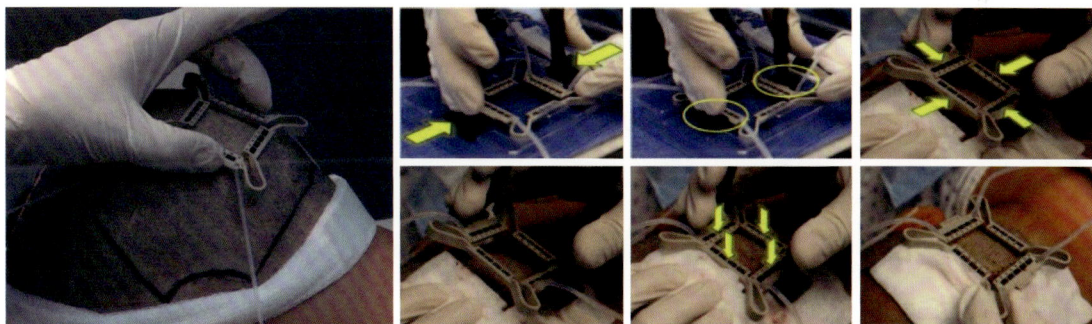

▲ 图 30-8　在后枕部供区安放皮肤张紧器

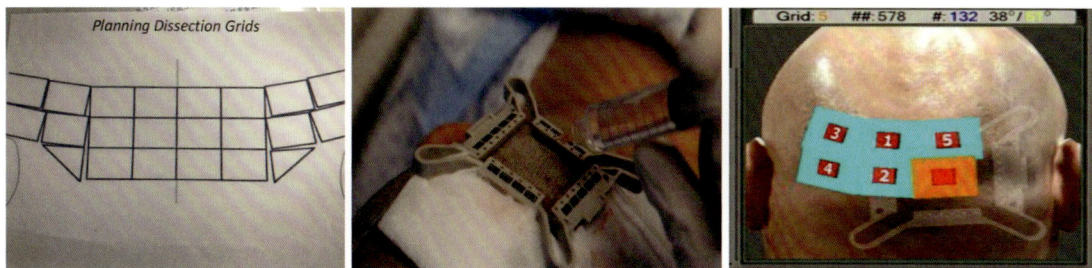

▲ 图 30-9　提取 FU 目标区的划分

方向，再用每秒 60 帧的速度刷新，确保图像在这几十分之一秒内是最新的。同时处理器的内置算法会根据以往的数据，算出毛干方向与内部毛囊方向的修正角（因为毛干的角度与毛囊的角度会有一定偏差），调整进针修正角，然后再用误差为 50μm 的机械探针插入，进行 FU 的解剖，确保对解剖的 FU 无损伤。提取 FU 时先内针（锐针）划开头皮，后外针（钝针）旋转解剖 FU 周围的头皮（图 30-11）。

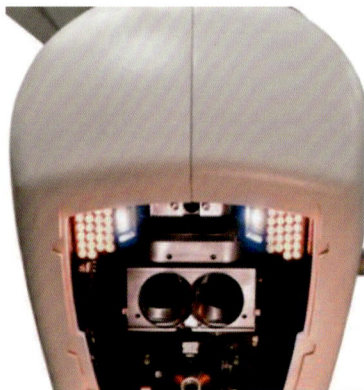

▲ 图 30-10　内置模拟人眼的双 3D 摄像头

19. ARTAS 双针系统的工作原理是怎样的？

ARTAS 双针系统内针的直径 1mm，外针的直径 1.2mm，内外针相套。内针锐穿孔深度（punch depth，PD）指的是内针进入皮肤的深度，通常 0.5～1mm，太浅不能划开表皮，太深容易横断毛囊。外针钝穿孔深度（coring depth，CD）指的是外针进入皮肤的深度，通常 5mm 左右，太浅 FU 非完全剥离，拔取 FU 时阻力大或者不能拔出 FU，太深 FU 底部容易弯折受损（图 30-12）。

20. ARTAS 系统是如何解剖患者后枕部的 FU？

ARTAS 系统采用了一种配有专用针杆机构的机械臂，实现了 FUE 过程的自动化。采集后枕部供区的 FU 时，通过将专用头皮张紧器分别放在后枕部的不同区域上，分散性地解剖并负压抽吸 FU，然后人工用镊子将 FU 提取（图 30-13），将提取出来的离体的 FU 存放在盛有 1～4℃低温生理盐水的毛囊碟里的纱布上（图 30-14）。

21. 为什么 ARTAS 系统可最大限度地降低 FU 的横切、确保提取的 FU 无损伤？

因为 ARTAS 系统（植发机器人）是采用管套针的方法用来将穿孔和解剖 FU 分隔开来。通过一根尖锐的内针在 FU 周围锐性的穿刺头皮达真皮浅层（0.5～1mm）形成一个直径为

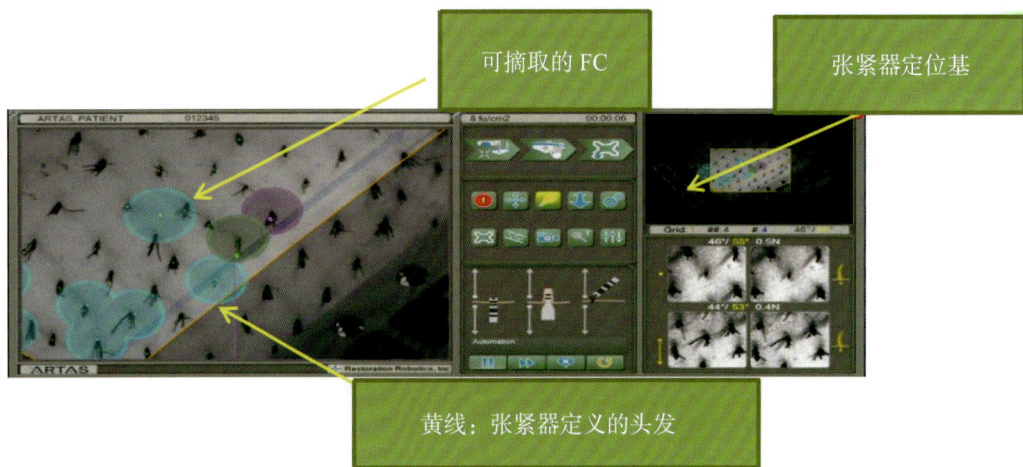

可摘取的 FC

张紧器定位基

黄线：张紧器定义的头发

▲ 图 30-11　选择可摘取的 FU

1mm 的环状小孔，然后用一个钝的解剖穿孔器（外针）环绕内针钝性解剖分离 FU 周围的组织（深度 5mm 左右）并负压吸取，这样就可以最大限度地降低 FU 的横切，确保提取的 FU 完整无损伤。

22. ARTAS 系统双穿孔和传统的 FUE 单穿孔比较有什么优势？

ARTAS 系统能以最小的损伤、最优的选择、最佳的动作、安全有效地提取健康的 FU，其操作精准如一，永不疲倦。ARTAS 系统可以替代医生繁重的、单调的、重复的手工解剖 FU 的操作，医生和护士只需遥控 ARTAS 机器人就可以完成 FU 的解剖操作。ARTAS 系统

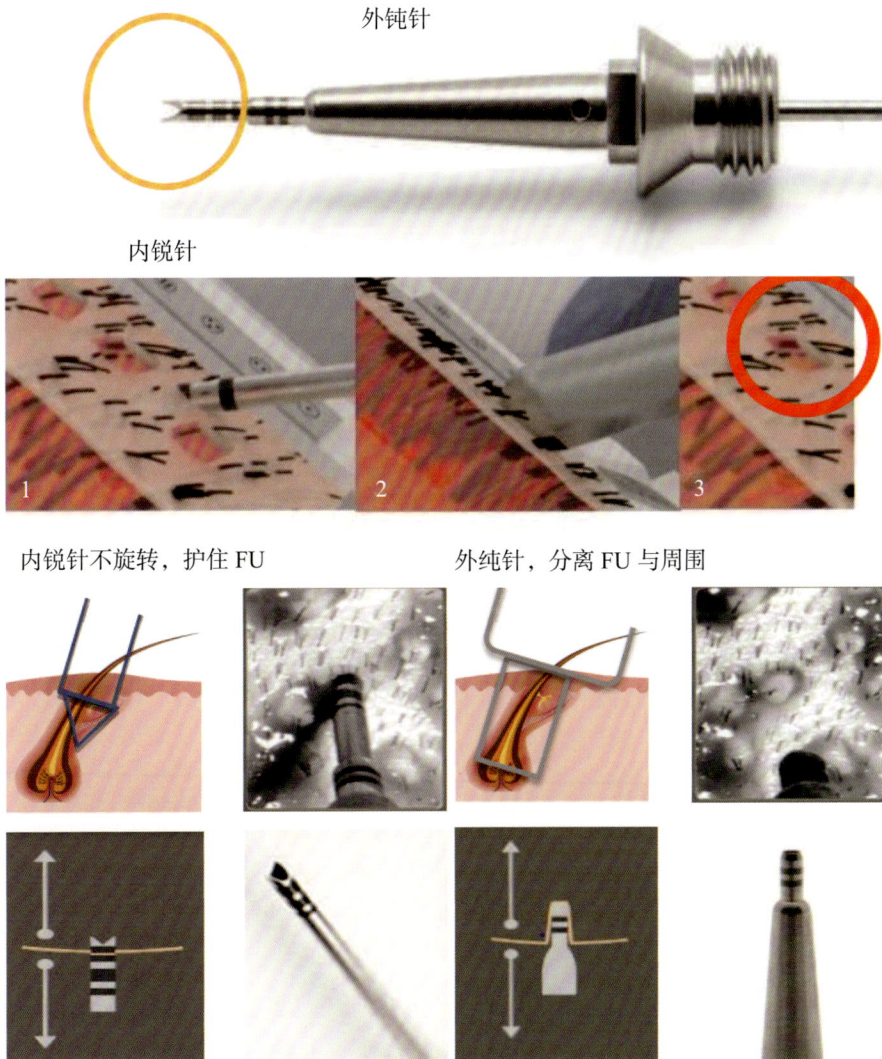

▲ 图 30-12　**ARTAS** 双针系统的工作原理：内外针配合工作

内针先进入，浅进针、不旋转、护住已定位 FU，系统自动调整设置穿刺深度。外针后进入，深度略大，高速旋转，分离整个 FU，内外针一起提起，辅以真空负压，将 FU 吸出

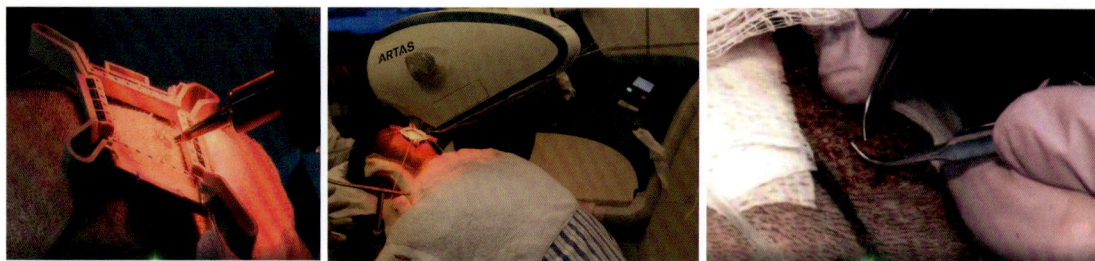

▲ 图 30-13　ARTAS 系统（植发机器人）解剖患者后枕部的 FU，然后人工摘取 FU

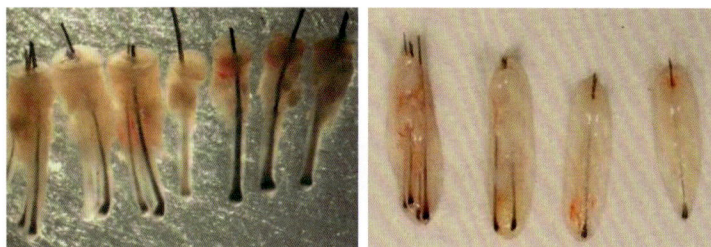

◀ 图 30-14　提取出来的离体的 FU 对比。ARTAS 系统提取的 FU，更加完整饱满

使用电动毛囊单位提取机提取的 FU　　　　使用 ARTAS 系统提取的 FU

（植发机器人）双穿孔系统是全球唯一提取 FU 时使用的安全无痕植发装置，它的核心技术在于穿孔时可以正确提取目标 FU，确保提取的 FU 健康完整，对 FU 几乎无损伤，对供区头皮创伤小，出血少，术后创口恢复快、无点状瘢痕。

传统的 FUE 单穿孔提取 FU，有太多的不确定性，存在着医师解剖 FU 技术的熟练程度、视力疲劳、身体状况等人为因素，对正在提取的 FU 有损伤的可能性，并且容易损伤周边的FU。供区头皮创伤大，出血多，术后创口恢复慢、有时会留有点状瘢痕。

23. 在手术操作中，ARTAS 系统的机械臂都有哪些位置？

在手术操作中，ARTAS 机械臂的位置有停靠位置（初始位置、复位）、针杆更换位置（更换耗材的位置）、安全位置、中心位置、工作位置、升高针杆机构（每次升高 4cm，可升高多次）、盐水冲洗位置。

24. 为什么说 ARTAS 系统是现有的植发技术中最符合医患需求的植发技术？

在植发手术中，患者希望更少的损伤、更短的恢复期；医生希望更少的参与人员、更简单的操作；医患双方都希望更好的治疗效果，更短的手术时间。

目前"不开刀"的 FUE 微创技术已日渐成熟，国内很多医院已经把 FUE 作为未来的发展方向，逐渐取代了"头皮条切取获取 FU"的技术。但 FUE 这项技术非常耗时，各种不良因素都会降低毛囊的存活率，就提取 FU 这一项操作来说，医生既要掌控最适宜的提取深度，又要掌握最适宜的提取角度，还要均匀性的分散性提取，手术时间长，对医生的技术要求高，耐心和熟练往往是考验 FUE 操作医生的一个重要因素。

ARTAS 系统（植发机器人）可使医生的工作量降低，参与的人员减少，手术时间缩短、成功率提高，所以是目前最符合医患需求的植发手术。

25. ARTAS 系统的优点有哪些?

(1) 植发前患者通过 3D 智能建模，可以预判到植发后的效果：ARTAS 系统（植发机器人）在给患者植发前，可以结合患者头皮状态、头型情况进行精确的个性化 3D 建模，计算植发效果并清晰呈现，让患者提前感受术后效果，医患沟通更加顺畅。

(2) 独创性的皮肤张紧器：可保持头皮张力，创造平整头皮工作面，并限制机械臂提取范围，确保了提取的精准性，术中出血少。可使患者头部舒适固定，避免头部在提取过程中晃动。内设感应装置，为机械臂提供提取边界并实时校准。

(3) 全自动化智能机械臂替代人工操作：准确选择健康的 FU 提取，动作精准高效。降低了医务人员的体力消耗，需要的医务人员减少，仅需 1 名医生 2 名护士。

(4) 手术时间短：ARTAS 系统（植发机器人）高精度成像技术及智能演算，精准打孔，智能筛选低活性毛囊，可连续工作，提取 FU 速度比人工快，提取每个 FU 仅需 1.5 秒，缩短了 FU 提取时间，从而缩短了整台手术时间。

(5) 植发效果好：同一手术从始至终保持高质量 FU 的提取操作，不同植发医生、不同脱发患者效果无差异，可提高 FU 提取的准确度并减少对 FU 的伤害。

(6) 内外双针系统，自动精准环钻解剖 FU，保障 FU 提取安全：ARTAS 系统先是智能筛除低活性 FU，再通过内外双针系统进行高效头皮分离环钻解剖 FU，保障 FU 提取安全。相比于人工方式提取 FU，ARTAS 植发机器人取出的 FU 更加饱满完整，保障了 FU 提取的质量。

26. ARTAS 系统植发有什么显著的特点?

(1) 准确性：ARTAS 系统手臂以 20μm 为单位，非常精准的移动、提取毛囊时穿孔机的插入角度以 2.5° 为单位，可进行超精密调节，包含计算穿孔深度及深度自动调节的功能。进行深度、角度、速度、正确安全地完成解剖 FU 的操作。

(2) 持续性、效果一致：同一手术从始至终保持高质量 FU 提取操作，不同医生、不同患者效果无差异。ARTAS 系统（植发机器人）避免了医生以非切开方式解剖 FU 时，因长时间反复工作所带来的肌肉疲劳、体力消耗、眼疲劳、注意力下降、判断力下降等问题（在人工手术过程中，人的肌肉、眼疲劳、微细的抖动是无法避免的）。ARTAS 系统（植发机器人）手术则没有这种现象，可长时间进行精密动作，从开始到结束，ARTAS 系统（植发机器人）可进行正确的一贯的毛囊提取，技术始终如一，永不疲倦。不受医生技术及熟练程度方面的挑战，不受医生精力和情绪的影响。从而降低了毛囊损失率，提高了毛囊成活率。

(3) 诚信性：ARTAS 系统（植发机器人）可在屏幕上显示每平方厘米 FU 的密度，可显示提取 FU 的数量，提取 FU 数量一目了然。

(4) 自动化、智能化：ARTAS 系统可以自动演算打孔位置、角度、方向、密度、分布等，可以自动避开周围 FU 的位置，机械自动化替代人工操作，避免医生疲劳。

(5) 高速、安全：图像技术及智能算法保障 FU 提取安全、动作精准高速，缩短 FU 提取时间。ARTAS 系统能很快辨认出 FU 的位置、角度、方向，并快速的解剖 FU。最新升级的机器人每小时可提取 1200FU。即使耐性再好的患者，如果长时间进行手术，也会有微细的移动，但 ARTAS 即使在这种微细的移动中也可进行补正。

(6) 损耗小：普通电动毛囊单位提取机解剖 FU 时对医生技术及熟练程度要求高，FU 横断率高，常会出现空洞现象。而 ARTAS 系统解剖 FU 时对 FU 横断率低，出现空洞现象少。

(7) 舒适感：ARTAS 系统设有患者座椅，设有专门的头部支架和 U 形枕垫，患者通过头枕孔可以拿着手机看节目、通过头枕孔更方便呼吸，可使患者舒适地接受手术，并可根据患者的身体条件进行调节。

(8) 恢复快：因 ARTAS 系统以非切头皮方式提取毛囊，所以不会留下瘢痕，术后恢复快，后枕部毛发生长自然。

三、ARTAS 系统（植发机器人）自体毛发移植手术知情同意

27. ARTAS 系统（植发机器人）自体毛发移植手术知情同意书的主要内容有哪些?（表 30-1）

表 30-1 ARTAS 系统（植发机器人）自体毛发移植手术的知情同意书

姓名_____ 性别_____ 年龄_____ 病历号_____

身份证号_____ 手机号_____

(1)ARTAS 系统于 2016 年 10 月获 CFDA 认证。

(2)ARTAS 系统是一套智能 FU 解剖系统，用于提高 FUE 手术的质量。

(3) 在对 FU 解剖时，ARTAS 的针杆机构位于患者取发部位的头皮上方，医生利用电脑界面可对手术全程进行安全监督和指导。

(4)ARTAS 系统将许多特色技术进行了有机结合（如机械手臂、双针系统、激光器精准定位、高清摄像机 3D 成像技术、触摸板安全装置、电源子系统等），可以精准判断 FU 的角度、自动调整进针方向、自动定位 FU，从而实现了最佳的 FU 环钻游离解剖。但个别部位的 FU 环钻游离解剖仍然需要人工辅助操作。

(5) 目前，对 FU 的提取、分离、打造种植孔和种植仍然需要人工操作。

(6)ARTAS 用于（黑色或棕色直发）的男性雄激素性脱发头皮上 FU 的解剖。

(7) 术前需使用电动推子将患者后枕部供发区的毛干剃短至距离头皮 1mm 的长度，这样有利于 ARTAS 系统识别并环钻游离 FU。

(8) 患者无植发手术史，供发区无明显瘢痕。

(9) 手术操作时，患者需要保持面部朝下长时间静坐的姿势。手术中患者可以用手机听音乐看视频，手术间隙在医生的同意下患者可以起立和移动（如吃饭、休息、上厕所）。

(10) 患者的身体状况符合自体毛发移植手术的要求 。

(11) 患者后枕部供发区需要采用局部浸润麻醉，然后才能进行 ARTAS 的手术操作。

患者签名:_____ 签名日期:_____ 年_____ 月_____ 日

医生签名:_____ 签名日期:_____ 年_____ 月_____ 日

第 31 章
隐痕毛发移植术的问与答

　　隐痕毛发移植术是目前部分植发机构还在使用的毛囊单位移植术。隐痕毛发移植术是指在患者后枕部及两颞部的优势供区切取一条带头发的头皮条，将切取的头皮条进行分割制备 FUG，然后进行种植。供区切取的头皮条留下的创口需要拉拢缝合，术后 7～10 天拆线。术后供区会遗留一条线状瘢痕，但此线状瘢痕可以被后枕部朝下生长的头发所掩盖，比较隐蔽。因为后枕部及两颞部的毛发走行方向是朝下的，故称为隐痕毛发移植术。

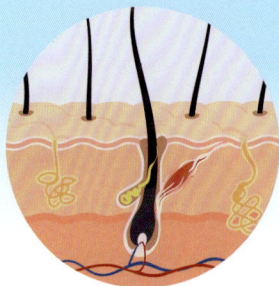

一、隐痕毛发移植术适应证、禁忌证和手术方法

1. 隐痕毛发移植术的适应证有哪些？

隐痕毛发移植术适用于各种原因所造成的毛发永久性脱失的患者。只要患者全身状况良好，并且后枕部供区具有足够量的健康毛发，就可以进行隐痕毛发移植。具体适应证如下。

(1) 雄激素性脱发。

(2) 各种类型的瘢痕性脱发（包括外伤、烧烫伤、感染、手术切口瘢痕等）。

(3) 身体其他部位毛发的修复，如眉毛、睫毛、体毛、上唇或下巴的胡须修复。

(4) 发际美容性改造、眉毛、睫毛加密。

(5) 无力支付 FUE 技术自体毛发移植术较高费用又不惧怕后枕部遗留瘢痕的脱发患者。

2. 隐痕毛发移植术的禁忌证有哪些？

(1) 患者体内存在脱发的潜在病因。

(2) 患者有严重的心、肝、肾疾病，糖尿病，高血压，凝血功能障碍。

(3) 供区毛发质量太差，供区头皮紧致。

(4) 头部有皮肤病的患者，特别是头部有久经不愈的感染性疾病。

(5) 电击伤或烧烫伤后的贴骨性瘢痕，由于瘢痕太薄，血供很差，这种受区种植的毛囊不能存活。

(6) 患者对隐痕毛发移植的效果有不切实际的期望。

3. 隐痕毛发移植术需要的手术器械有哪些？

隐痕毛发移植切取头皮条需要的器械有 20cm 不锈钢直尺 1 个、三号刀柄 2 把（10 号刀片、15 号刀片）、有齿镊子 2 把（12.5cm）、无齿镊子 2 把（12.5cm）、持针器 1 把（16～18cm）、弯止血钳 4 把（16cm）、直止血钳 6 把（16cm）、弯组织剪 1 把（18cm）、直组织剪 1 把（16cm）、电凝器 1 个、不锈钢换药碗 3～6 个、不锈钢弯盘 1 个、大弯针、4 号丝线等。

隐痕毛发移植加工制备 FUG 的器械、种植 FUG 的器械与 FUE 技术自体毛发移植术相同。

4. 隐痕毛发移植术如何进行供区头皮条的切取？

供区头皮条的切取选用后枕部及两颞侧，这个部位的毛囊结构不受雄激素的影响，终身不会发生变性坏死，为供区优势理论所支持。

将后枕部供区局部头发剪短至 1~3mm，用甲紫根据需要画好供区头皮条的范围，用胶带与弹力绷带将供区上下长发捆扎好。让患者取端坐位，头略向前低垂，充分显露后枕部，用碘伏消毒供区，铺盖无菌巾单。用含 1∶10 万肾上腺素的 1% 利多卡因行后枕部头皮条局部浸润麻醉，然后用 10 号刀片按画线切取头皮条，切开头皮的方向应与毛发生长方向平行，以防损伤毛囊，切开的深度（5~6mm）位于帽状腱膜浅层，一边切取头皮条，一边用纱布压迫止血（图 31-1），若有明显出血可用止血钳钳夹止血或用电凝器止血。头皮条切取后放入盛有 0.9% 氯化钠注射液的弯盘的纱布上，等待进一步分割（图 31-2）。将上下两侧创缘用 4 号线或 7 号线直接拉拢无张力缝合（图 31-3），再用纱布覆盖包扎。术后 7~12 天拆除缝线。

5. 隐痕毛发移植术毛囊单位移植物应如何制备？

为了提高效率，可由 2~4 名毛发分离医师在显微镜下同时分离制备 FUG，分离时必须十分仔细，决不能损伤毛球和切断毛囊。

头皮条切取后，分割制备 FUG 的医务人员需要将头皮条锐性切割成段，然后分割成片（图 31-4），每个制备 FUG 的医务人员分别取下一小片头皮，用 10 号圆刀片在分离板上对头皮片进行分割，去除 FU 周围附带的皮肤和脂肪组织（瘦身），分割制备成含单根毛发的

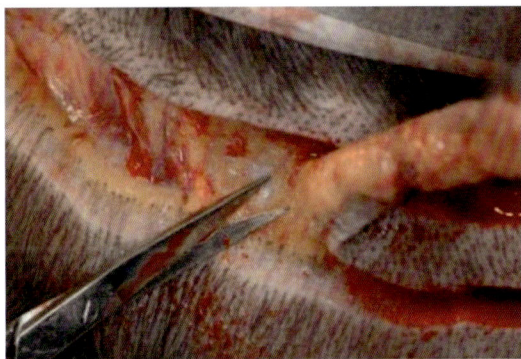

▲ 图 31-1　头皮条切取过程

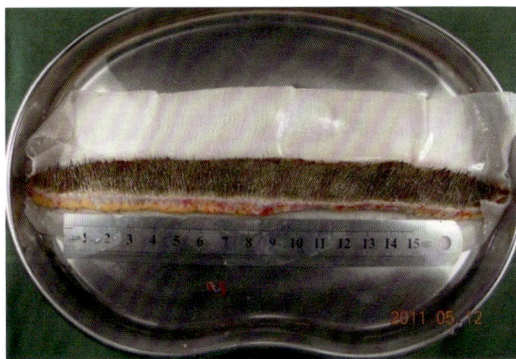

▲ 图 31-2　切取头皮条

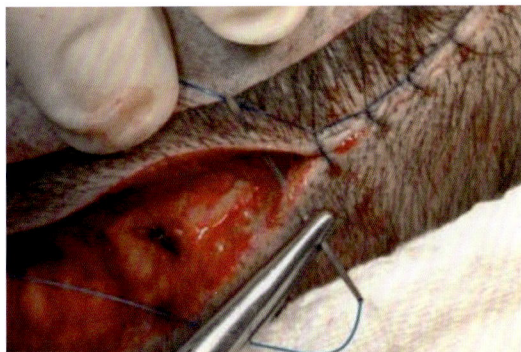

▲ 图 31-3　上下两侧创缘拉拢缝合切口

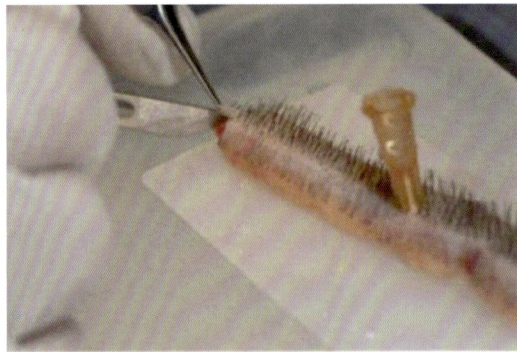

▲ 图 31-4　将头皮条切割成段，再切割成片

FUG 和含 2~4 根毛发的 FUG（图 31-5），存放在盛有低温 0.9% 氯化钠注射液的毛囊碟的纱布上保存。

分离的刀片一定要锋利，如果刀不锋利，切除 FU 周边脂肪时 FU 就会滚动，从而对 FU 造成损伤。切分和摆放的整个过程，FUG 必须保持低温水化，以提高毛发的存活率。

6. 隐痕毛发移植术毛囊单位移植体应如何种植？

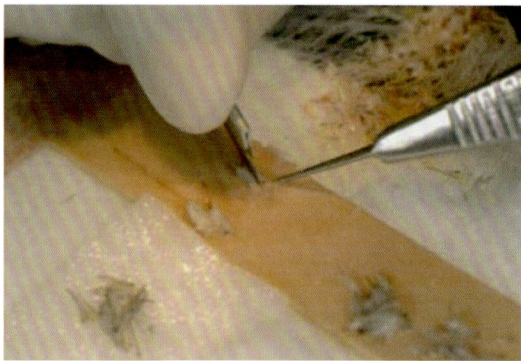

▲ 图 31-5　分割制备 FUG

隐痕毛发移植术 FUG 的种植与 FUE 技术自体毛发移植术相同。可采用缝隙切开种植法、即插即种种植法和单株毛发种植器种植法。通常含单根毛发的 FUG 用于发际缘、美人尖、颞角、鬓角、眉毛、睫毛、胡须、阴毛的种植，含 2~4 根毛发的 FUG 用于头顶区的种植。为了种植的准确性，种植医生必须佩戴两倍的头戴式放大镜进行操作。

二、隐痕毛发移植术的并发症

7. 隐痕毛发移植术供区并发症有哪些？

(1) 伤口裂开或坏死：如果切割的供区皮瓣过宽，缝合时的张力过大，引起局部循环障碍，从而组织发生坏死。在伤口张力大的情况下缝合，伤口裂开和伤口坏死的发生率很高。因此，手术医生切取头皮条时应该切除最保守的宽度，通常不能超过 1.5cm，应使切割的供区皮瓣尽可能长而窄，这样可以减少缝合时的张力。如果术中判断失误，还可以通过分离创缘，双层缝合或间断缝合来尽量减少切口张力。延长拆线时间也可以减少伤口裂开的概率。如果拆线时，发现局部拆除缝线后，伤口有开裂的情况，需保留剩余的缝线。

(2) 伤口感染：如果无菌操作不严格或者切口下有积血都可诱发感染。只要进行正确的外科操作，手术中使用肾上腺素，电凝止血，以及缝合时不留无效腔，切口一般都会愈合良好，不会发生感染的。一旦发现切口有红肿溢脓现象，就必须进行局部换药，全身抗感染治疗。

(3) 供区头皮疼痛、麻木、感觉迟钝：其原因是切口张力大，缝合后使头皮紧绷，引起疼痛，通常使患者无法平躺休息，甚至需要坐姿睡觉。术中应遵循"长而窄"的头皮条切取原则，严格无张力缝合切口。毛发移植手术中通常使用肿胀麻醉，可以使毛囊的位置抬高至枕部大血管神经的上方，因此在切割供区皮瓣时不会损伤枕神经。但会伤及头皮表浅的神经，引起供区头皮麻木、感觉迟钝。一般无须治疗，多数患者会在 3~6 个月后恢复。

(4) 头皮瘙痒和毛囊炎：缝合切口时有毛发或异物埋在皮下，瘢痕愈合过程中出现了感染、增生。都可以引起头皮瘙痒和毛囊炎。应涂抗生素软膏或局部注射皮质激素，毛囊炎成熟后可以用针头挑破脓头。

(5) 供区脱发：在手术过程中暂时性的缺氧可能会引起生长期的头发突然脱落。脱发的范围可以小到仅仅沿着缝合线的周围，也可累及到缝合线的上方，这常常是由较大的血管在手术中被切割所致。供区脱发一般发生在术后 2～3 周，毛发再生会在术后 3～4 个月开始，而米诺地尔的使用可以加速毛发的再生。

(6) 后枕部遗留条状瘢痕：后枕部遗留条状瘢痕是隐形毛发移植术后最常见的并发症，会使患者出现不安和焦虑情绪，导致患者不愿意参加社交活动。瘢痕的明显程度一方面取决于瘢痕组织本身的情况，另一方面取决于头发掩盖瘢痕的能力。一条大的瘢痕可以因为掩盖在浓密的头发中，而变得不明显；而一条很细的瘢痕却因为周围头发稀疏无法掩盖而变得非常明显。供区缝合时的张力过大会形成不美观的条状瘢痕，患者是不容易接受的，应当尽量避免。如果瘢痕很宽，可以在瘢痕上进行 FUE 技术无痕植发。还可以在瘢痕上文刺，根据毛发颜色选择不同的文刺色料。

8. 隐痕毛发移植术受区并发症有哪些?

隐痕毛发移植术受区并发症同 FUE 技术自体毛发移植受区并发症。

第 32 章
西药治疗脱发的问与答

目前国际上公认的治疗雄激素性脱发的药物有：米诺地尔溶液和非那雄胺片，需要长期坚持使用才能有效治疗雄激素性脱发。其他治疗雄激素性脱发的药物有：螺内酯、环丙孕酮、炔诺孕酮片、氟他胺、达英35。

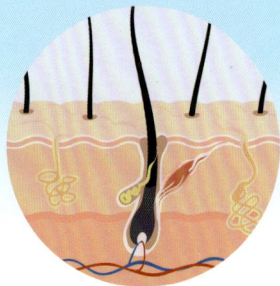

一、治疗雄激素性脱发的药物

1. 治疗雄激素性脱发的药物有哪些？

FDA 认证的治疗雄激素性脱发安全有效的药物是：局部外用药物米诺地尔溶液和口服非那雄胺片。它们能控制脱发患者原有的头发不再脱落，使原有萎缩的毛囊生长得更健康、更粗壮。据临床观察，其显效率为 20%～30%，一般不超过 50%，并且必须终身应用，方可维持一定程度的较为长期的疗效。

2. 药物治疗雄激素性脱发的最佳时机是何时？

雄激素性脱发是一个进行性加重的过程，强调早期治疗，治疗越早疗效越好，否则时间越长、脱发越严重，治疗难度就会加大。通常 1～5 级的脱发患者都可以选择药物治疗。口服非那雄胺片是一种处方药，服用方法是每天 1 次，每次 1mg（注意：非那雄胺片仅适用于男性雄激素性脱发，女性雄激素性脱发禁用）。外用米诺地尔溶液是一种非处方药，目前市场有 2% 和 5% 两种不同浓度，一般男性推荐用 5% 浓度，女性用 2% 浓度，每天 2 次，每次 1ml，局部头皮外用。

二、米诺地尔

3. 外用药物米诺地尔的药理作用是怎样的？

局部外用药物米诺地尔是一种钾通道开放药和局部血管扩张药。最初是用于治疗高血压的，在治疗高血压的过程中发现其一项重要不良反应就是引起多毛，进而研究发现该药对脱发具有治疗作用。然而，有关钾通道开放和血管扩张在治疗脱发中的作用机制尚无明确定论。通常认为局部外用药物米诺地尔可通过以下作用机制促进毛发生长：能抑制毛囊周围 T 淋巴细胞浸润，使皮内已闭合的血管重新张开；能直接松弛血管平滑肌，促进血液流动，增加局部的血液供应；能提前结束毛发的休止期，促进生长期毛发的生长和延长；开放钾通道，调节毛发生长。1996 年 FDA 批准局部外用米诺地尔溶液治疗雄激素性脱发。

4. 目前生产米诺地尔的品牌有哪些？

目前国药准字号的米诺地尔主要有三种，分别是山西安特制药生产的（2%、5% 米诺地尔溶液）达霏欣，浙江万晟制药生产的（5% 米诺地尔酊）蔓迪，四川德阳华康生产的（2% 米诺地尔溶液）斯必申。

国外品牌：落健、可兰等。

5. 目前生产米诺地尔的剂型有哪些？

目前生产米诺地尔的剂型有：液体型、泡沫型、凝胶型。

液体型：优点是方便携带和使用，使用时容易控制剂量。缺点是部分患者使用后有患处干燥、发红发痒，头皮屑增多的症状，需要坚持使用三个月才能看到效果。

泡沫型：优点是不含丙二醇，使用后不会出现患处干燥、发红发痒，头皮屑增多的症状，适用于头皮敏感的患者使用，使用后泡沫附着在头皮上，有利于药物吸收，坚持使用两个月就可以看到效果。缺点是不方便携带，坐飞机和高铁受限制。

凝胶型：优点是添加了甘油，有保湿功效。缺点是含丙二醇，部分患者使用后有患处干燥、发红发痒，头皮屑增多的症状。

6. 外用药物米诺地尔可以治疗哪些病症？

(1) 雄激素性脱发（男女都可以使用的）。

(2) 斑秃（各种原因引起的斑秃）。

(3) 植发术后取发区应激性脱发（可加快脱发区头发生长）。

(4) 可减少化疗引起的秃顶的持续时间，且没有显著的副作用。

7. 外用药物米诺地尔的浓度有哪些？

外用药物米诺地尔其浓度有 2% 和 5% 两种，男性应该使用 5% 米诺地尔溶液，而不要使用 2% 米诺地尔溶液，除非是因为发生了不良反应而进行调换。女性则应该使用 2% 的米诺地尔溶液，以减少不良反应，特别是多毛症，孕妇及哺乳期女性禁用。

8. 5% 米诺地尔相比 2% 米诺地尔有哪些优势？

研究表明：5% 米诺地尔比 2% 米诺地尔起效更快，更有利于增强患者的治疗信心，5% 浓度比 2% 浓度治疗一年可多长出 45% 的头发。

9. 外用药物米诺地尔的使用方法是什么？

局部外用，每次 1ml（米诺地尔 20mg，约 7 喷），每日两次，涂于头部患处（脱发区），从患处的中心开始涂抹，并用手按摩 3～5 分钟。应用滴器将药物涂在头皮上，而不要用喷雾器喷在头发或头皮上。不管患处面积大小，均应使用该剂量，每天的总剂量不得超过 2ml，不可过量使用（图 32-1）。本品应在头发和头皮完全干燥时使用，使用本品后应清洗双手。起效时间平均为 3 个月，用药时间推荐半年至一年以上。坚持使用 6 个月后观察治疗效果，平均见效时间为 6～9 个月，有效率可达 50%～85%，以中度脱发者疗效较好。蔓迪（米诺地尔）每瓶 60ml，每天早晚各用 1ml，一瓶可以使用一个月。

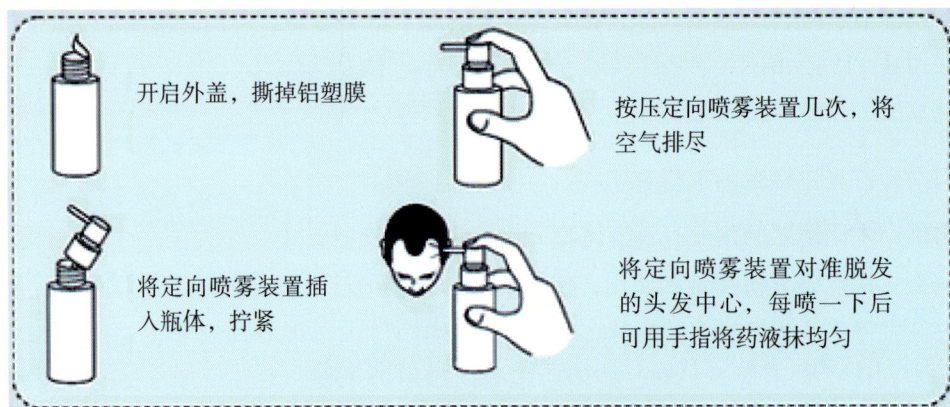

▲ 图 32-1　米诺地尔溶液的使用方法

10. 外用药物米诺地尔的注意事项有哪些?

(1) 整个头发稀疏部位都要涂抹, 而不仅仅是脱发部位。

(2) 如果头皮出现刺激反应, 要立即复诊。

(3) 开始用药 4～8 周可能出现脱发增加 (狂脱) 的现象, 这时要告知患者不必紧张, 应该继续用药。

(4) 当决定停药时, 要逐渐减量, 用一个月的时间逐渐减量, 然后停止用药。

11. 外用米诺地尔, 为什么在治疗的初期会出现 "狂脱期" ?

米诺地尔可以促使休止期毛囊向生长期转化, 使旧发结束生长周期后长出新发。在使用米诺地尔治疗的初期 (1～2 个月内), 由于部分休止期或已经损伤的毛囊停止生长, 在受到药物刺激后会提前脱落, 重新进入生长期, 因此脱发增多, 出现狂脱现象。狂脱期不是停药指征, 应继续坚持使用。这种现象是暂时的, 一般 3 个月会逐渐缓解, 有狂脱现象表明会有更多的头发生长出来。

12. 外用米诺地尔溶液治疗脱发, 多久才有效果?

外用米诺地尔溶液, 第 1 个月会出现一个脱发量增多的现象, 第 2 个月基本就不再脱发, 第 3 个月脱发处可长出绒毛, 第 4～6 个月发量明显增多, 持续使用 12～24 个月达到巩固疗效的目的。所以对于脱发的治疗一定要有耐心。

13. 外用药物米诺地尔的副作用有哪些?

外用药物米诺地尔的副作用发生率低且症状轻, 常见的副作用有以下 4 种。

(1) 接触性皮炎。用药后出现头皮刺激症状, 患处干燥、发红发痒, 头皮屑增多, 一般症状轻微, 停药后即可消退。这种过敏症状主要和米诺地尔中的丙二醇有关, 如果不能耐受, 可以尝试更换使用不含丙二醇的米诺地尔, 即国际上推荐的泡沫剂型米诺地尔, 这款产品用甘油代替了丙二醇, 适合于对丙二醇过敏的患者。

(2) 多毛。全身性毛发增多，女性患者发生率较高。多毛大约在一年后减轻和消退，停药后 1～6 个月可完全消退，不会持续"毛茸茸"。

(3) 停药后反弹，有部分使用者，停药后会重新回到脱发的"轨道"。

(4) 体位性低血压。

14. 自体毛发移植术后多久可以外用米诺地尔？

米诺地尔有扩张头皮毛囊种植区毛细血管的作用，有增加术后出血的可能；米诺地尔对头皮有刺激作用，有使种植区头皮发生接触性皮炎的可能，围手术期使用米诺地尔会增加术区出血和发红的风险，自体毛发移植手术后短期内不推荐使用。

建议术后一个月受区皮肤发红不明显时开始使用米诺地尔，每日两次，涂于种植区，并用手按摩 3～5 分钟，可促进移植毛发的生长。

15. 使用米诺地尔时，能染发、烫发吗？

为避免染发、烫发对头发的刺激，在使用米诺地尔期间尽量避免染发、烫发。

16. 使用米诺地尔后，可以马上洗头吗？

研究表明：外用米诺地尔溶液 1 小时后药物吸收 50%，涂抹 4 小时后药物吸收 75%。因此，为了使米诺地尔的药物疗效达到最佳，应使该药在头皮维持至少 4 小时后，方可洗头或游泳。如果需要保持形象，至少要维持 1 小时后再洗头。每天用药间隔建议 6 小时以上。

17. 使用米诺地尔后，会不会有异味影响工作和社交？

米诺地尔溶液的主要成分是乙醇，用后迅速挥发而米诺地尔的药物成分进入头皮，不会有异味，不会影响工作和社交，高浓度的米诺地尔溶液有时会在头皮上留下药物的结晶。

18. 为什么使用米诺地尔后头皮屑增多？

使用米诺地尔后头皮屑增多有两方面的原因：一方面由于米诺地尔促使表皮细胞新陈代谢加快，头皮角质化形成头屑；另一方面由于米诺地尔干燥后会形成药膜，类似于头皮屑。因此在使用米诺地尔治疗脱发的同时应注意头部的清洁卫生。

19. 米诺地尔能否使白发变黑？

米诺地尔是通过扩张局部头皮下的毛细血管来改善毛囊的血液和营养的供应，促进毛发的生长，和白发变黑没有关系，所以不能使白发变黑。

20. 使用米诺地尔后发现脱发症状没有任何改善，是否米诺地尔对患者无效？

由于个体差异的存在，使用米诺地尔后并非每个患者都能在 3 个月左右产生明显的效果。美国临床药典记载，临床使用 1 年没有明显效果，才能判定米诺地尔对患者无效。另外，正确和按时用药也是影响效果的重要因素。建议患者坚持用药，不要半途而废。

三、非那雄胺

21. 非那雄胺片治疗脱发的起源是怎样的？

非那雄胺片最早由美国默克公司研制和生产，用于治疗良性前列腺肥大，其商品名保列治，规格为每片 5mg。在治疗过程中神奇地发现大部分秃顶患者又长出了头发。但服用 5mg 对男性雄激素性脱发（androgenetic alopecia，AGA）患者而言剂量太大，通过大量临床研究又研制开发出每片 1mg 专门用于治疗 AGA 的非那雄胺片，商品名为保法止，美国 FDA 于 1997 年 12 月 19 日批准了保法止的使用。保法止是美国 FDA 有史以来第一个也是目前唯一一个被批准用于治疗男性 AGA 的口服药物。非那雄胺治疗男性雄激素性脱发可单独使用和（或）米诺地尔联合使用。但非那雄胺只适用于男性，女性和儿童不能服用。服药时应严格按照每日 1 次，每次 1mg 的剂量。

22. 目前生产 1mg 剂量非那雄胺片的品牌有哪些？

(1) 国外品牌有保法止。

(2) 国产品牌有艾仕法，仙琚，启悦，浦立宁等。

23. 非那雄胺片治疗脱发的机制是什么？

人体额顶部的头发对雄激素比较敏感，容易受到雄激素作用。因为这些部位的毛囊中含有大量的 II 型 5a- 还原酶，能将雄激素睾酮转换成二氢睾酮（dihydrotestosterone，DHT）。DHT 作用于毛囊后使得毛囊发生萎缩退化，头发就开始掉落形成了秃发。非那雄胺是一种 II 型 5a- 还原酶特异性抑制药，能抑制睾酮转化为 DHT。服用非那雄胺片后，体内 DHT 浓度降低，从而阻止了 DHT 对毛囊的破坏，使头皮敏感部位的毛囊恢复吸收血液中营养的能力，进而使萎缩的毛发恢复生长，可以有效治疗男性雄激素性脱发（图 32-2）。

24. 非那雄胺片的最佳使用时机是怎样的？

临床研究显示：每天口服 1mg 非那雄胺可显著改善毛发生长，且治疗效果与年龄、疗

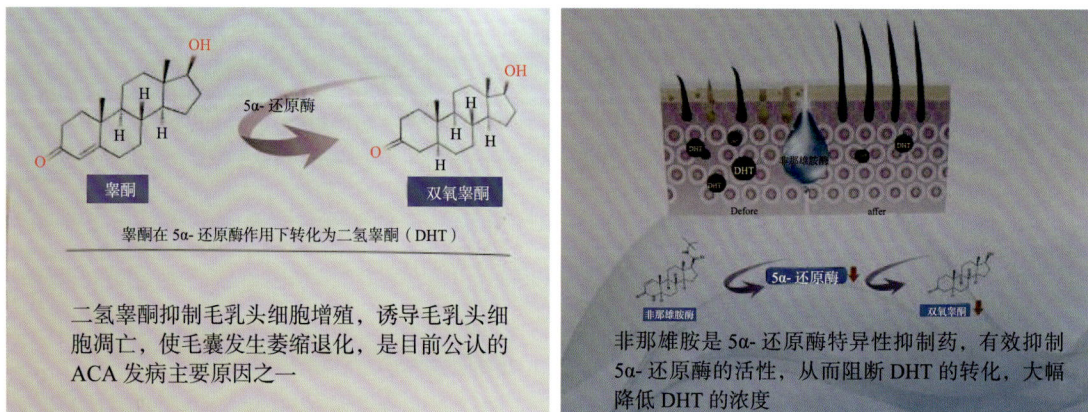

▲ 图 32-2　非那雄胺片治疗脱发的机制

程及脱发严重程度相关。

脱发年龄越小疗效越佳（年龄≤26 岁的患者疗效更佳），疗程越长治疗效果越好（一般规律服药 2 年以上可以达到最佳效果），脱发程度越重其疗效越差。要达到最佳治疗效果，必须早期、坚持、长时间用药。

25. 如何使用非那雄胺片治疗男性雄激素性脱发？

非那雄胺片用于男性雄激素性脱发的治疗，推荐剂量为每天 1 次，每次 1 片（1mg），口服，可使头皮和血清中的 DHT 降低约 70%。

一般服药 3 个月后毛发脱落减少，6～9 个月头发开始生长，连续用药 1～2 年可达到较好效果。用药一年后有效率达 65%～90%，推荐长时间维持治疗。治疗一年无明显效果的患者，建议停药。

对于男性雄激素性脱发的患者推荐联合用药的方式是口服非那雄胺、外用米诺地尔。要注意的是女性患者禁止使用非那雄胺。

26. 非那雄胺片的禁忌证有哪些？

(1) 女性和儿童不能服用。

(2) 不满 18 岁的男性 AGA 患者不能服用。

(3) 对该药物过敏者不能服用。

(4) 非那雄胺片服用后经肝脏代谢，肝功能异常的患者不能服用。

建议使用者年龄在 20 岁以上，并且近期没有生育孩子的计划。如果计划生育孩子，建议提前半年停用该药。不推荐女性患者服用非那雄胺，孕妇或育龄女性禁用，因为非那雄胺可引起男性胎儿的外生殖器畸形，如尿道下裂和男性生殖器女性化等。

27. 非那雄胺片的副作用有哪些？

非那雄胺片是一款治疗男性雄激素性脱发的专用处方药，常见的副作用有以下 4 种。

(1) 性功能受损：勃起功能障碍、射精功能障碍、射精量减少或性欲减退等。性欲减退（1.9%）、阳痿（1.3%）及射精减少（1%），其发生率均小于 2%。

(2) 个别脱发患者服药早期可能会出现前列腺特异性抗原减少、男性乳房发育、睾丸疼痛、停药后上述副作用基本都会自行消失。

(3) 过敏反应（包括皮疹、瘙痒、荨麻疹和口唇肿胀）。

(4) 对情绪的影响：非那雄胺可能诱发抑郁症状。

28. 非那雄胺片需要长期用药吗？

判断一个药物是否需要长期使用，主要看该药物是否能够根治该疾病，由于 AGA 是一个多因素相关的慢性无法根治的疾病。因此，需要长期使用非那雄胺治疗 AGA。

四、治疗雄激素性脱发的其他药物

29. 抗雄性激素药物在治疗雄激素性脱发中的作用是什么？

抗雄性激素药物大多数只能减少毛发脱落，促使毛发新生的作用不明显。这类药物一般通过与雄性激素受体结合，阻止雄性激素进入细胞内而发挥作用。抗雄性激素药物一般用于女性，常用的药物有螺内酯、环丙孕酮、炔诺孕酮片、氟他胺、达英 35。

30. 为什么女性雄激素性脱发服用螺内酯有效？

女性雄激素性脱发，表现为头发弥漫性稀疏，以额、顶部最为明显，是因为体内 II 型 5a- 还原酶活性增高引起的。因此，治疗女性雄激素性脱发的关键在于控制 II 型 5a- 还原酶的活性。

螺内酯是人工合成的抗醛固酮药物，通过拮抗醛固酮产生保钾利尿的作用，同时螺内酯能有效控制 II 型 5a- 还原酶的活性，在靶组织的细胞内与睾酮、双氢睾酮竞争性与雄激素受体结合，进而发挥抑制雄激素作用。所以可以治疗女性雄激素性脱发。女性雄激素性脱发服用螺内酯，每日 40～60mg，疗程至少一年，然后再逐渐减量。部分患者症状可得到改善。其副作用为月经紊乱、性欲降低、乳房胀痛。治疗中要经常检查电解质，防止血钾的升高。

31. 服用螺内酯可以治疗男性雄激素性脱发吗？

螺内酯可引起男性患者性欲减低、乳房增大，故不宜治疗男性雄激素性脱发。

第 33 章
中医中药治疗脱发的
问与答

传统中医认为：发为容之冠，发为血之余，发为肾之侯，发为肺所主。脱发、头发稀疏是体质衰弱的表现。

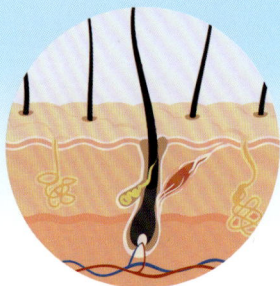

一、传统中医对头发的认知

1. 毛发与气血的关系是怎样的?

气、血、精在中医来讲都是构成人体的基本物质,同时也是毛发生长的物质基础。气是指由肾中精气所化生的元气,它是人体生命活动的原动力,对毛发的生长起着激发和促进生长的作用。一个人先天体质虚弱,毛发也必定稀疏。肝藏血,发为血之余,血盛则发润,血亏则发枯。

2. 毛发与经络的关系是怎样的?

毛发有赖于气血的濡养,而气血则是通过经络来输送,某一经脉经气的盛衰决定着其所循行部位毛发的盛衰。如头发的多少、润枯与督脉有关。这与督脉的走行分布有关,督脉起于胞中,下出会阴,沿脊内上行,至顶后风府穴处进入颅内,络脑,在肾、脊髓、头发之间形成了一条通路。当肾中精气旺盛,髓海元盛时,则随督脉之经气上行而供养头发。于是,头发就生长茂密而富有光泽。所以,若经脉运行受阻,则毛发营养的供应则受到障碍,毛发就会枯燥甚至脱落。

3. 毛发与肾脏的关系是怎样的?

肾为先天之本,精血之源,其华在发。中医治疗脱发的第一要法即为补肾。同时,人体的生、长、壮、老也都与肾中精气的盛衰密切相关。《内经·上古天真论》明确指出,女子"七岁,肾气盛,发长""四七,发长极""六八,发鬓斑白",这就是为什么当人步入中年后,会突然发现第一根白发,而老年人则满头银发,若肾中精气得到充养,则头发润泽不枯槁;反之,若因各种原因如久病、手术后、产后、精神打击,造成肾气虚弱,就可出现白发、脱发,甚而秃发。毛发的生长脱落,常能反应肾气的盛衰,肾气旺盛,则毛发茂密乌黑有光泽。肾气虚衰,则精血不足,导致头发缺少营养供应,则毛发稀疏易脱落或变白无光泽。

4. 毛发与肺脏的关系是怎样的?

肺主气,主皮毛,在体为皮,其华在发,肺可将脾所转输的津液和水谷精微,布散于全身,以达到"熏肤,充身,泽毛"的作用。毫毛必植根于皮肤之中,这就如同禾苗与土壤的关系,土沃则苗壮,肺的功能正常,皮肤腠理致密,血脉通畅,毛发则润泽;反之,失去良好的生长环境,毛发必然易干枯、脱落。

5. 毛发与脾脏的关系是怎样的?

脾为后天之本,可将水谷化生为气血为毛发提供营养,若脾化生气血功能减退,则气血生化不足,毛发因缺乏营养而干枯、脱落。脾运化水湿功能减退,又可造成水湿上犯、侵蚀发根,阻碍头发的营养吸收而引起脱发。所以,脱发、掉发的人不一定完全是体质虚弱、缺乏营养造成的,也有一部分人身体健壮但就是头发不茂盛,这多半是属于有水湿、吸收不良所造成。

6. 精神压力对头发有伤害吗?

传统中医认为:烦恼生白发。喜伤心,怒伤肝,思伤脾,忧伤肺,恐伤肾。肺主皮毛,所以忧愁苦闷、精神压力大可使头发枯萎、脱落、早生白发。

7. 传统中医认为脱发的病因是什么?

一个人每天都有几根甚至几十根头发脱落为正常脱发,但脱落的头发若每天超过 100 根以上,则为病理性脱发。传统中医认为病理性脱发与以下几点有关。

(1) 先天、后天不足。一是指先天肾精不足,后天肾精的亏耗;二是指脾胃虚弱,后天吸收不良。

(2) 气血亏虚。肺气虚则不能将水谷精微传输于毛发根部,脾虚失健运,气血生化乏源,皆影响头发的生长。阴血亏虚是临床常见的脱发原因,每见长期用脑,思虑过度,致心血暗耗。久病、月经过多、产后出血至血液不足,血液是毛发的主要营养物质,一旦不足则可致毛发失养脱落。

(3) 血热蒸腾。血热上蒸,熏灼头皮、发根,致毛发的生长环境不良而脱落,热邪又可耗血伤阴造成头发营养不足而加重脱发。不同年龄、不同情况都可导致血热蒸腾。青少年阳气旺盛多热。中壮年人情志过虑,身体过度劳疲。过服或滥用各种补药。热病后邪恋营分。

(4) 湿热蕴蒸。湿热郁积,蕴蒸腐蚀发根,使其脱落可阻滞血络的血气运行,使毛发失养加重脱落。过食甜食、油腻、辛辣等饮食,过度酗酒。肾精亏损。肝气郁滞,失其疏泄,累及三焦水道不利而致水湿内停,加之肝火内生,湿热相合形成肝胆湿热。

(5) 水湿、血瘀、气结。水湿饮邪上犯头部,侵蚀发根,使其腐枯或阻滞气血通路,使毛发营养缺乏,可引起毛发脱落。血瘀阻络,使气血不能达于毛根,阻塞血路,新血不能养发。故发脱落,血瘀常见于情志内伤,气滞血瘀或跌打损伤,久病正虚,各种出血等情况。气机郁结,亦可阻滞气血的运行,使毛发失养,常见于忧思郁怒等情志过极,导致肝失疏泄,气机郁结。

(6) 外邪侵袭。热食、热水浴或劳作等汗出后受风,风邪入侵,阻于头皮,风盛化燥生热,使毛发脱落或外感热邪,致血热脱发。

(7) 皮肤疾病。瘢痕处毛发不生,瘢痕致密,则气血下沉,不能荣宣腠理,故发不生。

(8) 机体衰老。脱发分为暂时性脱发和永久性脱发,暂时性脱发大多由于各种原因使毛囊血液供应减少,或者局部神经调节功能发生障碍,以致毛囊营养不良,但无毛囊结构破坏，故经过治疗新发还可再生，并恢复原状；永久性脱发是因各种病变造成毛囊结构破坏，导致新发不能再生。

二、传统中医对脱发的辨证施治

8. 传统中医对脱发的辨证施治原则有哪些?

采用中医辨证施治进行清热利湿，养血润肤，滋补肝肾，理气活血，对某些脱发患者有一定的治疗效果。

(1) 心肾不足，血不荣发。症见：脱发（斑秃、少发、全秃）患部头皮发亮，除有痒感外，局部无不适，伴有夜不成寐，病痛耳鸣，舌质红少苔，脉细弦数等症。治疗：补肾安神，养血生发。

(2) 肝肾不足，血虚脱发。症见：脱发（斑秃、全脱或眉脱、睫毛脱），患部头皮发亮，可有少许散在毳毛，残存之毛发稍触即容易脱落，同时伴有瘙痒脱屑，不思饮食，夜寐不安，梦多，月经后推，舌质淡红，舌苔薄白，滑脉等症。治疗：滋补肝肾，养血生发。

(3) 肝郁血虚，血气失养。症见：斑秃，少发，心情烦闷，焦虑不安，精神过度紧张，夜寐多梦。周身乏力，舌暗，脉弦细而涩等症。治疗：疏肝养血。

(4) 肾虚血虚，气血不足。症见：头发稀疏，胡须稀少，眉毛全脱，面色晦暗或面色暗白，口唇干枯，言语无力，遗精多梦，舌苔白黄，质红、脉弦弱，左尺脉沉细。治疗：补肾益气养血。

(5) 热邪伤肺，皮毛憔悴。症见：脱发，喉燥咽痛，咳时汗出，头痛，舌苔薄黄，脉浮数或浮滑。治疗：倾泻肺热，凉血解表。

(6) 风盛血燥，发失荣养。症见：脱发、头发奇痒、头晕眼花、神疲、纳食差、口淡无味，晚间尤甚，便溏，面色皓白无华，舌苔薄白，脉细缓。治疗：养血祛风。

9. 中成药治疗脱发有哪些?

中成药的选用应遵循辨病与辨证相结合，部分无明确证型的中成药可采用辨病用药。

(1) 丹参酮胶囊：功效为抗菌消炎，具有雌性激素样活性；适用于湿热内蕴证；用法用量为口服，4 粒 / 次，3 次 / 天；不良反应尚不明确。

(2) 当归苦参丸：功效为凉血，祛湿；适用于湿热内蕴证；用法用量为口服，6 克 / 次，2 次 / 天；不良反应尚不明确。

(3) 精乌胶囊：功效为补肝肾，益精血，壮筋骨；适用于肝肾不足证；用法用量为口服，6 粒 / 次，3 次 / 天；不良反应尚不明确。

(4) 活力苏口服液：功效为益气补血，滋养肝肾；适用于肝肾不足证；用法用量为口服，10 毫升 / 次，1 次 / 天；不良反应尚不明确。

10. 传统中医外治脱发的方法有哪些?

(1) 梅花针叩刺治疗：用梅花针叩刺头皮可以调节气血、通经活络，调节人体营卫气血，改善血液循环，刺激萎缩的毛囊恢复正常生长。方法是用 75% 乙醇消毒脱发区，手持梅花针用手腕的力量叩刺头皮脱发区、生发穴、大椎穴，叩刺强度以皮肤潮红，并有微微出血为度，每次叩刺约 10 分钟，隔 1 次，10 次为一个疗程。

(2) 体针取穴：百会穴、四神聪穴、头维穴（双侧）、生发穴（风池穴与风府穴连线中点）、翳风穴。根据辨证及患者体质采用补法或泻法。每次留针 20 分钟，得气后留针 30 分钟。

(3) 温针灸：头针取阿是穴、百会、四神聪、风池、头维、上星、大椎、生发穴；体针取肝俞、肾俞、足三里、血海、三阴交、太溪、合谷。使用毫针针刺，各穴得气后于针柄上放置清艾绒，点燃，待艾绒燃尽后除去灰烬，留针 30 分钟后将针取出，隔日 1 次。

(4) 穴位埋线：双侧取穴，主穴为足三里、阴陵泉、三阴交；配穴为丰隆、血海、曲池，每 4 周 1 次。

(5) 艾灸治疗：艾灸可使秃发区皮温升高，血管扩张，改善血液循环，加快脱发区毛发生长。

(6) 中药涂搽脱发区、中药雾化熏蒸：可以调节头皮功能，增加头皮血液循环，调节油脂代谢，抑菌、抗炎、止痒。

(7) 放血治疗：可于脱发处针刺放血，以助生发。

(8) 火针治疗：以火针之火刺激秃发区，高温渗透于内，激发人体阳气，推动气血流通，治疗斑秃。

(9) 刮痧通络疗法：刮痧排毒，疏经通络，活血化瘀，平衡阴阳。刮全头及颈部三条线，刮督脉及膀胱经。

11. 如何通过按摩防治脱发？

刺激"三大生发穴"，做好"两大生发操"，可增加头皮血液循环，让头发更坚固。

• 三大生发穴

(1) 百会穴。位于头顶中心凹陷处，可以预防各种类型的脱发，并有提神醒脑的效果。按摩方法：两手食指和中指的指腹并拢，垂直向下按压，若痛感较强，仅用一只手的中指指腹点按即可。

(2) 角孙穴。位于耳朵后面与耳尖齐平凹陷处，可促进血液循环。按摩方法：用大拇指轻轻点压，两侧穴位要同时按压。

(3) 翳风穴。位于耳垂齐平的耳后凹陷处，能促进头皮血液循环，还可防治脑袋发沉、头痛、眩晕。按摩方法：用大拇指指腹两侧同时轻轻点压，不要用力按压。

• 两大生发操

(1) 十指按摩。五指叉开成梳子样，顺着毛发生长的方向轻轻梳发，中指正对头发前部正中处，其余四指可自然放下，从头的前部往后梳，两手交替梳 3 分钟。每日按摩头部 10～15 分钟即可促进头皮血液疏通。

(2) 十指叩头。双手五指稍分开，两手分别放在头顶部，用手指腹部有弹性地轻轻叩击头皮。不拘穴位与位置，在有痛感的地方多敲几次。由前向后，重复叩击 3～5 分钟。

12. 白发是怎么形成的？如何防治？

头发乌黑是因为头发里含有一种黑色素，黑色素含量越多，头发的颜色就越黑；反之黑色素含量越少，头发的颜色就越淡。

白发是由于精神、营养、慢性病、身体其他因素等导致毛囊内色素细胞功能下降和消失，使其产生的色素量减少或不产生色素造成的。当黑色素颗粒在毛乳头、毛球部的形成发生障碍，或虽然形成但因某种因素，不能运送到毛发中去，从而使毛发髓质、皮质部分的黑色素颗粒减少、消失时，就会出现白发。

白发的防治应采用综合疗法。传统中医认为：要坚持头部按摩，刮痧，梅花针叩刺。东晋葛洪《肘后方》认为：拔去白发，涂蜂蜜于其迹，如是数次，则生黑发。

13. 毛发移植术后，如何运用中药内服法防止原有毛发的继续脱落？

(1) 血热风燥证

证候：多见于病程初期，头发干枯，散在稀疏脱落，可伴头屑增多、瘙痒；常喜食辛辣或情志不畅；伴心烦口渴，大便干，小便赤短，舌红苔薄黄，脉浮数。

治法：凉血祛风，润燥生发。

方药：凉血消风散（《朱仁康临床经验集》）加减。

组成：生地、当归、荆芥、蝉蜕、苦参、刺蒺藜、知母、生石膏、生甘草。

制用法：水煎服。

功用：祛风清热。

加减：血热偏盛，脱发迅猛者，加丹皮、赤芍、侧柏叶；风热偏盛，头屑增多，瘙痒者，加桑叶、钩藤、僵蚕；心烦口渴者，加生栀子、天花粉；头发干枯者，加制首乌、制黄精。

(2) 脾胃湿热证

证候：脂溢明显，头皮油亮多脂，头发细软油腻，甚则黏在一起，或稀疏脱落，可伴油腻性痂屑，瘙痒；常嗜食肥甘厚味及嗜酒，伴口苦口干、大便臭秽、小便黄；舌红，苔黄腻，脉滑数。

治法：运脾清胃，祛湿生发。

方药：祛湿健发汤（《赵炳南临床经验集》）加减。

组成：炒白术、猪苓、萆薢、首乌藤、白鲜皮、车前子、川芎、泽泻、桑葚子、赤石脂、生地、熟地。

制用法：水煎服。

功用：除湿、益肾、生发。

加减：脂溢明显者，加茵陈、侧柏叶、生山楂；瘙痒剧烈者，加苦参、白鲜皮、蜈蚣；病程日久者，久病则瘀，加丹参、红花、当归。

(3) 肝肾不足证

证候：病程日久，前额、头顶头发稀疏脱落或全部脱落，头皮光亮；伴头晕目眩，耳鸣，腰膝酸软；舌淡，苔少，脉沉细。

治法：滋补肝肾，养血填精。

方药：七宝美髯丹（《本草纲目》）合二至丸（《证治准绳》）加减。

① 七宝美髯丹

组成：何首乌、菟丝子、牛膝、赤茯苓、枸杞、当归各 240g，补骨脂 210g。

制用法：研为细末，炼蜜为丸如龙眼大。每次 9g，每日 2 次。

功用：补肾固精，乌发壮骨，续嗣延年。

② 二至丸

组成：女贞子、旱莲草。

制用法：水煎服。

功用：调摄任冲。

加减：偏阳虚者，加淫羊藿、巴戟天、肉桂；偏阴虚者，合六味地黄丸加减；肾精不足者，加制黄精、沙苑子、金樱子；头晕耳鸣者，加天麻、益智仁、磁石；腰膝酸软者，加杜仲、续断、桑寄生。

14. 毛发移植术后，如何运用中药外用法防止原有毛发的继续脱落？

(1) 皮脂溢出不多者，用生发健脾酊或 10% 补骨脂酊（《赵炳南临床经验集》）

组成：补骨脂 180g 碾碎。

制用法：置于 75% 乙醇 360ml 内，浸泡 7 昼夜，过滤去渣即成。涂擦患处，并摩擦 5～10 分钟，每日 1～2 次，糜烂处禁用。或用制首乌、川芎、红花、补骨脂等养血活血、乌须生发的中药加白酒浸泡 1 周后涂搽，每日 2～3 次。

功用主治：具有活血通络之功。

(2) 皮脂溢出多、头发油腻、瘙痒者，用侧柏叶酊。

组成：侧柏叶 50g 置于 75% 乙醇 200ml 内。

制用法：浸泡 7 昼夜，过滤去渣即成。外搽，每日 2～3 次；或用茵陈、透骨草、苦参、侧柏叶、明矾等清热消炎、除湿祛脂的中药煎水洗头，每周 1～2 次。

15. 毛发移植术后，如何运用针刺疗法防止原有毛发的继续脱落？

(1) 体针

主穴：百会、四神聪、头维、翳风、生发穴（风池与风府连线中点）、足三里、三阴交。

配穴：血热风燥证，配曲池、风池、血海；脾胃湿热证，加阴陵泉、脾俞、丰隆；肝肾不足证，配肝俞、肾俞、太溪、昆仑。

操作手法：实证用泻法，虚症用补发，留针 20～30 分钟，或加用电针刺激，每日或隔日 1 次，10 次为 1 个疗程。

(2) 耳穴压豆

主穴：肺区、肝区、肾区、交感、内分泌、肾上腺、额区。

配穴：皮脂溢出者，加脾区；便秘者，加大肠区。

操作方法：每次取穴 4～5 个，贴压王不留行籽，2～3 天换豆一次，5 次为 1 个疗程。

(3) 梅花针

主穴：阿是穴（秃发区）。

配穴：顶部脱发者，配百会、四神聪、前顶后顶；前额部脱发者，配头维、发际。

操作方法：中等强度，每日或隔日一次，14 次为 1 个疗程。病程长者，可在脱发区和头皮足太阳膀胱经循经部位用梅花针移动叩击，每日 1 次，5 次为 1 个疗程。

(4) 头三针

主穴：防老和健脑穴。

配穴：脂溢明显者取上星穴；瘙痒者，取大椎穴。

操作方法：防老穴向前方斜刺，留针 15～30 分钟，每日或隔日 1 次，10 次为 1 个疗程。

16. 毛发移植术后，如何运用药膳调养法防止原有毛发的继续脱落？

(1) 薏苡仁冬瓜汤

组成：薏苡仁 30g，冬瓜 200g。

制用法：用清水煮食。

功用主治：健脾利湿。适用于脾胃湿热者。

(2) 栗子炖鸡

组成：栗子 30g，大枣 10 枚，枸杞 15g，鸡 500g。

制用法：清水泡 30 分钟后，一起煮食。

功用主治：滋补肝肾。适用于肝肾不足者。

(3) 首乌黄精粥

组成：制首乌 30，黄精 30g，核桃仁 15g，黑芝麻 15g，粳（jīng）米 200g。

制用法：制首乌、黄精、核桃仁和黑芝麻洗净，与粳米一起煮粥同食。

功用主治：滋补肝肾，生发乌发。适用于肝肾不足者。

组成：侧柏叶 50g，桑葚子 200g，蜂蜜 50g。

制法：水煎侧柏叶 20 分钟后去渣，在纳入桑葚子，文火煎煮半小时后去渣，加蜂蜜成膏。

功用主治：清热生津，祛风生发。适用于斑秃属血热生风型，伴有头晕目眩、口干者。

第 34 章
脱发辅助治疗的问与答

　　近 20 年来 PRP 已经被广泛应用在多个学科，如骨科、口腔颌面外科、运动医学科、妇产科、耳鼻咽喉科、皮肤科和整形美容科等，PRP 治疗脱发是目前新兴的治疗领域之一。低能量激光头盔采用了高精度医用级波长 650nm 激光二极管，穿透头皮的毛囊细胞，可坚固发根、促进新发生长。

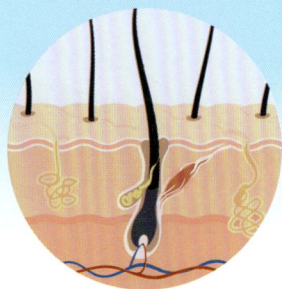

一、PRP 治疗脱发

1. 什么是中胚层疗法？

我们皮肤原始胚层组织分为外胚层、中胚层、内胚层。外胚层发育成为皮肤（表皮），中胚层发育成为纤维结缔组织（真皮、皮下组织）、肌肉、软骨和骨，内胚层发育成为消化道、肝脏、肺脏、胰腺等（外表感神腺，内呼消肝胰，其余为中胚层）。

中胚层疗法也被称为美塑疗法，是 1952 年由法国医生麦克·皮斯特首先提出的，它的原理相当于直接给深层肌肤提供"养料"，其方法就是通过微针导入技术直接将药物定位、定量、定层的注射到真皮层。

其优点为药物能够很好地被皮肤吸收，起到比较好的治疗效果。不像口服药物需要进入人体的血液系统，避免了不必要的副作用。随着技术的不断成熟，中胚层疗法在医疗美容行业已经取得了很大的成功。

2. 什么是滚刺疗法？

通过手动在头皮滚动微刺滚动仪（图 34-1）将毛囊营养导入头皮中胚层，使毛囊细胞能够充分的吸收营养，以促进毛发的生长。

3. 什么是微针注射疗法？

微针注射疗法是指通过注射器或微针（图 34-2）将药物或有效治疗成分输注到头皮，以促进毛囊生长的一种治疗方法。临床常用的局部注射成分包括 PRP、脂肪干细胞、糖皮质激素等。

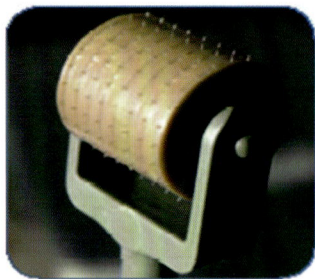

▲ 图 34-1　微刺滚动仪

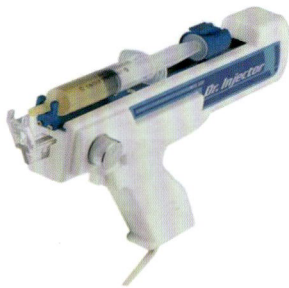

▲ 图 34-2　微针注射

4. 什么是富血小板血浆（Platelet Rich Plasma，PRP）？

PRP 是通过离心方法从人体血液中提取的富含血小板、干细胞和生长因子的高浓度血浆。

PRP 中富含多种生长因子，如血小板衍生生长因子，转化生长因子 –β，胰岛素样生长因子，表皮生长因子，血管内皮生长因子等。这些生长因子能促进各种组织的修复与再生，血管生成、抗炎等，是再生医学中最有前途的治疗之一。近 20 年来 PRP 已经被广泛应用在多个学科，如骨科、口腔颌面外科、运动医学科、妇产科、耳鼻咽喉科、皮肤科和整形美容科等。近些年来，PRP 被应用于脱发领域，并被证实是一种有效、安全的治疗手段，其主要适应证包括非瘢痕性脱发（男性雄激素性脱发、女性型脱发、斑秃等）和瘢痕性脱发。

5. PRP 疗法治疗的疾病有哪些？

(1) 关节软骨的劳损（关节炎）。关节炎根据严重程度一般可以分为 4 个等级。PRP 疗法一般适用 1～3 级的关节炎患者（四肢关节或者脊椎关节的软骨损伤）。

(2) 医疗美容。头皮：增加发量。脸部、脖颈：减少皱纹。手背：年轻化。腹部：消除妊娠纹。手术瘢痕：消减手术疤纹。

6. 为什么 PRP 可以治疗脱发？

人体自身血液中的血小板，不仅可以止血和治愈伤口，还富有生长因子。PRP 一经激活，血小板内的 α 颗粒将会释放大量的生长因子，PRP 中的多种生长因子通过与毛囊隆突干细胞结合，诱导毛囊的增殖和分化。将 PRP 注射到头皮后，可以促进毛囊向生长期转化，促进毛囊干细胞的增殖分化，激活处于静止期的毛囊，促进毛乳头细胞增殖及其周围血管生成，促进头皮血管生成，从而提供更多的能量，提高 DPCs 抗凋亡能力，滋养毛囊，促进毛囊的生长。从而成为一种有效治疗脱发的替代疗法。适用于雄激素性脱发，斑秃，瘢痕性秃发，自体毛发移植术。

7. PRP 疗法患者术前须知有哪些？

(1) 如果患者有可以通过血液传播的疾病，如肝炎、艾滋病等，为了安全起见，不可以使用 PRP 治疗。

(2) 对于有神经性皮炎，牛皮癣，或其他急性传染性皮肤病的患者，应非常谨慎地使用 PRP 治疗。

(3) 贫血，肝脏功能受损的患者及癌症患者也不适合 PRP 疗法。

(4) PRP 疗法术前一周不要使用阿司匹林、扶他林、布洛芬或其他类似的止痛和抗风湿病的药物，因为这些药物的成分会抑制血小板的活力。

8. PRP 的制备和治疗方法是怎么样的？

进行 PRP 治疗的时候，医生会从患者的静脉血中抽取约 40ml 静脉血（一般是从手臂的静脉血管抽取），然后将抽出的血液进行特殊的离心分离制备 4～6ml PRP。

推荐使用 1ml 注射器，配备 30~34G 针头，进针深度 3~5mm，间隔距离 1cm，将 PRP 注射到脱发区域头皮的真皮层（图 34-3），每点注射量约为 0.1ml。每月注射 1 次，连续注射 3 次为一个疗程。

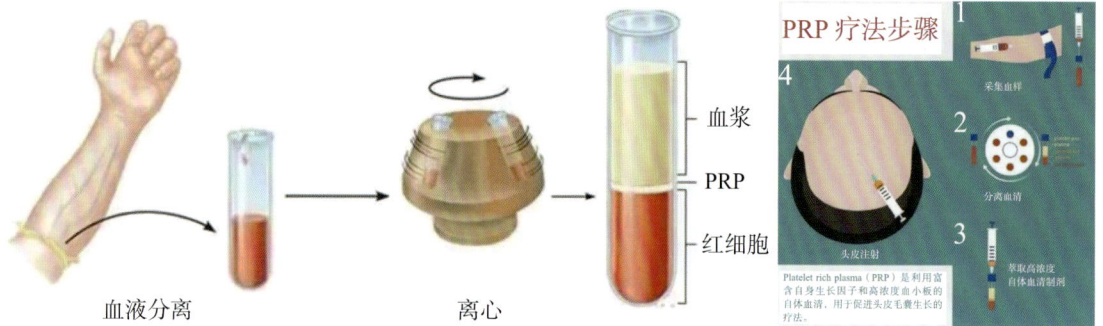

▲ 图 34-3　PRP 的制备和治疗步骤

9. PRP 在毛发移植手术中的作用是什么？

在毛囊单位的提取、分离和种植过程中，PRP 可提升毛乳头的活力。在毛囊单位移植后，PRP 可提升移植毛囊的成活率，加速组织康复，诱导和促进移植毛囊单位周边萎缩毛囊的恢复再生，并刺激新的毛发生长，缩短自体毛发移植术后恢复时间。

10. PRP 在自体毛发移植术后的治疗时间是怎样的？

术后一年内，分别在术后 1 个月、6 个月、1 年回院做 PRP 毛囊注射 +PPP 头皮修复保养。术后一年后，每 1 年回院进行 1 次 PRP 毛囊注射 +PPP 头皮修复保养。

11. 实施 PRP 疗法有风险和副作用吗？

将 PRP 注射至脱发区域头皮的真皮层，可以作为 AGA 治疗的辅助手段。

实施 PRP 疗法的风险很小，因为 PRP 本身就是来源于患者自身，并不会出现所谓的排异现象，也无传播疾病的风险。PRP 的副作用主要是注射过程及注射后一段时间内的轻微疼痛，局部皮肤暂时瘀青、红肿等现象。

12. PRP 和玻尿酸的区别有哪些？

PRP 相比玻尿酸，注射后维持时间长（可达 3~4 年）。在对眼睛下面的黑眼圈、凹陷处填充时，如果是注射 PRP 的话，被注入的皮肤处不会有明显颜色区分，非常自然。但如果注射玻尿酸，有时会在被注入的皮肤处出现青色和肿块，显得不自然。

13. PRP 和自体脂肪移植的区别是什么？

被注入的脂肪存在一个成活率，手术后一部分脂肪会被身体吸收。因此考虑到部分脂肪会被身体吸收的原因，在进行脂肪注射时要注入的量会比最终的留存量多一些。而不同的个体对于脂肪的吸收程度不尽相同，所以医生对于脂肪注入量是很难精确把控的，这会导致在手术后，被注入脂肪的身体部位会看起来比较肿大，并且因为脂肪存活率的个体差异，导致不理想的情况发生。

PRP 只是提供该注入部位足够的生长因子，因此术后人体会自然修复以达到该部位的年轻化。当然在被注入 PRP 的身体部位在术后的恢复期会有短暂的肿胀。相比抽脂的复杂程度，PRP 疗法只需要进行少量采血，安全性高。

二、低能量激光治疗脱发

14. 什么是低能量激光（low level laser therapy，LLLT）？

2007 年，美国 FDA 批准低能量激光治疗（low level laser therapy，LLLT）用于男性雄激素性脱发和女性雄激素性脱发的安全治疗。LLLT 的波长范围为 600～1400nm，该波长激光被组织吸收却不产生明显热量，LLLT 能产生多种生物学效应，具有抗炎、消肿、止痛、促进伤口愈合、调节免疫、改善毛囊周围微环境的作用。但 LLLT 在毛发生长中的作用机制目前尚不明确，目前主要有几个假说：细胞色素 C 氧化酶介导的三磷酸腺苷（adenosine triphosphate，ATP）产生增加、单线态氧假说、氧化还原假说和一氧化氮假说。证据表明，LLLT 通过细胞色素 C 氧化酶改变细胞代谢，增加 ATP 合成，促进毛发生长，同时使头皮的血液循环加速，促进新生血管形成，调节油脂分泌，促进新陈代谢，增强营养或药物吸收。LLLT 还可促使毛乳头细胞的增殖、迁移、氧合及黏附，并从静止期转化为生长期。其他机制还包括可能与调节免疫反应有关。体外、体内实验都表明，LLLT 可降低前炎症因子前列腺素 E2（prostaglandin E2，PGE2）水平，能升高抗炎细胞因子 TGF-β1 与 IL-10 水平，可调控血管内皮生长因子基因的表达，从而促进毛发生长。

15. 目前用于治疗脱发的低能量激光都有哪些设备？

目前治疗脱发可使用的低能量激光设备有 SPARK 斯帕克激光生发帽、i 黑密智能激光生发头盔。

用法是隔天照射 1 次，照射 15～30min/d，连续使用 3 个月以上才可见到一定疗效，可以作为自体毛发移植和药物治疗 AGA 脱发的辅助治疗。

LLLT 治疗的不良反应低，基本无副作用。

16. 低能量激光头盔治疗脱发的原理是怎样的？

低能量激光头盔采用了高精度医用级激光二极管（波段范围 650～670nm），能准确地穿透头皮的毛囊细胞，直接作用于细胞色素 C 氧化酶，促进产生 ATP，在毛囊细胞中转化为环腺苷酸 AMP，从而增加头皮中的血液流动，促进细胞释放一氧化氮，防止 DHT 过度堆积，同时头皮向发根分泌营养物质和氧气，改善毛囊周围微环境，可坚固发根和促进新发生长。

一般连续使用 3 个月以上才可见到一定疗效。治疗安全性好，仅极少数患者在照射期间可出现头晕、头皮瘙痒，以及机器重量导致的头皮压迫感。

17. 低能量激光头盔治疗脱发有哪些作用?

(1) 控油防脱:油脂过多是导致脱发的原因,油脂分泌过量的主要原因是皮脂腺问题,而油脂蕴含的 DHT 会令毛囊缩小,甚至萎缩,从而导致脱发。低能量激光能疏通皮脂腺导管,减少及控制油脂分泌,改善脱发。

(2) 消炎和杀菌:在药物的辅助下可杀灭潜藏在毛囊深部的真菌及螨虫。消除了炎症的病理过程,生理平衡状态得到恢复,提高了局部的抗病能力,激活了免疫细胞功能,可达到消炎抑菌的目的。

(3) 改善微循环:激光的热效应使皮肤温度增加,使血管活性物质释放,血管扩张,血流加快,血循环改善,增强了组织营养,活跃了组织代谢,提高了细胞供氧量,改善了病灶区的血氧状态,加强了细胞再生能力,促使毛囊分裂、毛发再生。

植发患者可以在术后 10 天左右使用低能量激光头盔照射,可起到消炎杀菌、抑制螨虫、控油、改善头皮微循环的作用,也可增加毛发的生长速度,使植发后的效果达到最佳。

18. 红蓝光治疗仪的作用有哪些?

红蓝光治疗仪又叫 LED 光动力毛发康疗。红光波长 640mm,渗透皮肤 1~6mm,可以改善血液循环,促进头皮细胞再生,激活毛发生长辅助加速植发术后恢复。

蓝光波长 423mm,渗透皮肤 1mm,可以杀菌消炎,预防头皮感染,修复敏感性头皮。

第 35 章
头皮健康管理和预防脱发的问与答

要实现"健康的头皮，完美的秀发"，就必须进行头皮健康管理，制定科学的养发护发食疗方案，科学选用洗发护发产品，坚持头部按摩，达到头不油、发不掉、头发变粗硬的目的。

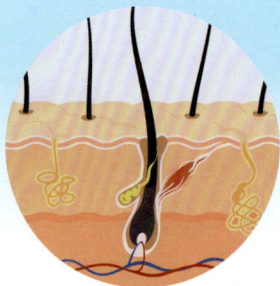

一、头皮健康管理

1. 什么是头皮健康管理？

头皮健康管理是通过医学手段和科学诊断，根据不同的头皮类型和头皮问题，有针对性地选择个性化的头皮治疗方案和护理疗程，调理头皮至最佳健康状态，预防及改善头皮头发问题，以达到"健康的头皮，完美的秀发"的管理目的。

如果头皮生态平衡遭到破坏，就会出现头皮头发的问题。轻者则表现为脱发、头油、头痒、头屑多、头发干等，重者则会使身体内部环境失衡，导致内分泌失调等亚健康问题，可谓牵一发而动全身。

头皮作为身体的一部分，与一个人全身的健康息息相关，头皮的健康出现问题，除了影响头皮及头发外，也是身体出现问题的信号。

2. 头皮健康管理的重要性有哪些？

随着人们生活压力的增加，脱发、头油、头痒、头屑多、头发干等问题逐渐增多，给人们的生活带来了许多困扰，头皮健康问题日益严重，人们对头皮健康管理的需求日益增加，对头皮养护越来越重视。

据了解，头皮健康管理行业在欧美、日韩等国的发展已经相对成熟，头部养生已成为一种家庭健康护理项目。在韩国，普通工薪阶层每周至少会做一次头皮护理。

3. 头皮健康管理的内容有哪些？

头皮健康管理是一整套完善的头皮健康管理程序，其内容如下。

(1) 提升头皮健康管理意识：树立头皮健康维护调养的意识；提高对头皮健康管理的重视；制定自己的头皮健康管理计划。

(2) 养成良好的饮食起居习惯：生活规律，作息正常，保证人体正常的新陈代谢，保持头皮正常的生态状况；减少食用辛辣油腻食物，减少对头皮的刺激性和油脂的分泌；多吃有益头发健康的食物；减少头发烫染的次数，最大程度降低化学用品刺激伤害头皮头发。

(3) 定期去专业头皮健康管理机构进行养护：做好日常头皮头发护理，要根据自己的发质科学洗发。

(4) 坚持"头皮生态论"这一科学养发理念：坚持 pH 的平衡，让头皮生态环境更健康。

头发的平均 pH 为 4.5～5.5，此时头发形成等电点，头发纤维结构紧密坚固，具有质感和光泽，头发最健康。若是超出或低于此等电点，头发便处在受损的状态中。头发呈强碱性时，表皮层会张开、分裂；呈强酸性时，会导致头发皮肤组织分解受损。

4. 头发头皮问题的根源是什么？

所有的头发头皮问题在于头皮生态平衡遭到破坏，包括菌群、油脂、代谢的失衡。油脂失衡会导致油脂分泌异常，头皮就会出油变油腻；菌群失衡会导致有害菌大量繁殖，就会出现头痒现象；头皮新陈代谢紊乱，抵御屏障功能降低，就会出现头屑多、头发干的现象。

5. 高品质洁发剂有哪些特点？

易于在头发上均匀分布与渗透；易于用水冲洗干净且没有黏腻的感觉；能快速去除头垢，头皮无刺激或过敏现象；冲洗后头发上没有残垢、碎屑和不溶于水的脂皂；洗发后头发柔顺光洁、轻盈自然、易于梳理；泡沫细腻，手感滑润，气味温和，清淡不刺鼻；溶液稀薄而透明度较高、底部无沉淀物。

6. 如何使用洗发水和护发素？

头发的 pH 在 4.5～5.5 是最佳健康状态。平时使用的洗发水和护发素就是根据头发的 pH 采用不同的 pH 配方，以维持头发的酸碱平衡。

洗发水一般是中性或者是弱碱性，即打开头发毛小皮（毛鳞片），清洗头发表面和毛鳞片缝隙里的灰尘和油污。

护发素一般是弱酸性，使头发升高的 pH 恢复平衡，清洁后关闭、填补在毛小皮张开的空隙处，进而在整个头发表面形成一层润滑层，减少发丝之间的摩擦，让它们不要相互伤害。

7. 苏玫氏强韧丰盈焕发洗发露的作用和适用人群是什么？

苏玫氏强韧丰盈焕发洗发露无硅油配方，特添加氨基酸＋阳离子呵护因子，温和滋润，在净澈头皮多余油脂，清洁发丝污垢的同时，调节头皮水油平衡微环境。用于植发术后头皮的清洁和养护，改善头皮油、屑、痒、干、敏感等问题，强韧发丝，令秀发丰盈蓬松，丝丝分明。

8. 苏玫氏修护蛋白氨基酸发膜的作用和适用人群是什么？

苏玫氏修护蛋白氨基酸发膜不仅可以修护烫染后受损、毛躁、开叉、易断的发丝，还可以修护日常有发丝干燥的发质，可增亮发丝光泽、保持发丝丰盈蓬松。

9. 如何根据自己的发质科学洗护？

(1) 油性头发：此型头发油腻发光，似搽油状，发干直径细小而显得脆弱。较为严重的油性发质应每天洗头，并且选用具有控油去屑功效的洗发水，使用一段时间，油脂分泌达到平衡后，可改为两天一次，并选用可调理头皮的洗发水。

(2) 干性头发：此型头发皮脂分泌较少，没有油腻感，头发表现为粗糙、僵硬、无弹性、暗淡无光，发干往往卷曲，发梢分裂或缠结成团，易断裂、分叉和折断，长发的女性发质差的现象更为严重。该发质头皮较干，油脂不足，因此，洗发频率不能过高，以头发出现油腻感时为标准进行选择洗头的时机，一般一周洗发 2 次左右。

(3) 中性头发：此型头发柔滑，不油腻，也不干枯，容易吹梳整理。这是健康正常的头发。该发质是健康头皮的发质，因此洗发频率只要保证头皮和头发的清洁即可，一般 2～3 天洗一次。

(4) 混合性头发：此型头发干燥而头皮多油，或为同一根发干兼有干燥及油腻的头发。这型头发较多见于长发的女性。该发质以长发的女性多见，因此，根据头发的油腻程度，可每天或隔天洗发，保持头皮的清洁卫生，同时，还需使用护发素。

(5) 受损发质：此种头发主要由于烫、染不当造成，摸起来有粗糙感，发尾分叉、干焦、松散不易梳理。

10. 平时正常洗头的注意事项有哪些？

洗头（图 35-1）的目的是为了保持头皮和头发的清洁卫生，洗头时不可用热水烫洗，不可用力搔抓，洗完头后不可用毛巾使劲擦拭。如果晚上洗头，应等头发干燥后再入睡。女性月经期应避免用冷水洗头。

11. 市面上宣传的防脱洗发水真的有用吗？

脱发是由遗传、激素、牵拉、压力等多种因素引起的，有效治疗和预防的关键是找出病因。想通过一瓶洗发水就解决脱发问题是不可能的。目前市面上没有一款国家批准可以预防脱发的洗发水。

但是为什么我们还要强调洗发水的重要性呢？因为洗发水在清洁发丝的同时也在作用着头皮，头皮环境好坏和毛囊生长息息相关，年轻态的头皮才能促进毛囊吸收血液中营养的能力，一款好的洗发水对于脱发药物治疗能够起到事半功倍的效果。

12. 头部按摩的作用和方法有哪些？

头部按摩（图 35-2）可使督脉、膀胱经等循行于头部的经络气血通畅，活跃大脑的血液循环，增加大脑的供血量，促进神经系统的兴奋，起到清脑提神、强身健体、乌黑秀发、改善面色的作用。

头部按摩的方法有以下八种。

(1) 擦法：用手指或手掌在头皮表面往返摩擦，动作应缓慢，不要用力，要有节奏地进行，要均匀适度，切不可忽快忽慢。这种手法能起到舒筋活络的作用。

(2) 按法：用中指的指腹在头部穴位有节奏地一起一落地进行按摩，要求用手腕的力量带动操作部位，配合呼吸有节奏地平衡操作，力度应由轻到重，逐渐增加。用力的轻重，应视按压的部位不同而不同，也应考虑被按摩者的舒适程度。按法能够疏通经络，开导闭塞，

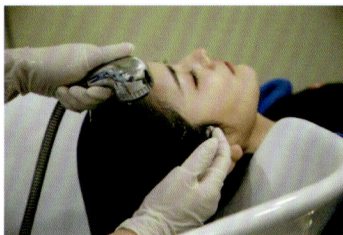

▲ 图 35-1　洗头

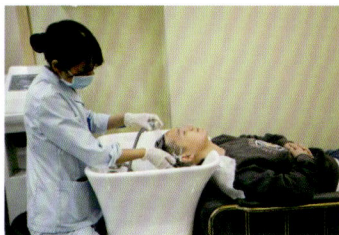

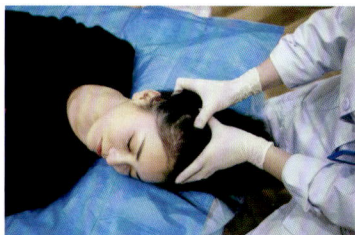

▲ 图 35-2　头部按摩

化滞镇痛，舒展皮肤，可以降低过度的神经兴奋，放松肌肉，改善组织的血液循环，改变淋巴管内的淤滞状态。

（3）摩法：用手指或指腹在所选定的穴位做与皮肤平行的轻缓的回旋移动。要求按摩时动作轻柔、缓和，不要时轻时重。这种手法有和中理气的作用，能消积导滞，消炎退热，消肿散寒，调节气血，止痛消疲。

（4）拿捏法：将拇指与食指、中指或拇指与其余四指弯曲成弧形，在所选定的穴位一握一松地用力拿捏。拿与捏的区别在于，从手形上看，拿法是呈弧形的，捏法是呈钳形的。拿法施力的面积比较大，捏法则比较小。操作时，以手指的活力来带动操作部位。操作时应舒缓有力，动作要连贯协调，由轻渐重。拿捏法能开导闭塞的经脉，调和气血，疏松肌腱。可以加强血液循环，改善局部新陈代谢。

（5）拍法：双手或单手手掌附着于头皮，上下交替，有节奏地轻拍所选定的穴位，动作要用力适度，不可重拍，要注意节奏，要用腕力而不是臂力。能行气止痛，放松肌肉，消除疲劳。

（6）敲法：两手合掌上下做有节奏的击打头部。按摩时要求腕关节放松，手指要有反弹力，速度可快可慢，以被敲部位感觉舒服为宜。能镇静安神，消除疲劳。

（7）捏提法：用拇指和食指捏起头皮做一个瞬间动作，力度要轻，面积要小，一捏一放要有规律。这种按摩手法能够刺激头皮，延缓头皮衰老。

（8）啄法：双手自然弯曲，指端在头皮上做快速的连续点状接触，方向与头皮垂直，以雀啄式做上下击打动作。啄法全靠腕力，两手指尖触及被按摩处，用力不可过重，应以被按摩部位感觉舒服为宜。此法用力轻而缓慢，能起到抑制神经、镇静安神的作用。

二、对头发有益的食物

13. 对头发有益的食物有哪些？

头发浓密、乌黑、有光泽，表明头发的营养状况良好；头发稀疏、枯黄、无光泽，则说明头发的营养欠佳。饮食多样化、饮食有节、荤素搭配、营养均衡，是养发护发的基本饮食要求。头发的生长除了需要足够的蛋白质外，还需要一定量的碘和各种维生素及微量元素等。因此，要保证头发的营养，应多吃富含这些营养物质的食物。

(1) 富含蛋白质的食物：每天摄取的蛋白质，是头发的助长剂。优良的蛋白质包括新鲜的鱼类、肉类、蛋类、豆制品、牛奶等。这些富含蛋白质的食物，经胃肠的消化吸收，可形成各种氨基酸，进入血液后，由头发根部的毛乳头吸收，并合成角蛋白，再经角质化后，就是我们的头发。

(2) 富含维生素的食物：头发脱落和头皮屑是维生素 A 缺乏的常见症状。在胡萝卜、菠菜、莴笋叶、杏仁、核仁、芒果等瓜果蔬菜中含有较多的维生素 A，而动物肝脏、鱼类、虾及蛋类食品中也含有较丰富的维生素 A。维生素 B 可以促进头皮新陈代谢，它一般存在于新鲜蔬果、全谷类食物中。皮脂腺分泌油脂能力的正常进行有赖于维生素 C 的足量摄入，同时维生素 C 可以活化微血管壁，使发根能够顺利吸收血液中的营养。含维生素 C 的食物有柑、橘、猕猴桃、草莓、鲜枣、菠菜等。含维生素 D 的食物有牛奶、动物肝脏、鱼肝油等。含维生素 E 的食物有糙米、花生、阔叶蔬菜等。这些食物中富含的各种维生素可促进头皮新陈代谢、活化微血管壁，是营养头发的必需品。

(3) 富含微量元素的食物：微量元素中的碘、铜、铁、锌、钾、钙等在维持头发的健康方面同样有着重要的作用。绿色蔬菜食物中富含碱性无机盐（钙、镁、钠、钾等），可中和体内不利于头发生长的酸性物质，并使之成为无毒性物质排出体外。头发的光泽与甲状腺的作用有关，补碘能增强甲状腺的分泌功能，有利于头发健康，可多吃海带、紫菜、牡蛎等食品。富含锌元素的食物有海鲜贝壳类，如虾、扇贝等（海鲜类食物大多性寒，一次不要吃太多，而是要坚持少量多次的原则）；坚果类，如开心果、腰果、核桃、榛子、栗子等；粗粮类，如麦麸、谷芽等（所以主食类最好是粗细搭配着吃，太精细就会影响一些必需微量元素的吸收）。铁元素从两方面影响头发，一方面，它是合成头发所需的微量元素；另一方面，铁元素不足就会导致缺铁性贫血，而血液正是滋养头发的源泉。一般来说，长期吃素食的人比较容易缺铁，因为易于被人体吸收的铁主要来自肉类（主要是红肉，如牛、羊肉等）、动物血和动物肝脏。铁质丰富的食物有黄豆、黑豆、蛋类、带鱼、虾、熟花生、菠菜、鲤鱼、香蕉、胡萝卜、马铃薯等。

(4) 有助于头发生长的食物：核桃、黄豆、黑豆、薏米、花生、黑芝麻等。核桃性温、味甘，归肾、肺、大肠经，核桃含有大量维生素 E，经常食用有润肺、黑发、防止头发变白和脱落的作用。黄豆性平，味甘，归脾、大肠经。经常食用黄豆及豆制品能营养皮肤、肌肉和毛发，使皮肤润泽细嫩，富有弹性，使肌肉丰满而结实，使毛发乌黑而光亮。黑豆性平、味甘，归脾经、肾经。具有补肾益阴，健脾利湿，除热解毒的作用。根据中医理论，豆乃肾之谷，黑色属水，水走肾，所以黑豆是一种有效的补肾品，黑豆含有大量的维生素 E，可驻颜、明目、使皮肤白嫩、乌发黑发。对中老年白发脱发有治疗作用。薏米是常用的利水渗湿中药，又是人们常用的食物。它性凉，味甘淡，归脾、肺、肾经。薏米具有营养头发的作用，常吃薏米可防止脱发，并使头发光滑柔软。

14. 对头发不利的食物有哪些？

经常吸烟、喝酒、饮浓茶，经常食用高糖、高脂、油炸和辛辣刺激性食物，会给头发带来损害。吸烟、喝酒已经被认为是引起脱发的危险因素之一。香烟中的尼古丁会引起血管收缩，促使毛囊的供血不足，导致头发脱落。

15. 养发护发的食疗方案有哪些？

饮食有节、注意食物上的均衡搭配和荤素搭配，要不挑食、不偏食。每种食物所含的营养素都不尽相同，如主食类可以提供能量，蔬菜、水果可以提供维生素，肉类可以提供蛋白质等。

16. 针对头发病症的饮食疗法有哪些？

(1) 头发脱落和头皮屑过多：应多食海产品、黄豆、黑豆、动物肝脏、菠菜、卷心菜、芹菜及蛋类食品，以促进发质蛋白的合成，预防脱发。新鲜蔬果、全谷类食物可促进头皮新陈代谢。

(2) 头发干枯、发黄、没有光泽、易折断：应多吃含碘钙丰富的海带、紫菜、芝麻、核桃、豆类、贝类、大枣等。这样可以保持机体的酸碱平衡，预防头发分叉或断裂，使头发乌黑、润泽。

(3) 头发稀少：可多食含胶质的食物，如猪皮、猪脚、牛筋、鱼皮及软骨等。这样不但会增加头发的韧度，还可使头发更加浓密。

(4) 非遗传所致的白发早生：应多吃麦片、花生、香蕉、马铃薯、黑芝麻、枸杞子。此外，甘薯、山药、菠萝、芒果等也有利于头发生长发育。

三、预防脱发

17. 如何预防脱发？

预防脱发要做到以下十一点。

(1) 要保持乐观的心态：现代人工作压力大，精神紧张，用脑过度，易喜易悲，心事重重、焦躁、烦闷、忧虑，容易导致自主神经功能紊乱，头皮血液供应不畅，头发营养不良，从而导致脱发。所以要保持乐观的心态，平心静气、心情愉快，这样可使副交感神经处于兴奋状态，血管扩张，血流量增加，增加毛囊的营养，从而预防脱发。

(2) 要均衡营养：要清淡少油，少吃辛辣刺激性食物和煎炸烘烤油腻食物，避免偏食或食入含有有毒化学物质的食物。适当补充富含维生素 B 族的食物，补充蛋白质、钙、微量元素，多吃新鲜蔬菜水果。适量摄入核桃仁、黑芝麻、枸杞、首乌。女性要避免为了减肥而过度节食，男性要避免大量食用高油脂、高糖分的食物。

(3) 要适当运动：运动并不能直接防脱生发，但是可以在一定程度上控制、延缓雄激素性脱发的发展进程，对于心肺功能正常的患者来说，每周进行 3～4 次一小时以上的有氧运动（慢跑、游泳、骑行等）有利于舒缓压力，增强体质，促进人体的新陈代谢，提高自身免疫力，对头发健康有促进作用。

(4) 要保证良好的睡眠：充足的睡眠可以促进皮肤及毛发正常的新陈代谢，提高人体免疫力。人体的代谢主要发生在晚上，特别是晚上 10 时到凌晨 2 时之间，这一段时间睡眠充足，就可以使得毛发正常新陈代谢。反之，毛发的代谢及营养失去平衡就会脱发。建议早睡早起，避免熬夜，尽量晚上 11:00 之前就寝，每天睡眠不少于 8 小时，养成定时睡眠的好习惯。

(5) 要适度清洗头发：毛发健康的前提就是清洁。毛囊皮脂腺分泌的油脂容易黏附环境中的灰尘，增加毛发梳理时的摩擦力，造成头发表面的毛小皮翻翘，头发就会变得暗淡、干燥、开叉，甚至断裂脱落。同时，过多的油脂还是真菌、细菌的培养基，间接引起头皮屑等问题。洗发可除去灰尘、止头痒，有利于头部皮肤的呼吸，要采用正确的洗头方法并选用对头皮和头发无刺激的中性或弱酸性洗发水、护发素。在洗头发的时候，避免用力去抓扯头发，应用指腹轻轻地按摩头皮，以促进头发的生长及脑部的血液循环。洗完后用厚毛巾轻拍头发，以将剩余的水分吸掉，最好让头发自然风干。以每周洗发 3 次为宜。

(6) 要勤梳头：梳头（图 35-3）应由发尾先梳，将发尾纠结的头发梳开，再由发根向发尾梳理，这样可以防止头发因外伤而分叉、断裂。梳头时最好用木梳或牛角梳，每天梳头 100 次是不错的一种按摩方式，能刺激头皮血液循环，刺激头皮的神经末梢，调节头皮的紧张状态，促进头发生长。

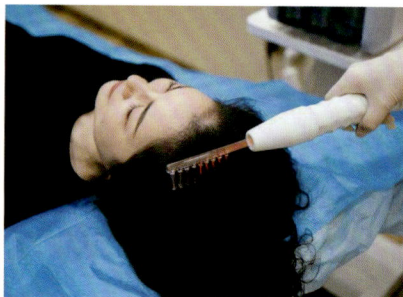

▲ 图35-3　梳头

(7) 每天坚持头皮按摩：将两手的五指岔开，先前后、再左右按摩头皮，持续 5 分钟。或者将双手的拇指按住太阳穴，其他手指张开，在头皮上旋转按摩 3 次，然后用双手的示指、中指压住太阳穴按摩 3 次。

(8) 要尽量避免头发受到周围环境的伤害：日光中的紫外线、强光、污浊空气、化学毒素、染发等都会对头发造成很大的伤害，破坏毛囊的生长环境，使头发干枯变黄，从而导致脱发，所以要尽量避免。

(9) 要减少染发、烫发：经常染发、烫发，会使头发失去光泽和弹性，甚至变黄变枯。女性要避免长期在同一个位置分发缝，不要扎太紧的马尾辫。头发不要过紧。

(10) 避免长时间使用电脑：电子产品的辐射也是导致脱发的原因之一，现代人普遍长时间使用电脑，电脑显示屏、键盘、鼠标皆有不同程度的辐射，会导致人体抵抗力弱化，进一步影响皮肤和毛发，严重的会导致脱发。

(11) 早期发现有脱发症状，可以用药物进行预防，外用米诺地尔，口服非那雄胺，这两种药是国际上公认对头发生长有促进作用的，需要在医生的指导下使用。

18. 如何预防头发变白？

毛发的色调主要由两种黑色素构成：真黑色素和类黑色素。真黑色素呈黑色或棕色，类黑色素呈黄色或红色。两者都是在黑色素细胞中的酪氨酸酶的作用下，经一系列反应由酪氨酸生成的。两种黑色素的相对含量决定了毛发的颜色。

老年人头发变灰白是一个生理过程。一根根头发就像一根根管子，其中充满了细胞和色素，细胞和色素之间的空隙全是液体。随着年龄的增长，头发越长越慢，黑色素细胞的活动开始减弱，酪氨酸酶促使的一系列反应逐渐缓慢。接着生长出的头发因含有黑色素减少而变浅，头发中的液体也越来越少，最后黑色素细胞完全停止生产黑色素，头发中的空隙被空气所充满，头发也就变白了。

头发变白是毛发正常的老化，但是影响毛发变白还有其他的因素，如遗传、疾病和精神因素等均会使头发变白。不少人由于极度紧张、忧愁、悲伤而引起体内发生一系列急剧变化，造成内分泌严重失调，在很短时间内出现白发。压力可激活交感神经，促使神经递质去甲肾上腺素大量释放，导致黑色素细胞干细胞快速损耗，最终使头发变白。有如民间传说的"伍子胥过昭关，一夜愁白了头"。

目前医学对白发还没有办法治疗，染发是最实际的办法。预防头发变白可以采取以下措施。

(1) 保持心情舒畅，避免精神压力过大，要劳逸结合，不要熬夜。

(2) 不要偏食，要多吃豆制品，动物内脏，蛋类，新鲜绿色青菜及水果。

(3) 加强体育锻炼，促进全身血液循环，增强黑色素细胞的生物活性。

(4) 每天坚持用梳子或者手指按摩头部，促进局部血液循环，增强局部免疫功能。

(5) 补充微量元素，如钙元素、铁元素、锌元素等。补充维生素 B。

第 36 章

人工毛发纤维种植和
增发纤维粉的问与答

人工毛发纤维种植解决了自体毛发移植供区不足的问题。增发纤维
粉可以临时改善头发稀疏的外观。

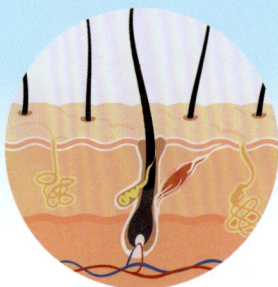

一、人工毛发纤维种植

1. 什么是人工毛发纤维种植?

人工毛发纤维种植就是将人工合成的毛发（外观像头发，实际是人造纤维）种植到人体头部的脱发区。人工毛发纤维种植解决了自体毛发移植供区不足、术后移植体不易成活的问题。

2. 人工毛发纤维种植的适应证有哪些?

患者后枕部没有充分的毛囊可供移植，或是本人不接受提取自己后枕部的毛囊进行移植，可以采用人工毛发纤维代替毛囊进行移植。瘢痕性秃发的患者，瘢痕处血供不良，可采用人工毛发纤维种植。

3. 人工毛发纤维种植的优点有哪些?

人工毛发纤维种植的优点是不需要提取患者后枕部的毛囊，无论患者后枕部有无健康毛囊，无论脱发多么严重，都可以进行人工毛发纤维种植。

4. 人工毛发纤维种植和自体毛发移植的区别在哪里?

人工毛发纤维没有毛囊，种植后不生长，术后可以和正常的头发一样进行清洗和吹干，但不能染色或烫卷，术后常有组织排斥反应和感染的发生，其脱落率平均每年为20%，需要不断地进行补种。未得到推广和普及。但它简化了操作过程，简单见效快，有部分患者可以接受。

自体毛发移植，移植的是自体的毛囊，成活后可以像正常头发一样生长，术后没有排异反应。

5. 人工毛发纤维种植的操作方法是怎样的?

进行人工毛发纤维种植前，需要对头皮进行消毒，行头皮局部浸润麻醉，采用可调节的移植笔进行人工毛发纤维种植（该种植笔前端是一根不锈钢钩针），医生利用这个钢笔形状的工具将人工毛发纤维结头（单结、双结）勾起推入头皮里，与头皮锚定在一起，从而完成人工毛发纤维的种植。应种植在头部帽状腱膜层，其种植的角度和密度要与自然生长的头发一致。如果头发稀疏则密度为每平方厘米 20～40 根，如果头发全脱则密度为每平方厘米

40～80 根。

二、增发纤维粉

6. 增发纤维粉的成分是什么？

增发纤维粉的主要成分是一种植物棉花纤维和角蛋白纤维，不会伤害到头皮，也不会阻塞住毛孔。对皮肤和头发是无害的。

7. 为什么增发纤维粉在视觉上能增加头发的数量？

因为增发纤维粉带负电荷，人的头发带正电荷，当纤维粉洒在头发稀疏的部位，由于静电效应细小的增发纤维粉就像无数的小磁铁瞬间吸附在人的头发上，从而使细瘦、稀薄的头发变得浓密，使头发在视觉上变黑变密，从而消除脱发的外观。即使在很近的距离也不会被别人察觉。

8. 增发纤维粉的适应证有哪些？

增发纤维粉适用于脱发和头发稀疏的患者。

对于能够使用增发纤维的患者需要坚持适度原则，在一些正式场合可以使用增发纤维粉来应急改善仪表，在居家生活中就不需要使用增发纤维粉了，要为头皮环境提供休息的过渡时间。

9. 增发纤维粉的禁忌证有哪些？

增发纤维粉并不适用于严重的脱发患者。如头顶区头发全部脱落，没有足够的剩余头发，或者是头发过短的情况，这种情况增发纤维粉没有足够的附着空间，就无法使用增发纤维了。

10. 增发纤维粉的使用方法是怎样的？

增发纤维粉作为一款可以掩饰脱发功效的产品，使用时只要均匀洒在头发稀疏部位即可，使用方便快捷，在使用 30 秒后即可看到效果。由于静电的吸附作用，即使是睡觉也不用担心脱落，一般的风吹雨淋也不会影响效果，洗发时又很容易冲洗干净。其使用方法如下。

第一步：头发清洗之后充分晒干或吹干，在头发完全干的情况下使用。

第二步：打开增发纤维粉的瓶子，在距离头皮 7.5～15cm 的高度，轻轻摇晃增发纤维粉的瓶子，将增发纤维粉轻轻均匀地洒在头发稀少的部位。

第三步：用手轻拍头发使其完全均匀散开，最后用梳子正常整理发型即可。

11. 使用增发纤维粉的注意事项有哪些？

(1) 在前额发际线附近使用时，要用拇指和食指挡住防止增发纤维粉掉到眼睛和面部。如果掉入眼睛里，用清水冲洗即可。

(2) 如果看不到头部中后方的头发，可以用另一只手拿小镜子站在一面大镜子前调整位置。

(3) 使用增发纤维粉后，如果皮肤有发痒等过敏症状，需要及时停止使用。

(4) 使用结束后要盖紧瓶盖，放在远离火源的地方，并置于干燥及幼儿取不到之处。

12. 增发纤维粉对人体有害吗？会不会加重脱发呢？

增发纤维粉是一种植物纤维，对皮肤和头发无害，不阻塞毛孔，不会滋生头屑，不会加重脱发。洗发时用普通洗发水即可轻松冲洗干净，使用增发纤维粉是很安全的。

13. 增发纤维粉能否真正增加头发的数量？

增发纤维粉可以在短短几分钟改变患者的脱发外观，是用于头发修饰的，让头发看上去变得浓密。但增发纤维粉对头发没有治疗效果，没有真正增加头发的数量，也没有让头发重新长出来的功效。

第 37 章
医学文饰技术的问与答

　　发际线上移，美人尖、额角、颞角、鬓角毛发稀疏，眉毛、睫毛缺失或稀少，男士胡须处瘢痕的患者，如果不愿意接受自体毛发移植手术，可以通过医学文饰技术再现头面部毛发形象和轮廓，起到以假乱真的美学效果。

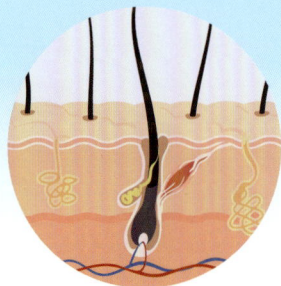

一、医学文饰技术

1. 什么是医学文饰技术？

医学文饰技术是以人体美学理论为指导，以人体解剖生理学为基础，应用文饰器械将色料刺入人体皮肤组织内，绘制成特定的图案，实现永久或者半永久的着色效果，以美化容貌的一种医疗美容技术。医学文饰技术起源于古老的刺青术，其实质是一种创伤性着色。

医学文饰技术的操作必须遵循医学原则和美学原则，严防"交叉感染"和"损容"。所用的色料要化学性能比较稳定，对人体无害，不易引起过敏反应。

2. 什么是医学用文饰色料？

医学用文饰色料是指使用在人体皮肤表面的色料，在使用过程中会进入人体皮肤内，具有半永久性和永久性的化学用品。其性状有液体状、乳状、粉状等。应无毒无害，符合文饰色料行业标准。

3. 什么是医学文饰针？

医学文饰针是指出厂前已进行环氧乙烷灭菌处理、可以拆开包装直接使用的一次性无菌文饰针（图37-1）。外包装上应标注针体直径、针体长度、有效期等。分为文眉文唇针、文身针。针尖部位应圆正不偏、无毛刺、弯钩等缺陷，针体应光滑、有良好的韧性，针体与针柄的连接应牢固。

达黑密医学头皮文饰专业施术配套仪器

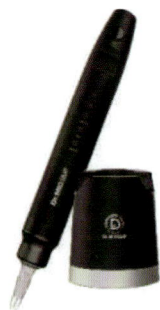

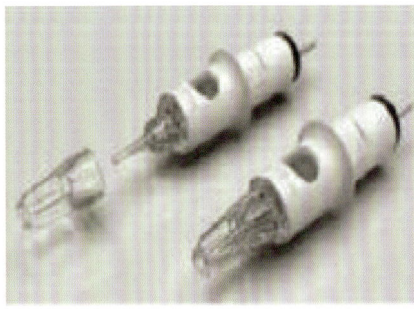

专业 SMP 文发仪　　　　专用 SMP 色素　　　　专业安全 SMP 微针

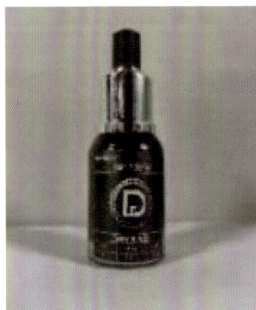

◀ 图 37-1　文饰用仪器、文饰针和色料

4. 常见的医学文饰技术有哪些?

常见的医学文饰技术有文头发、文发际线、文眉、文眼线、文胡须、文唇线、漂红唇、漂乳晕、文身等。

5. 医学文饰技术的优点和缺点有哪些?

医学文饰技术的优点是操作相对容易,不需要剃除毛发,可灵活选择颜色、浓淡、线条、走向。

医学文饰技术的缺点是文饰所形成的是色块、是平面的、是模拟的立体感、不具备毛发的功能、非永久性。

二、头皮文饰术

6. 什么是头皮文饰术?

头皮文饰术(Scalp micro pigmentation,SMP)是利用文饰的方法将一种仿真头发发色的微小颗粒色素着色于头皮层,从而降低头发和头皮之间的对比度,头皮着色后外观如头发毛囊一样,对秃发区起到修饰作用,视觉重现毛干,给脱发、毛发缺失和头发稀少的患者赋予了信心。

文饰的头发在视觉上增加了头发的密度,像刚剪了一个极短的寸头发型。但文饰的点状和条文样的头发是平面的,只是文出了颜色,没有毛发,缺乏立体感,不真实,非永久性,需要经常补色,缺乏天然头发的生理功能,无法触摸,无法生长,文出来的发际线生硬死板、不自然。

7. 头皮文饰术的适应证有哪些?

(1) 不愿意植发的脱发患者。对于不愿意植发的脱发患者,可以通过头皮文饰模拟刚刚长出头皮的发茬,在视觉上增加头发的密度(图 37-2)。还可以通过头皮文饰改善女性的发际线和秃额角(图 37-3)。

(2) 瘢痕性秃发的患者。通过文发可以修复瘢痕性秃发,修复男性植发术后后枕部遗留的瘢痕(FUT 条状瘢痕,FUE 点状瘢痕),实现对瘢痕的遮盖(图 37-4)。

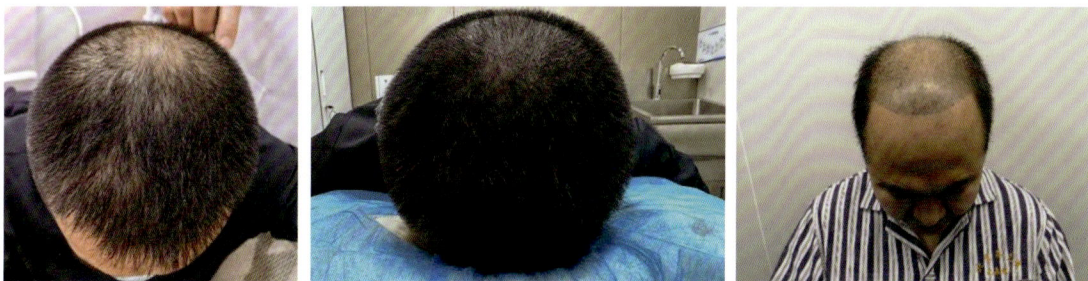

▲ 图 37-2　通过头皮文饰模拟刚刚长出头皮的发茬

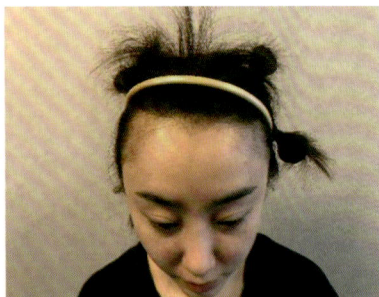

▲ 图 37-3　通过头皮文饰改善女性的发际线和秃额角

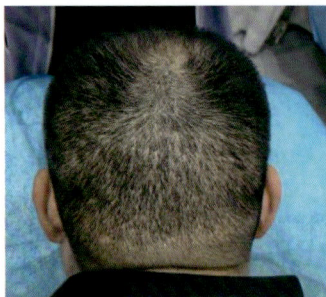

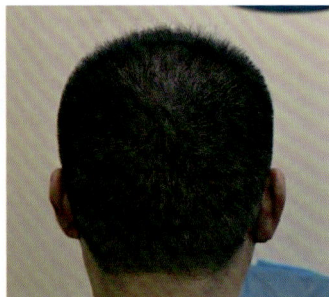

▲ 图 37-4　通过头皮文饰修复男性植发术后后枕部遗留的点状瘢痕

(3) 可以作为脱发和植发术后患者增强头发密度的一种补充方法。在头发稀疏的头皮上点状文饰，可以增强头发的密度。

8. 头皮文饰术的禁忌证有哪些？

(1) 有严重的全身性疾病不能耐受者。

(2) 术区有感染或者恶性肿瘤者。

(3) 凝血障碍性疾病，如血友病、白血病等。

(4) 严重的瘢痕体质、过敏体质等。

(5) 传染性疾病。

(6) 斑秃等自身免疫性疾病处于活动期。

(7) 女性处于月经期。

(8) 重度抑郁症、精神性疾病。

9. 头皮文饰术的操作要点有哪些？

用 0.5% 碘伏消毒液对欲文饰的头皮进行消毒，用含 1∶10 万肾上腺素的 0.5% 盐酸利多卡因在头皮行局部浸润麻醉。根据患者的发色调制相应的色料，进行头皮文饰操作时，手掌尺侧要紧贴头皮支撑，垂直头皮进针，进针深度为真皮乳头层（进针过浅色素易脱落。进针过深容易刺入血管，出血、晕染），采用连续点状法进行文刺（散在均匀分布，密度无规则），手法要轻柔，要文出头发的质感。术后涂抹红霉素眼药膏。两个月后可酌情补色。

三、文眉术

10. 文眉术适应证有哪些？

(1) 眉毛稀疏浅淡者。

(2) 眉毛残缺不全，如断眉、半截眉（有头无尾，有尾无头）者。

(3) 对自己原眉形不满意者。

(4) 双侧眉形不对称者。

(5) 外伤引起的眉毛缺损、眉中有瘢痕者。

(6) 某些病症引起的眉毛发白、眉中有瘢痕者。

(7) 职业需要及美容爱好者。

(8) 不会化妆或没有时间化妆者。

(9) 切眉术后无眉毛者。

11. 文眉术禁忌证有哪些?

(1) 眉部皮肤有炎症、皮疹或过敏者。

(2) 近期眉部有外伤者。

(3) 患有传染性皮肤病者。

(4) 瘢痕体质或过敏体质者。

(5) 有心理障碍、精神、情绪不正常或期望值过高者。

(6) 患有糖尿病、高血压、心脏病者。

(7) 面神经麻痹者。

(8) 对文眉犹豫、亲属不同意者。

(9) 女性月经期、妊娠期、哺乳期。

12. 文眉术是如何操作的?

文眉术的操作步骤如下。

(1) 物品准备：色料、文眉机、文眉针、文眉杯、表面麻醉药（如 5% 复方利多卡因乳膏）、眉尺、刮眉刀、棉签、棉片、纱布、0.5% 碘伏、75% 乙醇、0.9% 氯化钠注射液、红霉素眼药膏等。

(2) 眉形设计：眉形可以显示一个人的性格、气质与修养。所以在文眉之前，必须根据患者的性别、年龄、职业、气质、爱好、脸型、眼形、眉毛的条件及对称与否及肤色、发色与眉色进行全面综合考虑，精心设计好眉形，要与受术者反复沟通，指出优点，找出不足。眉形与脸型的搭配（表 37-1）。

脸　型	分析脸型、设计眉形	脸　型	分析脸型、设计眉形
圆脸	眉形设计重点放在拉长脸型上，可选择升眉或眉形呈自然弧度 避免眉形过直，过细	正三角形脸(倒瓜子脸)	眉形设计重点放在扩大颞部上，眉峰的位置尽量靠外，视觉颞部增宽 避免眉峰位置在 1/2 处
方形脸	眉形设计重点放在使面部柔和，眉形宜长，并稍有角度 避免眉形过于棱角化或过于圆滑	倒三角形脸(瓜子脸)	眉形设计重点放在缩小颞部上。眉峰上挑整个眉形可圆滑些 避免眉峰靠外或 3/4 处
长形脸	眉形设计重点以缩短脸型为目的，可采用水平眉把脸拉宽的感觉 避免眉形上挑	菱形脸	其特点是上颌削、下颌尖。眉型设计师重点同样放在扩大颞部上，眉峰靠外，眉梢水平

表 37-1　眉形与脸型的搭配

眉形的长度与弧度要自然长度，眉头以内眦为界，眉梢以斜向与外眦交界为界。

(3) 操作程序：在文眉前局部涂抹 5% 复方利多卡因乳膏，15 分钟后按以下方法文眉。

① 医师右手垂直持机，蘸取文刺液，要关机蘸取药液，以免针尖与戒指杯底部发生碰撞。

② 靠腕力、手中握力和指力三力合一，顺眉毛方向从眉头至眉梢快速漂浮式交叉，来回画 2~3 遍，不必采用刺的动作，这样文出的线路由无数个小点组成，针的来回画动如钟的摆动一样，规律准确。

③ 在所画范围内，均匀着色，手要灵活，用力要均匀。

④ 棉片擦拭术野，观察其着色情况，看清眉毛稀疏部位。

⑤ 浅色定双眉，即当一侧眉毛上色 3 遍左右后，不要急于加色，待另一侧眉形定位，即两侧眉形大致相同后，再加深颜色。

⑥ 眉毛稀少的部分重点着色，要边擦、边文、边观察。

⑦ 掌握层次，外浅里稍深，头尾浅，中间深。仔细察看，两侧眉形高低是否一致，长短是否协调，宽窄是否合适，寻找出不满意的地方。

⑧ 受术者满意后，涂搽少许眼药膏，清除浮色及预防感染。时尚的文眉是文成一根根类似真眉走行方向的立体眉毛。

(4) 术后医嘱

① 术后 24 小时内不沾水，以防脱色。

② 术后 3~7 天局部表面结痂，使其自然脱落，颜色比当时文的要浅、淡些。

③ 术后 1 个月左右补色 1 次，半年之内可行第 2 次补色。

④ 术后修整眉形，眉形以外的眉毛应随时修掉，保持眉形完美。

13. 文眉术的基本原则有哪些？

文眉术要坚持的基本原则是宁浅勿深、宁短勿长、宁细勿宽、宁轻勿重、宁慢勿快，宁求再次补色，不求一次成功。

14. 文眉成功的标准有哪些？

绣眉后两周观察，属下列情况者，文眉即成功。

(1) 远看，感觉眉形漂亮、清秀而有神情，眉毛的颜色浓淡适宜，富有立体感，使整个面部充满活力，如同真实自然的眉毛。

(2) 近看，眉形柔和、秀气、无呆板及生硬感，两侧对称均匀，与整个面部相协调，如同画的眉毛一样。

15. 文眉术的注意事项有哪些？

(1) 认真询问是否为瘢痕体质或过敏体质。

(2) 切忌画框文眉。

(3) 切忌注射局部麻醉药物后文眉（容易跑形、不对称）。

(4) 切忌刮光眉毛再文（失去立体效果）。

(5) 切忌文刺过深，严禁超过 1mm。

(6) 切忌针尖对准患者眼球，以防"飞针"损伤受术者眼球。

(7) 操作中，如受术者感到疼痛时，局部再可涂抹少量 5% 利多卡因乳膏进行表面麻醉止痛。

16. 文眉术操作中不上色的原因及处理有哪些?

(1) 操作中，手法过于轻缓，文刺太浅，脱痂后显示出文刺的痕迹。半个月或 1 个月后可通过补色的方法来补救。

(2) 受术者皮肤性质为油性，尤其是"T"带部分，毛孔较粗大，文刺浅了，不上色，文刺深了，渗出液多。处理方法为在文刺前用 75% 乙醇棉球在双眉部涂搽几遍，达到脱脂的目的。另外，在整个文刺过程中，尽量少用红霉素眼药膏涂搽，避免油性过大，等文眉结束后，再涂抹红霉素眼药膏消炎。

(3) 机器方面：其一，文眉机转速慢。其二，针尖外露过长，药液不能及时通过针帽到达针尖部分。其三，操作中，针尖与色料金属杯强行接触，致使针尖钝粗，出现划痕现象。处理方法为挑选文眉机应选功率大的、转速快的，针尖的长短可通过针帽来回调节，采用关机蘸药液或及时调换新针的方法。

17. 文眉术的并发症有哪些?

(1) 交叉感染：可通过血液、渗出液、泪液、唾液等进行传播，若不注意，易造成医源性交叉感染，如发生这种情况，需请专科医生处理。

防治方法：文眉器具要定期应用有杀灭病毒的新型消毒液或高压灭菌消毒，做到一人、一针、一杯、一帽的操作要求。

(2) 消毒剂过敏：文饰技术的常规消毒，一般使用 0.1% 的新洁尔灭。如新洁尔灭过敏，表现为局部潮红。

防治方法：应及时脱离过敏源，改用乙醇棉球为皮肤消毒。

(3) 色料过敏：表现为局部红肿，有血性渗出液。局部皮肤发痒、发白、脱皮，甚至文眉区皮肤高出正常皮肤组织等症状。病程长、经久不愈。

防治方法：用地塞米松 5ml 制成的混合液体，用纱布浸湿后，敷在眉区部 20 分钟左右，再用庆大霉素 1 支涂抹局部，二者可交替进行，1～2 次 / 天，口服抗过敏药。待红肿期消退，可行激光去文眉或电针烧灼处理去除过敏源。

(4) 局部感染：表现为眉区部毛囊炎，有小脓点，局部红肿，受术者自感疼痛，热、胀。

防治方法：用生理盐水或新洁尔灭清洗感染部位，外敷消炎药，并全身应用抗生素治疗。注意在平时的操作中，严格无菌技术，预防感染。嘱患者文眉后注意局部卫生。

(5) 脱色、变色：一般文眉术后 3～7 天，局部脱痂，文色变浅，这是正常的现象。如果脱色严重，则首先正确掌握文刺的深度；注意受术者的皮肤性质，是油性，则不易上色，易脱色，同时术后 24 小时内不能用热水洗脸，以防脱色。

(6) 文眉不美，不适合患者的脸形，两条眉毛的高低不对称。眉头处理不理想，过于呆板，多见于浓黑的圆形或方形眉头。补救的方法是采用激光洗眉。

四、文眼线术

18. 文眼线的重要性有哪些？

(1) 文眼线是睫毛部位的化妆，可以美化眼睛轮廓，增加黑色眼线和白眼球的反差，突出睫毛的效果，增加眼部层次感，使之层次分明，生动立体，让明眸更添神韵。

(2) 不用再化眼线妆。对于经常化妆的女性来说，最大的优势就是节省了时间，文眼线的效果是长久的，不用天天浪费时间去画眼线。避免了画眼线导致的晕妆。

(3) 修改眼型，扬长避短。文眼线能够从视觉上矫正各种不同眼型的缺陷。可使较小的眼睛有增大的效果，适度调整吊眼，倒挂眼的角度，可使黑眼球较小、白眼球较大（四白眼）的缺陷得到适度纠正。较圆的眼睛可以通过文眼线来改善眼线的长度，使眼睛平添一份狭长之美。针对较窄的眼形可以通过文眼线来增加眼睛的宽度，令双眼皮看上去更具层次感，整体而言也就更加吸引人。

(4) 文眼线还能改善原有睫毛稀疏的不足，使睫毛看起来更加浓密。炯炯有神的眼睛自然是灵动透彻。

19. 文眼线术适应证有哪些？

(1) 睫毛稀少、睑缘苍白，眼睛暗淡无神者。

(2) 双眼皮者。

(3) 眼型不佳者。

(4) 重睑术过宽，长期不能恢复者。

(5) 求美者的个人爱好与职业要求。

20. 文眼线术禁忌证有哪些？

(1) 患有眼部疾病，如睑缘炎、睑腺炎、结膜炎者。

(2) 眼睑内外翻、眼球外凸明显者。

(3) 单眼皮、上眼睑松垂、上睑下垂者，不宜文上眼线，但可在行重睑术后施文眼线术。

(4) 眼袋术后，下睑缘严重外翻者。

(5) 过敏体质及瘢痕体质者。

(6) 患有皮肤病、传染病者不宜。

21. 文眼线术是如何操作的？

文眼线术的操作步骤如下。

(1) 物品准备：同文眉术。文眼线要选择黑色（帝王黑或者眼线黑）色料。

(2) 眼线设计

① 文上眼线的内眦角应与上睑缘外侧相伴而行，中间弧度应进行宽窄的调整，外眦角要进行上扬与下斜程序的调整。文下眼线的内眦角应与泪小点平行而过，中间的弧度走势应注意进行靠里靠外的调整，外眦角要进行粗细、拉长上翘的调整。

② 标准眼线确立原则（表 37-2）。

表 37-2　标准眼线确定原则		
	下眼线	上眼线
标准位置	在下睑睫毛根部与灰线之间	在上睑睫毛根部及外侧。一般不超过最后一排睫毛
基本规律	前细后略宽，内一外三；下眼线比例占 3/10	前细后宽，内三外七；上眼线比例占 7/10
基本形态	从内眦角向外眦角前细后宽的部分即下外眼角线，向外稍加宽，向后略加长	从内眦角向外眦角逐渐加宽，尾部微微上翘。外眦角上翘部分，即外眼角线，有锐角、钝角之分
起角规律	似有非有	尾端留 3～4 根睫毛时向外上方起角，形成钝角，加宽的线条与外延的部分形成锐角
文饰色彩	前浅后稍重	色彩略浓重

③ 文眼线原则要注意以下两点：在眼线设计上，前细后宽，前浅后重；形随眼变，不离睫毛。在眼线运笔上，稳而不抖，准而不偏；线条流畅，着色均匀。

(3) 操作程序

① 局部消毒：用 1∶1000 新洁尔灭棉球消毒眼部，必要时用少许金霉素眼膏为眼部卸妆，即擦掉眼影、眼线液及睫毛膏。

② 麻醉方法：眼睛是面部最敏感的部位，所以在行文眼线术时，应根据受术者的具体情况来选择局部麻醉的方法。

A. 表面麻醉的操作方法

a. 此法适于对疼痛耐受性较好或近日眼部不想有明显肿胀的受术者。

b. 术前 3～5 分钟用棉签蘸少量 5% 复方利多卡因乳膏，在上、下睑缘部位来回轻涂。有戴隐形眼镜者应取下，放入生理盐水中暂存。

c. 在刺破皮肤后，还应反复地涂抹麻药。原则上是文刺一遍，涂抹一遍麻药，这样效果会更好一点。

d. 麻醉药的浓度应控制在 5% 以下，因浓度越高，反应越重，若自配浓度高的局部麻药，则用后可能有结膜充血，甚至造成角膜剥落现象。

e. 涂抹麻药时，手宜轻柔，少蘸药膏，勿触及球结膜。

f. 文刺术后应用氯霉素眼药水 2～3 滴冲洗眼球，嘱患者眼球来回转动。每晚点氯霉素眼药水 1 次，连续 3 天。

B. 局部浸润麻醉的操作方法

a. 术前应详细询问受术者有无麻醉药物过敏史。

b. 眼部常规皮肤消毒，即用 1：1000 新洁尔灭棉球擦拭。

c. 用一次性注射器抽取 2% 利多卡因 2ml 作为局部皮下浸润麻醉药。

d. 嘱受术者轻闭双眼，术者在一侧眼睛的外眦角部沿下睑或上睑进针做成皮下连续皮丘。也可使针尖从外眦直接进入至内眦下睑缘或上睑缘，边退针边推药做成皮丘（或者下眼睑分成两次进针，上眼睑也一样）。一侧下睑或上睑各用 0.5ml 麻醉药。

e. 利多卡因内加少量肾上腺素用于局部文眼线麻醉，有延长麻醉时间和止血的功能，但个别敏感的受术者可出现心悸、脉搏快、血压升高等体征，此时应立即停药，对症处理。

f. 有高血压、甲状腺功能亢进病史者在利多卡因内不要加用肾上腺素。

g. 由于是局部浸润麻醉，文眼线术后局部水肿明显，应 24 小时内间断做冷敷。

C. 区域阻滞麻醉的操作方法

a. 局部用 75% 乙醇消毒皮肤或用 0.1% 新洁尔灭消毒皮肤。

b. 文下眼线时，可行眶下神经阻滞麻醉（眶下孔位于框下缘中点下方 0.5～1cm 处，其中，由眶下裂入眶，经眶下沟通过眶下孔，分布于下睑、外鼻及唇的皮肤）。在鼻翼旁开约 1cm 处 20° 进针，回抽无回血可推入 2% 利多卡因 1ml 左右，以阻滞眶下神经。拔出针后，立即用棉签按压注射部位 1 分钟左右，防止出现红肿。

c. 若只文眼线，下眼线麻醉药物可打在眶下裂，也能阻滞麻醉眶下神经，若受术者既文眼线又文唇，则要打在眶下孔，这样既麻醉了下眼线又麻醉了上唇。

d. 文上眼线时，行眶上神经和滑车神经的阻滞麻醉。眶上切迹位于眶上缘内 1/3 交界处，其中有眶上神经，眶上动脉及眶上静脉通过（分布于上睑及额、顶部皮肤），在正中线旁开 2.5cm 左右眉弓缘进针，此处触摸有一明显的凹陷，压迫有酸、胀、麻的感觉处就是眶上切迹。嘱受术者眼睛向下看（防止误伤眼球），持注射器与皮肤呈 45° 斜向上进针，有落空感后，回抽确定无回血可推入 2% 利多卡因 1ml 左右，拔针后按压针眼 1 分钟左右。

e. 一般在麻药注入 5～8 分钟后可行文眼线术，否则麻醉不完全时，受术者会稍感疼痛。

f. 注射部位应准确，防止因动眼神经的阻滞而造成暂时性的上睑下垂，若遇此情况，一般在 40～60 分钟后此现象会自动消失，不必作任何处理。

③ 文眼线操作

A. 右手垂直持机，蘸少许眼线药液，沿上下眼线的标准位置进行反复多次的文刺，手要稳，边文边擦，先文出细条，再根据标准逐渐加宽，致使眼线成形。

B. 一般先文两侧下眼线，再文两侧上眼线，便于受术者观察对称情况。

④ 术后医嘱

A. 术后 24 小时内间断冷敷，便于局部消除肿胀。

B. 术后 24 小时内可用凉水洗脸，但不可沾热水，以防脱色。

C. 如局部因注射麻醉造成淤血时，在术后 2 天可做热敷消除淤血。

D. 术后勿用手揉、搓眼部，3～7 天后自然脱痂，勿自行撕痂。

E. 术后 1～6 个月内补色 1 次。

22. 文眼线术的注意事项有哪些？

(1) 术前详细询问受术者有无麻醉药物过敏史，是否为瘢痕体质或过敏体质。

(2) 文饰器具严格消毒。防止交叉感染，做到一人、一针、一杯、一帽。

(3) 严格检查文眉机，防止出现"飞针"现象。

(4) 有凝血功能障碍者或月经期，不应文眼线。

(5) 文刺术后应做间断冷敷，减轻肿胀，严禁热敷。

(6) 切忌文刺过深，造成洇色。

(7) 切忌文满上下睑缘，以免触及睑缘后，破坏睑板腺开口。

(8) 切忌下眼线全部文在睫毛根外侧，否则有"大熊猫"的感觉。

(9) 切忌上眼线高点文在瞳孔内侧缘上，以免造成"三角眼"。

(10) 切忌上眼线尾端上翘的部分过分夸张。

(11) 切忌上下眼线尾端在外眦部相交重合，避免有框死的感觉。

23. 文眼线术的并发症有哪些？

(1) 皮下淤血：由于注射器注射麻药刺破血管，造成皮下出血，皮肤表现青紫色。处理、治疗方法为术后第二天热敷，利于吸收，7～10 天无须治疗，即可自行吸收。

(2) 眼睑肿胀：主要由于注射麻药损伤组织，造成皮下组织渗液，局部皮肤表现肿胀，扪之发硬。处理、治疗方法为术后第二天热敷，利于吸收，7～10 天也可自行吸收。

(3) 眼线洇色：是由于黑色药液在文刺后至皮内向四周扩散、渗透。

① 主要原因

A. 动作粗暴，文刺太深，色料饱和，色料过多地进入组织间隙或细胞内，有部分色料不能被组织吸附，随组织流动扩散，达到真皮网状层以下。

B. 眼皮本身组织疏松，组织间液过多，不利于色料的吸附，色料容易扩散。

C. 刺破真皮下血管，色料随血液扩张。

D. 注射麻药针头粗，色料随针眼进入组织中，向眼线外组织扩散。

E. 使用了劣质眼线液，易流动，吸附力差，易扩散。

F. 术后当天热敷，造成血管扩张，血液流动加快，血管通透性增强，性质不稳定的色料即可随血流扩散。

② 防治方法：如一旦出现眼线洇色，可采用激光去除的方法，此法可去除干净，不留瘢痕。

(4) 局部感染：由于文眼线过程中，术后卫生注意不当，或当机体免疫力下降时，会造

七、文眼影术

31. 什么是文眼影术？

文眼影术是在眉毛下缘的上睑部皮肤上文刺淡淡的咖啡色或紫红色，犹如在眼皮上涂抹眼影一般。适用于皮肤较黄、上睑平淡、肿眼泡的人群。

八、文腮红术

32. 什么是文腮红术？

文腮红术是在面颊部的外侧文刺淡淡的胭脂红。犹如轻扑胭脂一般，彰显女性魅力。适用于面颊较黄、缺少血色的人群。

第 38 章
假发的问与答

　　假发有一个时尚的名称叫发制品，被今天时尚达人冠名为"顶上时装"。对于秃发面积过大的患者，或者不愿意接受自体毛发移植手术的秃发患者，可以通过佩戴假发再现头面部毛发形象和轮廓，起到以假乱真的美学效果。

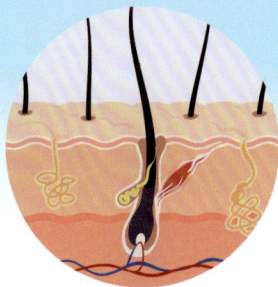

一、假发和假发产品

1. 什么是假发？假发对人体有什么重要性？

假发（又称发制品）是用人发或人造发（化纤发）制成的饰品。从用料上一般可分为真人发、化纤发；从制作工艺上可分为全手织、半手织与机织。主要用于发型装饰、美容美发教学，弥补缺发、脱发的生理缺陷等，达到以假乱真的目的。

2. 目前我国都有哪些假发产品？

假发的产品有假发片和假发套。

(1) 假发片：适用于头发稀少或局部缺损。

① 纱底假发片：根据局部头发缺损面积大小、形状、修剪好发片，取双面胶纸贴在纱底上，再把贴好双面胶纸的发片粘在缺发部位，与正常头发一起整理成型。主要用于头发局部缺损。

② 网底假发片：此假发片的网底有一个小梳子，可直接挂在头发上面再遮盖一层本人的正常头发。主要用于女性长发型，如束发型、披发型、盘髻型，可使长发稀疏者发量增加发型丰满。

(2) 假发套：用人发或人造发按照人的头发生长方向一根一根精细编织而成，通过修剪、烫、盘卷做出各种发型。适应于大面积的脱发。

① 真发制作：通常由美发师按尺寸定做，手工精制，专门处理而成。从美观角度看，真发制作好，但这种"真发"没有养分的补充，时间一长发丝会干枯，颜色会变黄，光泽会消失，使用或保养不当发丝还会掉落。

② 合成纤维制作：此发套不怕雨雪、冰冻和潮湿，不易变样，佩戴方便，经久耐用。但修剪困难，看起来比较呆板。

二、假发的佩戴和保养

3. 如何选择假发？

(1) 真发制作的假发比较接近自然，轻巧服帖，使用比较舒服，外观自然，透气性好；而纤维制作的假发质地较硬，容易洗涤，持久耐用，外观欠自然，但比较经济。

(2) 选择假发的颜色最好与患者自己发色一致，也可视需要而定。

(3) 选择发型要考虑到患者的年龄、脸型、身材、气质、职业及不同的季节等因素。

(4) 还要注意发套的大小尺寸与自己的头围和鬓角相吻合。

4. 如何佩戴假发？

佩戴假发时要先把真发向后拢起来，用发夹夹紧自己的真发，然后将假发戴上，为防止脱落，要在两耳侧及头后用发夹把发套夹紧，戴好后要既稳固又不过紧。对于无刘海的发型，假发底边应距离面部半寸左右，然后把患者头发混入假发底边部分。假发片主要用于头发局部缺损，往往是纱底假发片，在制作时与头发缺损部位粘好，并与自己的真头发一起梳理成型（图 38-1）。

5. 如何保养假发？

保养好假发可延长假发的使用时间，保养方法有以下几点。

(1) 在梳理假发时，把假发戴在模型或支承物上，手法要轻柔，梳子不能离发根太近，以免将编织的发环脱开。

(2) 在使用电吹风做发型时，温度不宜过高。化纤假发不宜用电梳，一般也不做吹风定型。

(3) 假发不宜洗得太勤，头油不宜使用过多，以保持发丝的清洁，尽量减少清洗次数。清洗假发套时，不可将整个浸泡于水中，以免发丝散乱，纱网缩小，最好是一缕一缕地洗，用柔和的洗发水，顺着头发的方向轻轻清洗，不可用手搓，冲洗干净后，放阴凉处晾干。

(4) 睡觉时把假发取下，套在头盔上，以便保持发型，减少做型次数。

(5) 假发不戴时，应清洁后翻过来透气，用洁净薄纸包好放入盒内，不可重压，置于适宜温度、适宜湿度的环境中保存，注意防霉、防虫。

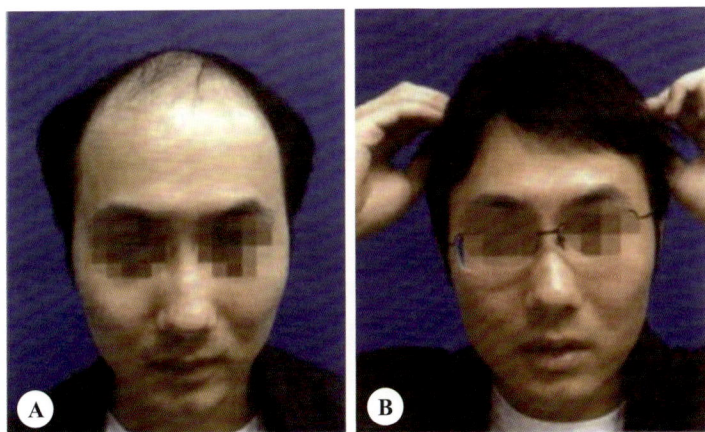

◀ 图 38-1　佩戴假发前（A）因脱发显老，佩戴假发后（B）年轻帅气

参考文献

[1] 张国斗,李会民,乔先明,等.最新毛发移植术[M].沈阳:辽宁科学技术出版社,2006.

[2] 乔先明,丁军.时尚美容整形手术[M].北京:学苑出版社,2009.

[3] ROBERT S. HABER, DOWLING B. STOUGH. 毛发移植:实用皮肤美容外科技术[M].范卫新译.北京:人民军医出版社,2010.

[4] 乔先明,尤丽娜.时尚无痕植发术[M].北京:学苑出版社,2010.

[5] 杨志荣,乔先明.实用微创美容与整形[M].北京:学苑出版社,2012.

[6] 乔先明,李会民.最新FUE技术:实用无痕毛发移植术[M].北京:军事医学科学出版社,2014.

[7] 张菊芳.高密式毛发移植[M].杭州:浙江科学技术出版社,2011.

[8] 张菊芳.毛发整形美容学[M].杭州:浙江科学技术出版社,2013.

[9] 张菊芳.现代毛发移植技术[M].杭州:浙江科学技术出版社,2018.

[10] 李航.皮肤外科系列讲座(六)——毛发移植[J].中国美容医学,2009,18(1): 94-96.

[11] 冀航,胡志奇,严欣.毛发移植及相关体外培养的研究进展[J].中华医学美学美容杂志,2003,9(2): 123-125.

[12] 张菊芳.毛发移植临床应用进展[J].中国美容医学,2016,25(10): 2-4.

[13] OKUDA S. Clinical and experimental studies of transplantation of living hairs [J]. Jpn J Dermatol Urol, 1939, 46: 135-138.

[14] ORENTREICH N. Autografts in alopecias and other selected dermatological conditions[J].Annals of the New York Academy of Sciences, 1959, 83(3): 463-479.

[15] VOGEL J E. The aesthetics of hair restoration [J]. Aesthetic surgery journal, 2004, 24(6): 561-564.

[16] AL-GHAMDI W, KOHN T. Vertical harvesting in hair transplantation[J]. Dermatologic surgery, 2001, 27(6): 597-600.

[17] MA W, ZHOU Y, YANG Q, et al. The puzzle and challenge in treating hepatolithiasis [J]. Surgical Laparoscopy Endoscopy & Percutaneous Techniques, 2015, 25(1): 94-95.

[18] KIM S, CHOI T H, LIU W, et al. Update on scar management: guidelines for treating Asian patients [J]. Plastic and reconstructive surgery, 2013, 132(6): 1580-1589.

[19] 乔雅婷,卞承浩,张爱民,等.毛发移植术的临床应用及进展[J].中国美容医学,2022,31(09): 193-197.

[20] 刘冬阳,李维娟.毛发移植手术方式研究应用进展[J].中国医疗美容,2019,9(5): 101-104.

[21] 蒋文杰,景伟明.毛发移植技术的进展[J].中国美容医学,2010 (2): 282-284.

[22] LIU F, ZHOU H, DU W, et al. Hair follicle stem cells combined with human allogeneic acellular amniotic membrane for repair of full thickness skin defects in nude mice [J]. Journal of Tissue Engineering and Regenerative Medicine, 2020, 14(5): 723–735.

[23] YUAN A R, BIAN Q, GAO J Q. Current advances in stem cell-based therapies for hair regeneration [J]. European Journal of Pharmacology, 2020, 881: 173197.

[24] CHOI B Y. Targeting Wnt/β-catenin pathway for developing therapies for hair loss [J]. International journal of molecular sciences, 2020, 21(14): 4915.

[25] OHYAMA M. Use of human intra-tissue stem/progenitor cells and induced pluripotent stem cells for hair follicle regeneration [J]. Inflammation and Regeneration, 2019, 39(1): 1–13.

[26] KIM J Y, YOON J S, KANG B M, et al. Allogeneic hair transplantation with enhanced survival by anti-ICAM-1 antibody with short-term rapamycin treatment in nonhuman primates [J]. The Journal of investigative dermatology, 2017, 137(2): 515–518.

[27] HAWKSHAW N J, HARDMAN J A, ALAM M, et al. Deciphering the molecular morphology of the human hair cycle: Wnt signalling during the telogen–anagen transformation [J]. British Journal of Dermatology, 2020, 182(5): 1184–1193.

[28] LI Z, ZHANG J, LI M, et al. Concentrated nanofat: a modified fat extraction promotes hair growth in mice via the stem cells and extracellular matrix components interaction [J]. Annals of Translational Medicine, 2020, 8(18).

[29] TALEI B, SHAULY O, GOULD D. Platelet rich plasma hybridized adipose transplant (PHAT) for the treatment of hair loss: a case series[J]. Aesthetic Plastic Surgery, 2021, 45: 2760–2767.

[30] PARK J H, YOU S H, KIM N. Shaved hair style scalp medical tattooing technique for treatment of advanced male pattern baldness patients[J]. International Journal of Dermatology, 2019, 58(1): 103–107.

[31] SEYHAN T, KAPI E. Scalp micropigmentation procedure: a useful procedure for hair restoration[J]. Journal of Craniofacial Surgery, 2021, 32(3): 1049–1053.

后 记

作为一名专业毛发移植医师，如何能更好地解决脱发患者的烦恼，是我每天工作的重点，是根植在我脑海、引发我思考、促使我探索的一个永恒课题。多年来，我在这条并不平坦的理想之路上砥砺前行，从未因为毛发移植手术耗时、枯燥、劳累而放弃对这项技术的探求与创新。

人们的一些重要决定，有的是经过深思熟虑的结果，有的则是灵光一闪便点燃了激情，我决定编写《自体毛发移植问与答》这本书便属于后者。但细细想来，这个决定也是有迹可循的，自从我主编的《时尚无痕植发术》和《最新 FUE 技术：实用无痕毛发移植术》出版以来，举办了 23 期"无痕植发集训营"，全国各地的毛发移植医师和脱发患者经常通过电话、社交网络等多种方式与我进行交流互动，我认真解答了他（她）们在毛发移植手术中遇到的各种疑问和困惑，让毛发移植医师坚定了信心，让脱发患者消除了疑惑。每当我看到那些脱发患者经过我精心手术之后喜悦的面容，我就倍感欣慰，这也使我积累了丰富的经验，获得了深刻的体会，坚定了我编写这本书的勇气和决心。

决定通常是容易的，但要将决定付诸行动却是艰难而曲折的。为了编写《自体毛发移植问与答》这本书，我倾注了满腔的热血，总结了多年的经验，花费了大量的时间。一路走来，其中的辛酸和感慨只有自己知道。今天它终于出版了，我的欣喜之情溢于言表，我将它献给广大毛发移植医师，因为它将成为毛发移植医师的助手；我将它献给广大脱发患者，因为它将是脱发患者的福音；我将它献给花甲之年的自己，因为它是对我行动的奖励。

如果您在认真品读本书后，能够对您有所帮助，这就是我最大的心愿！